심주섭 할아버지의 뜨겁지 않은
쑥뜸 링 치료법

심주섭 할아버지의 뜨겁지 않은
쑥뜸 링 치료법

지은이 김용태, 심재천 | **펴낸이** 김용태 | **펴낸곳** 이룸나무
편집 김민채 | **마케팅** 출판마케팅센터 | **본문 및 표지** 디자인 숲

개정2판 9쇄 발행일 2022년 5월 10일 **개정2판** 1쇄 발행일 2009년 11월 15일
개정1판 16쇄 발행일 2009년 3월 10일 **초판** 26쇄 발행일 2004년 1월 5일 **초판** 1쇄 발행일 1995년 1월 30일
주소 410-828 경기도 고양시 일산동구 탄중로 403 1202-901
전화 031-919-2508　**E-mail** iroomnamu@naver.com
출판 신고 제 305-2009-000031 (2009년 9월 16일) **가격** 18,000원
ISBN 978-89-963203-0-2 03510 ※ 잘못된 책은 구입한 서점에서 바꾸어 드립니다.

심주섭 할아버지의 뜨겁지 않은
쑥뜸링치료법

이룸나무

| 개정 2판 책머리에 부쳐 |

2009년 전 세계는 신종 플루의 엄습으로 공포에 떨고 있다. 지구촌 많은 사람들이 신종 플루의 위협으로부터 자신의 건강을 지키기 위해 노력하고 있다. 손 씻기 같은 개인 위생에 대한 관심이 그 어느 때보다 높아졌고, 면역력 강화에 도움을 주는 건강 제품들이 앞다퉈 팔리고 있다.

이런 시점에서 우리 조상 대대로 건강 증진을 위해 치료 및 보건 요법으로 애용해 왔던 쑥뜸 치료법의 개정판을 내게 된 것은 더 의미 있는 일이라고 생각한다. 쑥뜸요법은 생활 주변에서 쉽게 구할 수 있는 약쑥을 재료로 사용하는 치료법으로 예부터 민간에서 광범위하게 이용되었다. 쑥뜸은 침을 놓는 것처럼 경혈 자리에 뜸봉을 올려놓고 치료를 하는 것이어서 경혈에 대해 어느 정도 상식이 있는 사람이라야 시술을 할 수 있었지만 침처럼 살갗을 직접 자극하지 않고, 설령 잘못 시술한다 해도 부작용이 크게 생겨나지 않는 것이 큰 장점 덕분에 우리 겨레의 건강 증진에 큰 역할을 했다. 민간의 질병 치료법으로 사랑을 받아왔다.

우리 조상들은 '복무병열통(腹無病熱通)'이요, '두무병냉통(頭無病冷通)'이라는 말을 자주 써왔다. 이 이야기는 배가 따뜻하고 머리가 차가우면 병이 생기지 않는다는 뜻이다. 심주섭 옹이 개발한 쑥뜸 링 치료법은 이런 점에서 우리 몸의 배를 따뜻하게 자극하는 최상의 치료법이자 보건요법이라고 할 수 있다.

말기암 환자들의 극심한 통증을 덜어주고, 항암 치료를 위해 필수적으로 하는 백혈구 검사에서 백혈구 수치가 떨어져 치료를 못하는 사람들도 뜸을 뜨면 백혈구 수치가 정상 이상으로 올라갈 정도로 면역력 강화에 도움이 되는 쑥뜸 치료법은 앞으로도 우리 민족이 계승 발전시켜 나가야 할 아주 값진 문화유산이자, 의료 기술이라고 할 수 있다.

그동안 심주섭식 쑥뜸 링 치료법은 초판 26쇄, 개정판 17쇄를 발간해 20만부 이상 독자들의 손에 전해졌다. 이번에 펴낸 2차 개정판은 '심주섭 쑥뜸치료법'의 개발 창안자인 심주섭 옹의 차남, 심재천(심주섭쑥뜸연구원) 원장이 20여 년 동안 많은 이들에게 쑥뜸요법을 보급하면서 얻어낸 노하우를 추가해 실었다.

개정판에 새로 실린 암 환자를 위한 치료 방법 및 심주섭식 쑥뜸 치료법으로 건강을 찾은 사람들의 치료 체험담은 보다 효과 높은 치료법을 찾는 환자 및 가족들에게 소중한 정보가 될 것이라고 생각한다.

일구이침삼복약(一灸二鍼三服藥)의 으뜸 자리를 차지하는 쑥뜸요법을 생활화하여 모든 이들이 건강한 몸과 마음을 가꾸어나가길 바란다.

2009. 10. **김용태 · 심재천**

| 개정판 책머리에 부쳐 |

「뜨겁지」 않은 쑥뜸 치료법」이 출간된 지 햇수로 10년째, 26쇄 10만여부 가까운 책이 팔려나가면서 필자는 몸이 아픈 이들이나 그 가족들로부터 상담 전화를 꽤 많이 받았다.

그중에서 가장 인상적인 것은 쑥뜸 요법이 말기 암으로 고생하는 환자들의 참기 어려운 통증을 경감시켜 준다는 것이었다. 진통제가 없으면 단 몇 시간도 버티기 힘들다는 말기 암 환자들의 "쑥뜸으로 고통을 덜어냈다"는 체험담은 그만큼 쑥뜸 요법의 진통작용이 우수하다는 것을 입증한다. 이밖에도 중하고, 가벼운 여러 질병들을 고쳤다는 사례담은 10여년 동안 전국 각지에서 전해졌다.

쑥뜸 요법을 실시하다가 "가슴이 답답해진다"거나, "뜸을 뜨고 난 후 가려움증이 생겨서 힘들다"며 부작용을 호소하는 분들도 적지 않았다. 어떤 치료법이든 간에 어느 정도 부작용은 생기기 마련이다. 하지만 이런 호소를 받을 때면, 안타깝지만 쑥뜸 요법을 "중단하라"는 대답 밖에 드릴 수 없어 마음이 아팠다.

그렇지만 한약재를 판매하는 경동 약령시나, 종로 등지에 산재해 있는 의료기 판매상을 찾아갔을 때 심주섭식 쑥뜸을 그대로 본따 만든 링받침대나 나무 절구를 보거나, 이를 원용해 옹기로 옥돌 등으로 만든 쑥뜸 도구가 판매되는 것을 볼 때면 가슴이 뿌듯해졌다. 필자가 정리한 '심주섭식 쑥뜸치료법'이 질병으로 고통받거나 건강 증진을 꾀하는 분들에게 활용되어 미약하나마 보탬을 드리는 현장을 눈으로 확인할 수 있었기 때문이다.

쑥뜸 요법 외에도 질병 치료나 건강 증진을 위해 활용되는 대체의학은 수없이 많다. 그 중에서도 우리 땅에서 흔하게 자라는 약쑥으로 건강을 증진시키는 쑥뜸 요법은 전문가가 아니어도 누구나 쉽게 이용할 수 있는 편의성과 속효성이 있다고 자부할 수 있다. 이번에 고쳐내는 개정판은 어느 누구든 쉽게 이해할 수 있도록 정보를 단순화하는데 신경을 썼다. 질병 치료에 보다 효과적으로 활용할 수 있도록 쑥뜸을 떠야 할 혈자리를 알아보기 쉽게 설명하는 것에도 더 정성을 들였다. 10여년 동안 많은 분들로부터 질문을 받아온 것이지만 쑥뜸 요법을 실시할 때 정확한 혈자리를 잡는데 부담을 가질 필요는 없다. 쑥뜸 연기가 지름 3센티미터에 이르는 광범위한 자리에서 효능을 발휘하므로 침처럼 해당 혈자리를 정확하게 잡지 않아도 된다.

전문 의료인이 아닌 일반인보다 건강 요법에 조금 더 관심이 많은 필자가 집필한 까닭에 내용중에 일부 오류가 있을 것으로 생각한다. 이런 점은 이 책이 의학 전문 서적이 아니라, 일반인의 건강 증진을 위한 지침서이므로 넓은 마음으로 이해해 주실 것을 부탁드린다.

끝으로 2003년 2월 88세를 일기로 영면하신 '뜨겁지 않은 쑥뜸치료법'의 창안자 고 심주섭 옹의 영전에 머리 숙여 감사의 인사를 올린다.

2004. 2 **김용태**

| **책머리에 부쳐** |

　　이 세상에 영원한 것은 아무것도 없다. 산허리에서 늠름한 기상을 뽐내는 바위도, 무성한 가지를 드리우는 거목도, 하늘 찌를 듯 높이 솟아 있는 마천루도 언젠가는 그 형체도 남김없이 사라지고 만다. 제 생명이 다하는 날이 있다는 이야기다. 하물며 길어야 1백년을 살지 못하는 인간의 생명이야, 더 이상 이야기하면 무엇하겠는가.
　　사람은 어머니의 뱃속에서 나오는 그 순간부터 자신의 생명을 지켜 나가기 위해 힘을 쏟아야 한다. 어쩌면 우리가 살아간다는 일이 죽지 않기 위해 발버둥치며 살아가는 것처럼 여겨질 때도 많다. 잠시도 방심할 수 없는 각종 사고로부터 부닥치는 위험, 끊임 없이 인류를 괴롭히는 각종 병균으로부터 면역력 저하…….
　　이런 이유로 요즘 사람들은 부자로 잘 사는 일보다, 남보다 더 높은 명예를 얻는 일보다, 자신의 몸을 건강하게 그리고 좀더 오래 사는 일에 더 많은 관심을 기울이지 않나 여겨진다. 이런 까닭에 우리 주변에는 몸에 좋다는 각종 보신 식품이 나날이 새롭게 증가하고 있고, 듣도 보도 못한 건강요법들이 나약한 인간의 마음을 쏠리게 만들기도 한다.
　　뜸 치료법은 질병의 고통과 두려움에서 벗어나 건강한 삶을 살아가는 데 도움을 주었던 아주 오래된 전통치료법이다. 다만 치료를 하는 과정에서 센 불기운이 살갗을 태우기에 그 고통을 견딜 수 없어서 누구나 쉽게 덤벼 들 수 있는 치료법은 아니었다. 이런 뜸 치료법의 단점이 심주섭옹의 손에 의해 말끔히 해소되었다는 이야기를 전해 들었을 때 필자는 귀를 의심했다. 하지만 심옹의 치료 방법을 직접 눈으로 확인하고,

심옹의 집이 미어 넘치도록 많은 환자들이 치료 순서를 기다리는 것을 보면서 필자는 이 치료법을 글로 남겨 두면 많은 사람들에게 도움이 될 것이라는 확신을 받았다.

이 책은 심옹을 1년여 동안 만나면서 집필되었다. 심옹 스스로 중풍을 뜸으로 고쳐 낸 다음 20여년 이상 갖은 실험과 연구 끝에 나온 치료법이니 며칠 밤낮을 세우는 것 만으로는 부족했기 때문이다. 또한 책을 쓰는 동안 경락 등의 동양의학 전반에 걸친 심도 깊은 내용은 백상한의원의 배오성 원장님으로부터 많은 자문을 받았다. 바쁜 진료 시간을 쪼개, 한의학에 대한 심도 깊은 설명과 필자의 궁금증을 풀어주신 배오성 원장님의 친절은 두고두고 잊지 못할 것이다.

비전문가의 입장에서 주제 넘는 건강요법에 대한 글을 쓰느라 상당 부분 설명이 미흡하고 일부 오류가 있을 것으로 여겨진다. 소홀한 점은 기회가 닿는대로 차츰 보완해 나갈 생각이다.

끝으로 '뜨겁지 않은 쑥뜸 치료법'이 사람에 따라 빠른 효과를 볼 수 있고, 더딘 효과가 나타날 수 있다. 아니면 전혀 효과가 나타나지 않을 수도 있다는 점을 염두에 두길 바란다. 이 요법을 꾸준히 실시해 모든 이가 원하는 목적을 이루길 빈다.

1995. 1 **김용태**

| 차 례 |

PART 01. 쑥뜸 요법에 다시 주목해야 하는 이유

다시 주목받는 쑥뜸 치료법 … 16
자연 치료법이 필요한 까닭 … 17
일구이침삼복약의 비밀 … 18
복무병열통, 두무병냉통 … 20
면역 기능을 강화시키는 뜸 치료법 … 21
경락을 잘 통하게 해주는 뜸 요법 … 22
뜸은 우리에게 어떤 효과를 주나 … 23
뜸으로 얻을 수 있는 여섯 가지 약리 작용 … 24
참을성 있게 오래 떠야 하는 뜸 … 26
뜸쑥의 불빛은 원적외선과 동일한 효과를 낸다 … 27
뜸은 이런 질환을 고친다 … 28

PART 02. 심주섭식 뜨겁지 않은 쑥뜸 링 치료법의 효과

심주섭식 링 쑥뜸을 뜰 때 필요한 준비물 … 36
뜸기둥은 어떻게 만드는가 … 38
뜸은 이런 요령으로 뜬다 … 40
신궐, 관원, 중완 3포인트 치료 기본혈 … 42
뜨겁지 않은 것이 큰 특징이다 … 43
도넛 모양의 받침대가 뜨겁지 않은 비밀 … 44
피부에 화상을 입히지 말라 … 45
링 받침대에도 약효가 있다 … 46
뜸 뜰 때 생기는 노란 진액이 뜸 효능의 열쇠 … 48
배꼽은 생명의 원천이다 … 50
기미 빼주는 할아버지로 유명했다 … 51
오장육부가 튼튼하면 병이 없다 … 52
믿음을 갖고 꾸준히 떠야 한다 … 55
하루에 꼭 3장씩 뜸을 뜨자 … 57
뜸기둥 한가운데 구멍을 뚫자 … 58

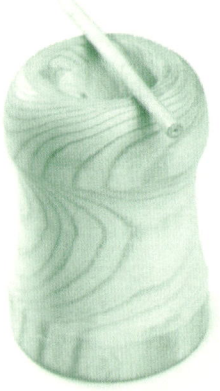

PART 03. 증상별 효과 높은 쑥뜸 링 치료법

01. 암 질환 69
위암 69 | 간암 70 | 자궁암 71
유방암 72 | 갑상선암 73 | 췌장암 74 | 대장암 75

02. 소화기계 질환 76
소화 불량 76 | 식욕 부진 77 | 위염 78
기능성 위장 장애 79 | 위하수증 80 | 변비 81
위경련 82 | 과민성 대장 증후군 83
위·십이지장 궤양 86 | 설사 88
간염 89 | 간경변증 90

03. 호흡·순환기계 질환 92
감기 92 | 폐렴 93 | 기관지염 94 | 폐결핵 95
기관지 천식 96 | 고혈압 97 | 저혈압 98

04. 부인과 질환 100
자궁 근종 100 | 자궁 내막염 101 | 생리 불순 102
냉증 103 | 질염 104 | 불임증 105 | 유선염 106

05. 비뇨 생식기 질환 108
신염 108 | 신우신염 109 | 방광염 110
전립선염 111 | 요도염 112

06. 내분비 대사 이상 질환 114
당뇨병 114 | 갑상선 기능 항진증 115
부신피질 기능 저하증 116
고지혈증 117 | 비만증 118

07. 정신 신경성 및 뇌신경계 질환 120
불안 신경증 120 | 불면증 121 | 안면 마비 122
만성 두통 123 | 신경통 124 | 오십견 125
좌골 신경통 126 | 중풍 127 | 디스크 128
쥐가 자주 날 때 129 | 류머티스성 관절염 130

08. 이비인후과 질환 132
중이염 132 | 편도선염 133
알레르기성 비염 134
이명증 135 | 후두염 136

09. 피부 미용을 위한 뜸 요법 138
피부를 곱게 하는 뜸 138 | 기미를 없애주는 뜸 139
눈을 맑게 하는 뜸 140 | 배의 군살을 빼주는 뜸 141
여드름을 없애주는 뜸 142 | 머릿결에 윤기를 주는 뜸 143

| 차 례 |

PART 04. 쑥 활용하는 생활법

다양하게 이용되었던 쑥　150
01. 쑥을 넣어 만든 떡　152
02. 쑥을 이용한 요리　155
03. 쑥으로 만든 기호 식품　158
04. 쑥을 이용한 미용 요법　160
05. 쑥을 이용한 민간 요법　162

PART 05. 쑥뜸 요법에 꼭 필요한 경혈도

14경맥의 순환과 주요 혈자리　166
수태음폐경　172
수양명대장경　174
족양명위경　176
족태음비경　180
수소음심경　182
수태양소장경　184
족태양방광경　186
족소음신경　192
수궐음심포경　195
수양명삼초경　196
족소양담경　198
족궐음간경　202
독맥　204
임맥　206

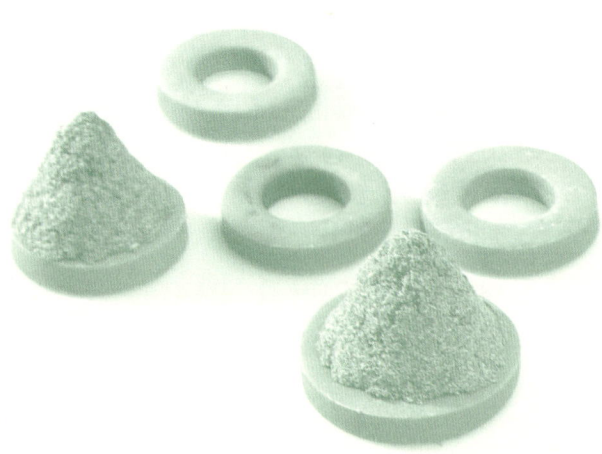

Tip

| 쑥뜸 뜰 때 알아두어야 할 토막 정보 |

참성단과 약쑥의 참 의미	30
약쑥이 많이 자라는 지역은 어디일까	30
약쑥에는 어떤 성분이 들어 있나	31
약쑥은 언제 채취하나	32
좋은 약쑥은 어디에서 구할까	32
약쑥의 종류에는 어떤 것이 있을까	33
심주섭 할아버지는 누구인가	59
심재천 원장의 '쑥뜸 효과 내는 비법'	60
직접구 뜸은 어떻게 뜨는가	64
직접구와 간접구는 어떤 것인가	66
혈자리는 어떻게 잡는가	68
링 받침대는 가끔 사포나 시멘트 바닥에 갈아준다	84
뜸 뜰 때 어떤 자세가 좋은가	84
반드시 창문이 있는 방에서 뜸을 뜬다	85
도와주는 사람 없이 혼자서도 뜰 수 있다	85
처음 며칠, 몸이 나른해지는 것은 부작용이 아니다	91
뜸 뜬 직후엔 물기를 대지 않는 것이 원칙	99
뜸을 떠서는 안 될 사람	107
뜸 뜨는 시간은 언제가 좋은가	107
뜸 뜰 때는 이런 점을 지켜라	113
뜸기둥에 화상을 입지 않아야 하는 이유	113
뜸을 뜨지 말아야 할 곳도 있다	119
간혹 가려움증이 나타나기도 한다	119
계절에 따라 뜸 뜨는 요령	131
적절한 보사법을 사용하라	137
해풍 받은 약쑥이 좋다	137
쑥뜸으로 병을 고친 사람들	144

PART 01

쑥뜸 요법, 다시 주목해야 하는 이유

쑥을 이용한 대표적인 치료법은 뜸이다. 뜸은 옛날부터 질병을 예방하는 보건 요법으로,
병을 치료하는 치료 요법으로 다양하게 이용되었다. 쑥뜸은 소화기계 질환부터 구급 질환까지
다양한 질환의 치료뿐만 아니라, 인체의 경혈을 자극하여 몸의 자연적인 치유 능력을 최대화시킨다.

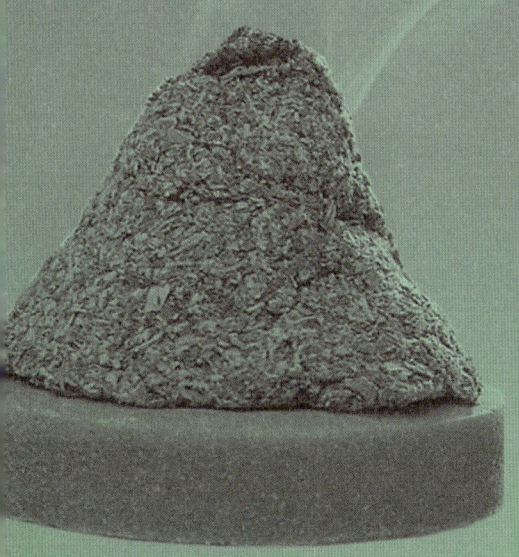

다시 주목받는 쑥뜸 치료법

쑥을 이용한 질병 치료법 중 대표적인 것은 뜸이다. 뜸은 예부터 질병을 예방하는 보건 요법으로, 병을 치료하는 치료 요법으로 다양하게 이용되었다. 이런 까닭에 꼭 의원이 아니어도, 한학에 조예가 깊고 음양오행에 대해 어느 정도 이치를 터득한 사람들은 뜸을 떠서 자신의 건강을 지켰다. 뿐만 아니라 병으로 고통받는 이웃들의 질병을 치료해주곤 했다.

뜸은 생활 주변에서 쉽게 구할 수 있는 약쑥을 재료로 사용하는 치료법으로 민간에서 광범위하게 이용되었다. 침을 놓는 것처럼 경혈 자리에 뜸봉을 올려놓고 치료를 하는 것이어서 경혈에 대해 어느 정도 상식이 있는 사람이라야만 시술을 할 수 있었다. 하지만 침처럼 살갗을 직접 자극하지 않고, 설령 잘못 시술한다 해도 부작용이 크게 생겨나지 않는 치료법인 까닭에 웬만큼 눈썰미가 있으면 기본적인 혈자리를 익혀 누구나 시술할 수 있는 편리성이 있었다.

아쉽게도 뜸 치료법은 뜨거운 불기운이 피부를 자극하는 고통스러운 요법이어서 일상적으로 활발하게 이용될 수는 없었다. 까닭에 환자에게 모진 고통을 주지 않고도 병을 고쳐내는 현대 의학이 급속도로 발달해가면서 뜸은 우리 곁에서 점차 자취를 감추었다. 살갗을 불로 태워가는 고통을 참아가면서까지 병을 고쳐낼 필요가 없어졌기 때문이다. 그러나 최근 들어 원인이 명확히 밝혀지지 않는 현대병이 늘어나고, 약물이나 수술 요법으로도 쉽사리 고쳐지지 않는 병이 늘어나면서 조상들의 수천 년 치료 경험이 쌓여 있는 침이나 뜸이 다시 주목 받기 시작했다.

이른바 자연 치료 요법으로 불리는 이들 요법은 인체의 방어 기전이 최대한 효과적으로 작용할 수 있도록 인체에 이로운 자극을 주는 것이다. 2천년대 초 전 세계를 떨게 했던 사스(SARS, 중증 급성 호흡기 증후군)공포 때, 중국에서는 쑥이 지니고 있는 살균 효과를 활용하기 위해 쑥으로 불을 피워 북경 시내가 쑥 연기로 자욱했다는 후일담이 있을 정도이다.

쑥뜸은 지난 2008년 추석 연휴 이후 전 국민들에게 재조명되었다. 90세를 훌쩍 넘긴 구당 김남수 옹이 한국방송공사의 추석 특집 프로그램에 출연해 아흔 나이가 믿기지 않을 정도로 정력적인 모습으로 뜸과 침에 대한 효용성을 강조해 큰 공감을 불러 일으켰다. 이후 쑥뜸은 국민들의 보건증진 요법으로 더욱 각광받고 있다. 물론 심주섭 옹이 개발한 뜨겁지 않은 링쑥뜸 치료법 역시 많은 이들에게 뜨거운 관심을 불러일으키고 있는 중이다.

쑥뜸 치료법은 고령화 사회로 접어들면서 의료비가 증가하고 있는 현실에서 다시 한 번 그 효용이 재조명되고, 편의성에 대해 많은 홍보가 필요한 요법이라고 할 수 있다. 노인들의 건강증진과 질병 예방을 위해 쑥뜸만큼 경제적인 보건 향상 요법은 없는 까닭이다. 잘 말린 약쑥만 있으면 누구나 손쉽게 뜸을 떠서 면역력을 키우고, 질병 치료를 할 수 있는 요법을 도외시할 이유가 없는 까닭이다.

자연 치료법이 필요한 까닭

항생제의 남용으로 내성이 생긴 병원균들이 늘어나면서 강력한 약으로도 질병이 쉽게 퇴치되지 않자 자연 치료법에 관심을 쏟는 사람들이 늘고 있다. 또 약물에 의존하지 않고 생활 주변에서 쉽게 찾을 수 있는 과일이나 식품에 전적으로 의존해 질병 치료를 하려는 사람들도 점차 늘고 있다.

이십여 년 전 장안을 떠들썩하게 했던 쇠뜨기 파동이나 포도를 이용한 자연 치료법 등 실례를 들자면 한이 없을 정도이다. 이런 현상을 놓고 전문 의료인들은 그리 달가워 하지 않는다. 하지만 병원의 문턱이 아직까지 높고, 자연주의 생활에 관심이 높아가는 현실에서 자연 치료법에 의존해 병 치료를 해보겠다는 의지는 오히려 더 높이 살 만하다. 또 최근 들어서는 대체 의학의 중요성이 점차 확산되고 있는 추세다.

물론 이런 자연 치료법도 자신에게 맞는 것을 선택해야 할 것임은 두말할 나위도 없다. '침자리도 모르고 침통 흔든다'는 속담이나, '선무당이 사람 잡는다'는 이야기를 굳이 들먹이지 않더라도 자신의 몸을 치료 대상으로 하는 만큼 이들 요법을 이용할 때는 철저한 연구와 전문가의 도움을 받아야 한다.

하지만 이런 노력들이 몸속의 자연 치유력을 북돋우는 것일 때는 적극적으로 권할 만하다. 서양의 의성(醫聖)으로 꼽히는 히포크라테스가 남긴 "병은 자연이 고쳐주고 보수(돈)는 의사가 받는다"는 명언은 자연 치유력이 얼마나 중요한 것인가를 강력하게 시사해준다.

사상의학의 창시자로 허준에 버금가는 구한말의 탁월한 의학자 이제마는『동의수세보원』에서 많은 사람들이 질병에 관심을 갖고 그것을 물리치는 법을 알아야 한다는 이야기를 다음과 같이 전했다.

"1만 가구가 사는 고을에 한 사람이 질그릇을 굽고 있다면 고을 백성들은 살림살기가 불편할 것이요, 1백 가구가 사는 마을에 한 사람의 의사가 질병을 치료하고 있다면 마을 사람들을 살리기가 어려울 것이다. 그러므로 반드시 집집마다 의학을 넓게 배우고 사람마다 질병을 알게 된 뒤라야 천수를 다할 수 있는 것이다."

이제마 선생이 갈파한 이 이야기는 요즘 시대를 살아가는 우리에게 많은 것을 생각케 한다. 아이들이 조금만 열이 올라도 병원으로 아이를 업고 뛰어야 하는 요즘 젊은 엄마들과 달리 그 시대의 어머니들과 할머니들은 아이가 열이 나면 '왜 아이가 열이 나는가' 그 원인부터 먼저 따져보았다. 그 원인에 따라 집에서 스스로 아이들 열을 내리게 하는 적절한 방법(민간 요법)을 찾아내는 안목과 지혜를 가지고 있었다.

일구이침 삼복약의 비밀

쑥뜸은 누구나 알다시피 쑥을 이용해 병을 물리치는 치료법이다. 산과 들에 자생하는 쑥은 우리 민족을 탄생시킨 단군 신화에도 등장하는 식물로 번식력이 대단하다. 수천 년 전부터 그 시절부터 우리 인간에게 매우 유익하게 이용되었음을 미루어 짐작해볼 수 있다.

뜸은 불을 이용하는 치료법이다. 뜸 치료법이 사람들의 질병 치료를 위해 이용되기 시작한 것은 인간이 불을 사용한 이후부터다. 옛날 사람들이 뜸 치료법에 눈을 뜨게 된 것은 인류의 다른 발견들처럼 우연히 터득되었을 것이다.

우리의 몸은 병이 생겨 어느 부위엔가 차고 시린 느낌이 들면 본능적으로 그 아픈 부위를 불에 쬐거나 따뜻하게 하려고 노력한다. 아픈 곳에 불을 쬐고 나면 차고 시린 느낌과 통증이 가시는 것을 알게 된 것이다.

이 과정에서 조상들은 실수로 불똥이 튀어 몸의 어느 부분에 화상을 입게 되었고, 그 화상이 아물면서 몸의 질병이나 통증이 가신 것을 여러 차례 경험했을 것이다. 우연히 몸에 불똥이 튀어 뜻하지 않게 질병을 고침으로써 조상들이 뜸 치료법에 눈을 뜨게 된 셈이다.

오랜 옛날부터 사람들이 뜸 요법을 사용했다는 것은 중국 최초의 의학서인『황제내경(黃帝內經)』〈소문(素門)〉편을 보면 알 수 있다. 그 내용을 간략하게 옮겨보면 이렇다.

"북방의 나라는 구름이 낮게 하늘을 덮고 있어 햇볕이 적은 곳이다. 거기는 고원지대로 바람이 차고 시리며 땅은 얼어 있다. 방목인인 그곳 사람들은 한 곳에 머물러 살지 않고 항상 옮겨 다닌다. 따라서 오장육부가 차가워져서 병에 걸리기 쉽다. 이곳 사람들은 뜸이나 지지고 태우는 방법으로 병을 고친다."

뜸은 침과 병행해서 이용되는 치료법으로 신라 문무왕 때는 당나라에 침 4백 대를 수출했다는 기록이 있다. 또 당시 신라 의학생들을 가르친 교재 중에는 침뜸학 책인『침경』과『명당경』이 있었다.

한편 중국 명나라 때에 씌어진『침구대성(針灸大成)』에는 "침과 약으로 효과가 없을 때는 반드시 뜸을 떠서 치료하라"고 가르친다. 또 전해 내려오는 이야기에 따르면 일구이침삼복약(一灸二針三服藥)이라 하여 여러 치료법 중 뜸 치료를 으뜸으로 삼았다.

복무병열통, 두무병냉통

여인들이 우리 고유의 옷인 치마 저고리를 입으려면, 치마를 입기 전에 입는 속옷이 수없이 많다. 조선 시대 여인들은 다리속곳, 속속곳, 속바지, 단속곳 등 예닐곱 겹의 속옷을 껴입었다. 조선 시대에 그려진 미인도를 보면 화폭에 등장하는 여인네의 치마가 마치 항아리처럼 허리와 엉덩이 부분이 불룩 튀어나온 그림이 많다.

이렇게 여인네들이 속옷을 겹겹이 껴입은 것은 그 시대의 유행이 치마선을 항아리처럼 불룩하게 만드는 것일 수도 있지만, 깊은 속뜻은 여인들의 건강을 도모하게 위해서 정착된 옷차림일 가능성이 높다.

예로부터 '복무병열통(腹無病熱通)'이요, '두무병냉통(頭無病冷通)'이라는 말이 전해 내려오는 것도 주목할 만 하다. 이 이야기는 배가 따뜻하고 머리가 차가우면 병이 생기지 않는다는 뜻이다.

따라서 조선 시대 여인들이 치마를 입기 전에 그렇게 많은 속옷을 껴입었던 이유는 바로 몸을 튼튼하게 하기 위해서였다. 뜨거운 여름날, 오뉴월 삼복 더위에도 '이열치열(以熱治熱)'이라 해서 뜨거운 탕 음식을 먹었던 까닭도 따지고 보면 배를 따뜻하게 하기 위한 방법이었던 것이다.

요즘 '배꼽티'라고 하여 배꼽을 훤히 드러내놓고 다니면서 거리를 활보하는 여성들이 많다. 이렇게 배를 차게 하다보면 나중에 병에 걸려 고생하게 될까 걱정스럽기 그지없다. 나이 지긋한 어른들은 잠을 잘 때 이불을 걷어차면 혼을 낸다. 실제로 이불을 덮지 않고 잠을 잤다가, 다음날 배가 아프거나 설사를 했던 경험을 갖고 있는 사람들도 많다. 이것은 결국 배는 따뜻하고, 머리는 차가워야 건강을 유지할 수 있다는 이야기와 직결되는 것이다.

복부와 그 주위에 자리 잡고 있는 오장육부가 따뜻해야 강해질 수 있다는 이야기를 가슴 깊이 새겨야 한다. 이런 관점에서 보면 뜸 치료가 복부를 중점적으로 자극하는 진정한 이유를 쉽게 이해할 수 있을 것이다. 뜸은 곧 불을 붙여 몸에 온열 자극을 가하는 치료법이기 때문이다.

면역 기능을 강화시키는 뜸 치료법

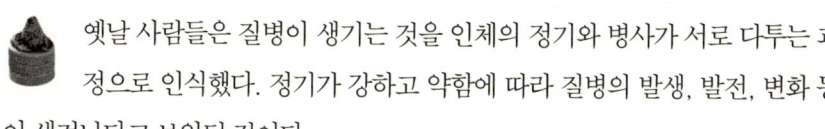 옛날 사람들은 질병이 생기는 것을 인체의 정기와 병사가 서로 다투는 과정으로 인식했다. 정기가 강하고 약함에 따라 질병의 발생, 발전, 변화 등이 생겨난다고 보았던 것이다.

이런 이유로 한의학에서는 부정거사(扶正祛邪)의 치료법을 사용했다. 즉 정기(몸에 이로운 좋은 기운)는 북돋우고, 사기(몸에 해로운 나쁜 기운)는 없애버리는 것에 주안점을 두었다. 부정거사 치료법은 인체의 면역 기능을 높여주어 질병이 쉽사리 침범할 수 없도록 하는 데 목적이 있다. 이런 까닭에 선인들은 어떤 질병은 양허인(陽虛人)에게서 많이 발병하고, 어떤 증상은 음허인(陰虛人)에게서 자주 나타나는 것을 분석, 각기 다른 치료법을 사용했다.

따라서 부정거사의 치료법에 바탕을 둔 한의학은 인체의 면역 기능을 높이는 데 주안점을 둔 총체적인 치료법이라고 볼 수 있다.

한의학에서는 외사(外邪, 나쁜 병원균 및 몸에 해로운 환경)의 침입을 방어하는 정기를 '위기(衛氣)'라고 하는데, 위기는 피부 등을 순행하면서 땀샘을 조절해 외사에 대항하는 작용을 한다.

기혈 역시 마찬가지다. 기혈이 비록 장기에서 생산된 것이라고 해도 경락의 기능과 그 활동이 제대로 되지 못하면, 그 흐름이 저해될 뿐만 아니라 기혈이 경락에 정체되고 만다.

또 이에 상응하는 장기가 기와 혈의 공급을 제대로 받지 못하게 되고, 기타 장기와 연락이 끊겨 생리 기능에 이상이 생기면 음양 평형이 파괴되고 만다. 이런 과정이 이어지면서 우리 몸속의 면역 기능이 장애 상태에 빠져드는 것이다.

뜸 요법은 우리 몸속의 각 경락을 흐르는 기와 혈의 흐름을 원활하게 해주면서 궁극적으로는 면역 기능까지 강화시켜 건강한 육체를 유지할 수 있도록 도와주는 것이다.

경락을 잘 통하게 해주는 뜸 요법

 뜸 치료법은 우리 몸속에 있는 360여 개의 경혈(經穴)을 자극하는 것이 특징이다. 침을 놓는 치료법처럼 질병에 상응하는 경혈을 자극해 경락(經絡)의 기능을 높여가면서 병을 치료하는 것이다.

경락은 동양 의학의 기초 이론 중 가장 중요한 구성 부분이다. 경락은 오장육부와 긴밀하게 관련되어 있으면서 인체 내의 각 부분들을 밀접하게 이어주는 것이 특징이다. 따라서 사람의 몸에 질병이 생겼을 때는 겉으로 나타난 여러 징후를 잘 살펴 일정한 부위를 공들여 자극하면 병이 퇴치되는 것이다.

뜸을 치료 목적으로 이용하려면 먼저 인체의 경락을 잘 알아야 한다. 경락이 어떻게 흐르고 있으며 각 경락에는 어떤 경혈이 자리 잡고 있는가를 이해해야 하는 것이다.

뜸 치료법은 이렇듯 인체를 흐르는 14경맥의 경혈을 자극해 경락의 기능을 높이는 것이다. 경락의 기능을 높여 우리 몸을 원래의 건강한 상태로 되돌아오게 하려는 것이다.

그렇다면 경락은 구체적으로 어떤 것일까? 경락은 사람이 살아가는 데 필요한 기와 혈이 움직이는 통로다. 경락은 그 이론적인 기초가 음양오행에서 나오는 까닭에 이해하기 어려운 듯싶지만 인체를 흐르고 있는 기경팔맥의 경락을 순서대로 꼼꼼히 살펴보면 누구나 이해할 수 있다.

그러나 한의학을 전문적으로 공부하지 않은 일반인들이 경락이니 음양오행이니 하는 것들을 완벽하게 터득할 수는 없다. 따라서 쉽게 이해하는 방법을 알아두는 것이 좋다.

경락을 쉽게 설명하면, 도시와 도시를 이어주는 큰 도로망이라고 할 수 있다. 요즘 세상은 강력한 중앙집권적인 정치 체제보다 지방자치적인 정치 체제를 유지하고 있다. 하지만 지방자치를 중요시하는 정치 체제 아래서도 중앙 정부의 통치 이념과 지방 정부의 요구 사항이 서로 원활하게 소통되어야 그 나라가 살기 좋은 국가가 될 수 있다. 인체를 흐르고 있는 경락 역시 이와 다를 게 없다. 경락은 중앙 정부의 역할을 하고 있는 오장육부와 지방 정부의 기능을 담당하는 체표 사이에 기와 혈이 잘 움직일 수 있도록 해주는 통로라고 생각하면 된다.

또 길에도 씽씽 내달리는 고속도로와 잘 뻗은 국도, 작은 소도시와 도시들을 연결해주는 지방도로가 있듯 경락도 경맥과 낙맥으로 구분된다.

경락과 경맥을 다시 정리해 보면 다음과 같다. 경락은 우리가 늘 이용하는 길이다. 경맥은 잘 뻗은 고속도로나 국도와 같은 기능을 담당한다. 낙맥은 지방도로와 같은 역할을 하고 있다. 즉 경맥은 인체를 상하로 흐르고 있는 큰 줄기이며 낙맥은 상하를 흐르는 경맥에서 가로로 뻗어나간 가지와 같다고 생각하면 된다.

모처럼의 여행길에서 길이 잘 뚫리면 여행길이 즐겁고 산뜻해지듯, 사람의 몸을 흐르고 있는 경락도 그 흐름이 원활하면 기와 혈이 인체 구석구석까지 순조롭게 흐를 수 있으므로 건강하고 산뜻한 육체를 지켜나갈 수 있다.

뜸 치료법은 경혈에 자극을 주어 경락과 장부를 흐르는 기의 불균형을 균형 있게 조절해주는 데 목적이 있다. 또 뜸 치료법은 우리 몸속에서 끊임없이 생겨나는 장기간의 '지역 이기주의'를 없애서 경락 상호간에 부조화되어 있는 부분을 서로 협조하게 만들어 기혈의 운행을 순조롭게 해주는 역할을 한다.

뜸은 우리에게 어떤 효과를 주나

 쑥뜸을 떠서 인체에 적절한 자극을 주면 어떤 효과가 일어날까? 뜸이 인체에 주는 작용은 크게 세 가지로 구분해볼 수 있다.

첫번째로 경락을 따뜻하게 하여 찬 기운을 없애주어서 기혈을 쉽게 운행할 수 있도록 한다. 즉 뜸의 따뜻한 기운이 표피 속을 뚫고 들어가 경락을 데워 기를 움직이게 하는 것이다.

뜸을 뜨는 재료는 애융(艾絨, 말린 쑥잎을 갈아 굵은 줄기 등의 이물질을 없애고 섬유 모양의 물질로 만든 것)이다. 애융은 원기와 양기를 강하게 해주며, 기혈을 움직이게 하고, 여러 경락을 통하게 해 차갑고 습한 기운을 쫓아내주는 효과가 있는 약재다. 허하고 몸이 차서 오는 질병을 치료하는 뜸의 재료로 이용했다.

두번째로 양기를 북돋워주는 효과를 얻을 수 있다. 양기는 생명의 근본이다. 양기가 잘 통하면 오래 살고, 잘 운행되지 않으면 일찍 죽는 것은 분명한 이치이다.

양기가 쇠약해지고 음기가 왕성해지면 몸에 차가운 증세가 나타나며 심하면 음양 기혈이 대량으로 손실되어 생명이 위급해질 수 있다. 이런 까닭에 제때에 뜸 치료를 하게 되면 원기와 양기를 북돋는 원양의 효과를 얻을 수 있다.

세번째로 꼽는 뜸의 효과는 병을 예방하는 보건 요법이다. 뜸을 지속적으로 뜨면 병을 미리 막고 신체를 늘 건강하게 만들어주는 효과를 얻을 수 있다.

조상들은 뜸의 이런 효능을 높이 사서 뜸을 뜨는 일을 게을리 하지 않았다. 『편작심서』라는 의서에도 "관원, 기해, 명문 등의 임맥과 대추, 명문 등의 독맥 경혈에 매일 뜸을 뜨면 장수할 수 있다"고 하였다. 또 족삼리에 계속 뜸을 떠주면 모든 병이 없어진다는 말도 있다. 실제로 이웃 나라 일본에서는 "족삼리에 뜸을 뜨지 않는 사람과는 함께 걷지도 말라"는 속담이 있을 정도로 특정한 혈자리가 보건 요법으로 널리 이용되고 있다.

뜸으로 얻을 수 있는 여섯 가지 약리 작용

뜸은 앞서 이야기했듯 기혈을 쉽게 움직일 수 있게 해주며, 양기를 북돋워주고, 병을 미리 예방하는 효능이 있다. 하지만 이런 효능 말고도 쑥을 통해서 얻을 수 있는 것은 많다. 그만큼 쑥이 갖고 있는 약리적인 효과가 크다.

이병국의 『최신 뜸 요법』이란 책은 뜸의 작용을 현대 의학적인 관점에서 6가지로 구분한다. 이를 자세히 살펴보면 뜸이 인체 내에서 얼마나 광범위하게 작용하는지 알 수 있다.

1. 억제 작용을 한다

뜸을 강하게 떠서 비정상적으로 실해져 있는 나쁜 기운을 없애주는 사법을 쓰면 진통, 진정, 제지 등의 작용이 일어난다.

먼저 지각 신경이 과도하게 흥분해 과민한 반응을 보이면서 동통이 생겼을 때는 쑥뜸을 통해 이런 증상을 진통, 진정시킬 수 있다.

운동 신경에 이상 흥분이 생겨 경련 마비 등의 증상이 나타날 경우에도 뜸을 뜨면 경련, 마비 등의 증상을 억제, 제지시킬 수 있다.

또 자율 신경이 흥분하여 해당 기관과 조직의 기능에 이상이 생긴 경우 이를 억제하여 정상으로 되돌릴 수 있다. 기능 항진을 억제시킬 수 있다는 이야기이다.

2. 흥분 작용을 일으킨다

뜸으로 인체에 약한 자극을 주는 보법을 실시하면 지각 신경과 운동 신경, 자율 신경의 기능이 약해지거나 저하되었을 경우, 이들 신경이 관장하는 해당 기관과 조직의 기능을 흥분시킬 수 있다. 흥분 작용은 뜸의 보법으로 이루어진다.

3. 유도 작용을 한다

아픈 부위에서 멀리 떨어진 일정한 경혈에 뜸 자극을 주면 혈관을 확장시키거나 수축시킬 수 있다. 또 이런 작용으로 인해 혈액의 순환과 병적 삼출물의 대사와 배설을 촉진시킬 수 있다. 뜸 치료법은 아픈 부위를 직접 자극하지 않고서도 각종 기관의 기능을 조절할 수 있는 유도 작용을 일으킨다는 뜻이다.

4. 반사 작용이 일어난다

몸 표면의 일정한 부위를 뜸으로 자극을 주면 그에 대응하는 오장육부나 혈관 내분비선 등 각종 기관에 반사적인 영향을 주어 질병 치료에 도움이 된다.

5. 면역 작용이 있다

뜸을 뜨면 병원균이나 독소가 몸 안에 들어왔을 때 그것을 이겨낼 항체를 만들어 저항력을 갖게 한다. 즉 뜸을 뜨면 몸속에 이종 단백질이 생성되어 항체가 만들어지므로 면역 작용이 생긴다는 것이다. 또 뜸을 뜨면 '리오다키신' 등의 물질이 체내에 생성되어 백혈구의 식균 작용을 왕성하게 해준다고 한다.

6. 증혈 작용이 생긴다

뜸을 뜨면 적혈구 및 혈색소가 현저하게 증가한다. 즉 피가 증가함으로써 혈액 순환이 활발해져 인체에 필요한 산소 등의 여러 물질을 구석구석까지 신속하게 운반해줄 수 있다. 이런 역할은 혈색소가 담당하는데, 혈색소는 폐에서 들여마신 공기 중의 산소와 결합해 신선한 피인 동맥혈이 되어 말초 조직까지 산소를 운반해 인체를 건강하게 해준다.

참을성 있게 오래 떠야 하는 뜸

뜸의 치료 범위는 굉장히 넓다. 앞에서 설명한 뜸으로 얻을 수 있는 여섯 가지 약리 작용을 적재적소에 시술해 그 효과를 잘 발휘해낸다면 모든 질환 치료에 응용할 수 있다. 구급 치료의 으뜸으로 꼽히는 침이 미치지 못할 때는 마땅히 뜸을 떠야 한다는 '침소불위 구지소위(鍼所不爲 灸之所宜)'라는 말이 『황제내경』〈영추 관침편〉에 있다. 이것은 뜸의 치료 범위가 침이나 약보다 더 넓다는 것을 입증한다.

뜸은 소화기계 질환, 호흡기계 질환, 비뇨 생식기 질환, 순환기계 질환, 신경계 질환, 근육 및 관절계 질환, 신진대사 질환, 부인과 질환, 소아과 질환, 피부 질환 등 인체 전 영역에 걸쳐 치료 효과를 내고 있다. 이런 까닭에 누구나 쉽게 실시할 수 있는 보건 요법으로 뜸을 잘만 활용한다면 오래 묵은 만성 질병부터 급성 질병에 이르기까지 여러 질환들을 물리칠 수 있다.

뜸 요법은 다른 여러 치료법과 마찬가지로 꾸준한 치료가 요구된다. 한두 번 치료해서 안 된다고 포기해버리면 치료 효과를 기대할 수 없다. 뜸의 한자어인 구(灸)자를 보면 왜 이런 이야기가 나오는지 짐작할 수 있다. 뜸 구자는 오랠 구(久)와 불 화(火)자가 섞여서 만들어진 것이다.

또 우리 민족의 탄생 설화인 단군 신화에는 곰이 사람이 되기 위해 삼칠일, 즉 21일 동안 굴속에서 햇빛을 보지 않은 채로 근신했다는 이야기가 등장한다. 곰이 사람이 되기 위해 쑥과 마늘을 먹으며 오래도록 인내해야 했던 것처럼 쑥뜸 치료로 효과를 보려면 오래도록 꾸준하게 치료를 해야 하는 것이다.

'뜨겁지 않은 쑥뜸 치료법'이 세상에 소개된 이후로 필자는 말기 암환자들의 참을 수 없는 고통을 뜸으로 덜어낸 임상 사례를 수없이 지켜보았다. 또 항암 치료를 할 때 반드시 실시하는 백혈구 수치 검사 시, 백혈구 수치가 떨어져 제때 치료를 하지 못하고 병원을 되돌아 나온 환자들이 뜸을 뜨고 난 다음, 백혈구 수치가 정상으로 회복되어 무사히 원하는 항암치료를 끝내는 것을 여러 차례 확인했다. 또 링 쑥뜸 요법을 직접 배운 다음, 가족 모두가 보건용으로 뜸을 떠서 잔병치레에서 벗어났다는 감사의 인사도 많이 받고 있는 중이다.

뜸쑥의 불빛은 원적외선과 동일한 효과를 낸다

뽀얀 회색이 돋보이는 약쑥 잎에는 정유가 들어 있다. 약쑥은 약 0.02퍼센트의 정유를 함유하고 있는데 주성분은 치네올, α-루존, 시스키테르펜

등이다. 또 탄닌, 비타민 A, B, C, D, 아밀라제, 아데닌, 콜린 등이 들어 있다.

약쑥 잎의 효능은 『본초강목』이나 『동의보감』에도 나와있다. "약쑥은 약성이 맵고 쓰며 생것은 따뜻하고, 말린 것은 더운 성질을 갖고 있으므로 양기가 몹시 쇠약한 것을 회복시킨다. 12경맥을 잘 통하게 하고, 기혈을 잘 돌아가게 하여 한습을 내몰고, 자궁을 덥힌다. 이것으로 뜸을 뜨면 모든 경맥으로 들어가서 여러 가지 병을 낫게 한다"고 한다.

뜸은 이런 질환을 고친다

오랜 옛날부터 그 치료 효과를 인정 받아온 뜸은 그 치료 범위 또한 넓어서 다양한 질환을 고치는 데 이용된다. 약쑥에 불을 붙여서 일정한 경혈에 오래도록 자극을 주는 뜸 요법을 꾸준히 실시하면 소화기계 질환부터 구급 질환에 이르기까지 다양한 질환을 치료하는 데 도움을 준다.

1. 소화기계 질환

변비, 설사, 치질, 소화 불량, 급만성 위염, 위경련, 위궤양, 만성 구토, 치통, 위하수, 위 무력증, 위 확장증, 십이지장 궤양, 곽난, 이질, 급만성 장염, 탈항, 장 기능 저하, 각종 간과 담 질환, 만성 췌장염, 복통 등을 치료 또는 개선할 수 있다.

2. 호흡기계 질환

백일해, 폐렴, 만성 비염, 비출혈, 급만성 기관지염, 해수, 천식, 폐결핵, 늑막염 등에 효과를 볼 수 있다.

3. 비뇨 생식기계 질환

비뇨 생식기 질환으로는 잔뇨감, 야뇨증, 전립선염, 불감증, 음위증, 양위증, 방광 기능 장애, 유정, 불임증, 요도염, 임질, 만성 신염, 신부전증 개선에 좋다.

4. 순환기계 질환

중풍 예방, 고혈압증, 저혈압증, 심계항진, 풍습성 심장병, 동맥경화, 협심증, 심통, 심내막염, 무맥증, 만성 심장병 등 순환기계 질환 치료에 좋은 효과를 볼 수 있다. 또 각종 신경통, 각종 신경 마비, 각종 신경 경련, 신경 쇠약, 노이로제, 정신병, 간질, 뇌졸중 후유증, 신경성 두통, 불면증, 불안 초조 등의 증상 완화에 도움이 된다.

5. 근육 및 관절계 질환

각종 관절염 좌상, 류머티스성 관절염, 화농성 관절염, 퇴행성 관절염, 각종 관절통, 각종 근육통 등에 효능이 있다. 신진대사 불량과 관련된 질환은 빈혈, 바세도우씨병, 갑상선, 당뇨병 초기에 효능이 있다.

6. 부인과 질환

유즙 분비 부족, 태위 부정, 불임증, 갱년기 장애, 대하, 생리통, 월경 불순, 자궁내막염 등에 효능이 있다. 소아과 질환으로는 소아 급간, 경기, 소아마비, 천식, 백일해, 발육 불량, 야뇨증 등에 도움이 된다.

7. 각종 미용 및 예방 요법

쑥뜸을 뜨고 난 후 예상치 못했던 미용 효과를 얻었다는 사람들도 많다. 얼굴에 거뭇거뭇 내려앉은 기미를 쑥뜸으로 제거했다는 사람들도 많고, 피부가 촉촉해지면서 몰라보게 피부결이 좋아졌다는 사람들도 있다. 또 많은 여성들이 고민하는 복부 뱃살을 한 달 정도 꾸준히 뜸을 떴더니 예전의 날씬한 몸 상태로 되돌아 왔다고 좋아하는 중년 여성들도 참으로 많다.

또 노안이나 이명증, 난청, 중이염, 부비강염, 백내장, 탈모, 두드러기 예방 요법으로도 효능이 많다.

TIP

참성단과 약쑥의 참 의미

약쑥이 많이 나는 곳으로 알려진 강화도 화도면 내리는 마리산 서쪽 자락에 있는 마을이다. 이곳에서 마리산 참성단은 지척의 거리다. 마리산 정상에 자리 잡고 있는 참성단은 쑥을 먹고 사람으로 변한 웅녀의 핏줄인 단군 왕검과 관련이 있는 곳이다. 강화도 남쪽에서 그 위용을 자랑하는 마리산의 정확한 지명은 마니산이다. 하지만 이곳 강화 사람들은 마니산보다 마리산이라고 부르길 좋아한다. 마리산의 마리는 머리라는 뜻을 갖고 있다고 하니 아마도 이 지역 사람들에게는 마니산이 이 나라의 머리로 인식되고 있는 것이 아닌가 싶다.

마리산 정상의 참성단은 웅녀의 자손인 단군 왕검이 우리 민족의 무궁한 발전을 기원하던 제단이라고 전해진다. 또 『삼국사기』에 참성단에서 고구려, 신라, 백제의 여러 제왕들이 하늘에 제사를 지냈다는 기록이 있다. 지금도 전국체육대회의 성화가 7선녀의 고운 손길 속에서 채화되는 뜻 깊은 곳이다. 이렇듯 우리 민족의 탄생과 관계 깊은 곳이니, 좋은 쑥이 많이 나지 않는다면 오히려 더 이상한 것 아니겠는가. 이런 까닭인지 마리산과 그 주변 지역에서 질 좋은 약쑥이 많이 자라고 있다. 단군 왕검이 자신의 생명을 잉태하고 키워준 웅녀를 기리기 위해 이 지역에서 질 좋은 약쑥이 많이 자랄 수 있도록 무엇인가 조화를 부려 놓지 않았을까 싶다. 신화적인 전설이 좋은 약쑥을 자라게 만들었을 것 같다..

약쑥이 많이 자라는 지역은 어디일까

약쑥은 전국 어느 곳에서나 자란다. 물론 그 양의 많고 적음이 있을 뿐이다. 약쑥은 경기도에서는 강화도 화도면 내리와 보문사가 있는 석모도, 인천 앞 자월도, 충청도에서는 서산, 당진, 전라도에서는 부안 고창 등의 해변 지역에서 많이 자라고 있는 것으로 알려져 있다. 생전에 오랜 세월 뜸을 연구했던 심옹의 경험에 따르면 약쑥은 산에서 자란 것이 효능이 뛰어나다고 한다. 그가 직접 실험해본 바에 따르면 산에서 자란 약쑥으로 뜸을 뜨면 치료 효과가 더 좋더라는 것이다. 바닷가가 아닌 내륙에서 약쑥이 많이 자라는 곳은 충북의 단양, 강원도의 영월, 경남의 함안, 전북의 남원 등지다. 이들 지역은 대부분 내륙 깊숙한 곳으로 산이 높고 깊은 것이 특징이다. 단양의 소백산, 영월 근처의 태백산, 남원과 함안의 지리산 등 우리나라의 명산으로 꼽히는 곳들과 인접해 있는 곳이다. 그러나 유감스럽게도 이들 지역에서는 약쑥이 상품화를 전제로 거래되고 있지는 않다. 약쑥의 효능을 인정하는 사람들이 자가 소비용으로 약쑥을 말려놓은 정도이기 때문이다. 심주섭 쑥 연구원에서는 좋은 약쑥을 구하기 위해 남양주시 수동면 깊은 산속에서 약쑥을 직접 재배해 사용하고 있다.

TIP

약쑥에는 어떤 성분이 들어 있나

『한약(생약) 규격집 주해서』에 따르면 약쑥 100그램에는 0.15밀리리터 이상의 정유가 들어 있다. 정유의 주성분은 치네올과 α-루존이다. 또 적은 양의 탄닌, 비타민 A, B, C, D 등과 아밀라제, 아데닌, 콜린 등이 들어 있다. 이들 성분이 몸에 들어가 여러 가지 나쁜 기운을 몰아내고, 원기를 북돋워주는 작용을 하는 것이다.

『동의보감』의 〈탕액편〉 3권에 보면 쑥의 성질은 따뜻하고, 독이 없으며, 맛은 쓰다고 한다. 이 부분을 더 인용해보면 이렇다.

"쑥은 오래된 여러 가지 병과 부인의 붕루(하혈)를 낫게 하여 안태를 시켜주며, 복통을 멎게 하며, 적리와 백리를 낫게 한다. 오장치루로 피를 쏟는 것과 하부의 익창을 낫게 하며 살을 살아나게 하고, 풍한을 풀어주어 임신하게 한다."

이밖에도 쑥의 효능은 많다. 음기를 북돋워주기도 하고, 곽란을 멈추게 하고, 피부에 윤기와 활력을 주며, 혈색을 좋게 한다. 또 여성의 자궁 속에 스며 있는 찬 기운과 습한 기운을 몰아내며, 생리 불순을 고쳐주고, 피를 맑게 해주며, 간 기능을 좋게 한다. 앞에 열거한 것만 대충 보아도 쑥의 광범위한 효능을 알 수 있다. 특히 쑥이 단군 신화에서 웅녀를 탄생시켰듯 여성의 여러 질환에 치료 효과가 높은 것도 특기할 만한 것 중의 하나다.

또 경희대 한의과 대학에서 흰쥐를 대상으로 쑥잎으로 실험을 한 '쑥잎이 흰쥐의 지혈 작용에 대해 미치는 영향'에 대한 연구 결과를 보면, 쑥잎은 혈액 응고 시간을 단축시키는 효과가 있다고 한다. 즉 지혈 효과가 우수하다는 이야기이다.

쑥은 14경맥상으로는 주로 족궐음간경, 족태음비경, 족소음신경에 들어가 작용을 해준다고 한다. 이를 보면, 쑥이 음의 기능을 강화시켜주는 데 이로운 점이 많다는 것을 확연히 알 수 있다. 때문에 심옹이 자신의 뜸법으로 인체의 음경맥을 책임지고 있는 임맥상의 신궐, 중완, 관원의 세 개 혈자리를 집중적으로 뜸질을 한 것이 실로 우연의 일치가 아닌, 오랜 경험으로 터득된 것이라는 것을 짐작케 한다.

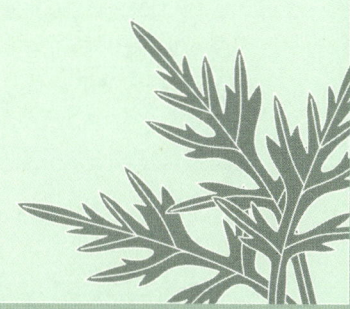

약쑥은 언제 채취하나

약쑥은 음력 5월 초닷새, 단옷날 채취한 것이 가장 좋다고 한다. 음력 5월은 여름이 시작되는 시기로 봄에 새싹을 내민 식물들이 땅 속의 자양분과 대기 중의 여러 기운을 충분히 흡수했을 때다. 민간의 풍습으로는 단옷날 한낮, 즉 12시에 쑥과 익모초를 캐서 대문간이나 문간에 매달아 둔다 한다. 이렇게 쑥을 매달아두면 집안에 들어오는 악귀를 물리쳐준다고 한다. 하지만 이런 풍습이 지켜졌던 것은 주술적인 믿음 외에 쑥의 보건적인 효능을 이용하려는 목적이 있었다. 가족 중에 아픈 사람이 생기면 이 쑥을 달여 그 물을 마시게 하거나 촌각을 다투는 위급한 병이 생겼을 때 뜸을 떠서 위험한 순간을 넘겼던 것이다. 한편『동의보감』에도 약쑥을 채취하는 시기가 적혀 있다. 5월 초닷새 단옷날 새벽, 닭이 첫 울음을 울기 전에 사람처럼 생긴 쑥이파리를 뜯어 잘 말려두었다가, 뜸을 뜨면 효험이 좋아진다고 한다. 또 이날 뜯은 쑥은 사람에게 좋아 여러 독을 없앤다고 한다.『본초강목』에도 채취 시기가 나와 있는데, 음력 3월 초순이나 5월 초순에 뜯은 잎을 잘 말려서 사용한다. 또 쑥은 그 해에 채취한 것보다 묵은 것이 좋다. 묵은 쑥은 정유가 듬뿍 배어 노란빛을 띠는데, 중국의 철학자 맹자도 "7년 된 병에 3년 묵은 쑥을 쓰라"고 말한 적이 있다. 이 말은 곧 만성 질환에 묵은 쑥을 이용하면 그 병을 고칠 수 있다는 뜻이다. 즉 약쑥을 잘 갈무리해두었다가 묵혀서 사용하면, 마치 몇 년 묵은 간장으로 요리를 하면 음식 맛이 깊어지는 것처럼 병을 고치는 효능이 좋아진다.

좋은 약쑥은 어디에서 구할까

약쑥은 한약상가나 각 지역의 건재약방에서 구입할 수 있다. 우선 약쑥의 냄새를 맡아보는 것이 좋다. 말린 약쑥을 두어 이파리 뜯어내 손가락으로 약간만 비비면 솜처럼 뭉쳐지는데 여기서 자극적인 풀 냄새가 풍기지 않고, 부드러운 쑥 향기가 코끝을 감싼다면 좋은 약쑥이라고 여겨도 된다. 또 말려진 이파리 모양이 넓지 않고, 가늘고 뾰족한 것일수록 더 좋다. 약쑥의 경우, 이파리가 넓지 않고, 국화 이파리처럼 끝이 뾰족하므로, 잘 건조시켰다 하더라도 그 모양이 크게 변하지 않기 때문이다. 그래도 미덥지 않을 때는 손으로 비벼 놓은 쑥이파리를 태웠을 때, 부드러운 향이 많이 퍼지면 좋은 약쑥이라고 생각해도 틀림없다. 질이 나쁜 약쑥은 태울 때, 향이 독하고 자극적이다. 이렇게 구입한 약쑥은 큰 줄기는 버리고, 윗부분의 가는 줄기와 이파리를 따서 절구에 짓찧으면 뜸 뜨기 좋은 솜 상태가 된다. 이렇게 만든 쑥을 애융(艾絨), 즉 쑥솜이라고 부른다. 손으로 직접 쑥솜을 만들기 힘들면, 건재약방 주변에 있는 제분소에 맡겨도 된다. 뜸을 뜰 쑥이라고 말을 하면, 뜸 뜨기 좋은 쑥솜 상태로 제분을 해준다.

약쑥의 종류에는 어떤 것이 있을까

쑥은 생명력이 왕성하고 질기다. 여러해살이 풀인 쑥 한 포기를 심어놓으면, 다음해는 쑥밭이 될 정도로 번식이 잘된다. 풀을 죽이기 위해 제초제를 뿌렸을 때 가장 먼저 되살아나는 식물도 쑥이고, 히로시마에 원자폭탄이 투하되었을 때도 그 폐허의 땅을 가장 먼저 뚫고 나온 것이 쑥이었다.

식물학적으로 분류할 때 국화과에 속하는 쑥은 우리나라 전역, 중국, 일본 등지에 자생하는 식물이다. 우리가 늘상 대하는 식물 중의 하나인 쑥은 우리나라에서 자라는 품종만 30가지가 넘는다. 그 중 식용만 하는 것, 식·약용을 하는 것, 약용만 하는 것, 생활 용품을 만드는 것 등이 있다. 얼핏 보면 똑같은 쑥이지만 모양에 따라, 그것이 품고 있는 향기나 성분에 따라 제각기 다른 이름으로 불린다. 참쑥, 물쑥, 약쑥, 쑥, 황새쑥, 산쑥, 제비쑥, 생당쑥… 이파리 모양, 성장했을 때의 키 등에 따라 그 이름이 다르다. 질 좋은 약쑥이 나는 것으로 유명한 강화도에서는 쑥을 크게 네 종류로 구분한다. 뜸을 뜨거나 약용으로 사용하는 약쑥은 이곳 사람들에게는 두 가지 이름으로 불린다. 하나는 사자발쑥이고, 다른 하나는 그냥 약쑥이다. 떡이나 국을 끓일 때 사용하는 쑥은 참쑥으로, 창문에 드리우는 발을 짤 때 사용하는 쑥은 뺨대로 불린다. 약쑥을 자주 접하는 강화도 사람들이 쑥을 구분하는 방법은 이렇다.

사자발쑥 | 최고의 품질로 치는 사자발쑥은 이파리가 가늘고 뾰쪽한 편이며, 이파리에 솜털이 많이 나 있어 흰색을 띠며, 줄기는 참쑥과 비슷한 색을 띠는데 약간 파란 편이다. 냄새를 맡아보면 향기가 은은해 코끝에 와닿는 느낌이 부드럽다. 다 자랐을 때 키가 사람의 반 정도로 1미터 내외가 된다.

약쑥 | 사자발쑥에 비해 이파리가 약간 넓은 편이다. 이파리와 줄기에 흰색 솜털이 많이 나 있어 전체적으로 하얗게 보인다. 향기가 부드러우나 후각적으로 사자발쑥보다는 못하다. 다 자랐을 때 사자발쑥과 키가 비슷하다.

참쑥 | 떡이나 국, 나물을 해 먹는 식용 쑥으로 이파리가 넓다. 이파리가 전체적으로 파란색을 띠며, 향기를 맡아보면 약간 독한 풀냄새가 난다. 다 자랐을 경우 키가 사람의 반이 좀 못 되는데 60~80센티미터쯤 된다. 곁가지를 많이 뻗으므로 무성하게 보인다.

뺨대 | 발을 짤 때 사용하거나, 여름철 모깃불을 피울 때 자주 이용되는 쑥이다. 이파리가 약쑥과 비슷하나 색이 진하고, 줄기가 억세다. 진한 풀냄새가 나며, 키가 2미터 가까이 자란다.

PART 02

심주섭식 뜨겁지 않은 쑥뜸 링 치료법의 효과

쑥이 타 들어가면서 동반되는 뜨거움과 화상의 위험 때문에 많은 사람들이 뜸을 뜨기 어려웠는데,
심주섭 옹은 도넛 모양의 링 받침대를 이용하여 간편하고 뜨겁지 않은 쑥뜸 치료법을 개발했다.

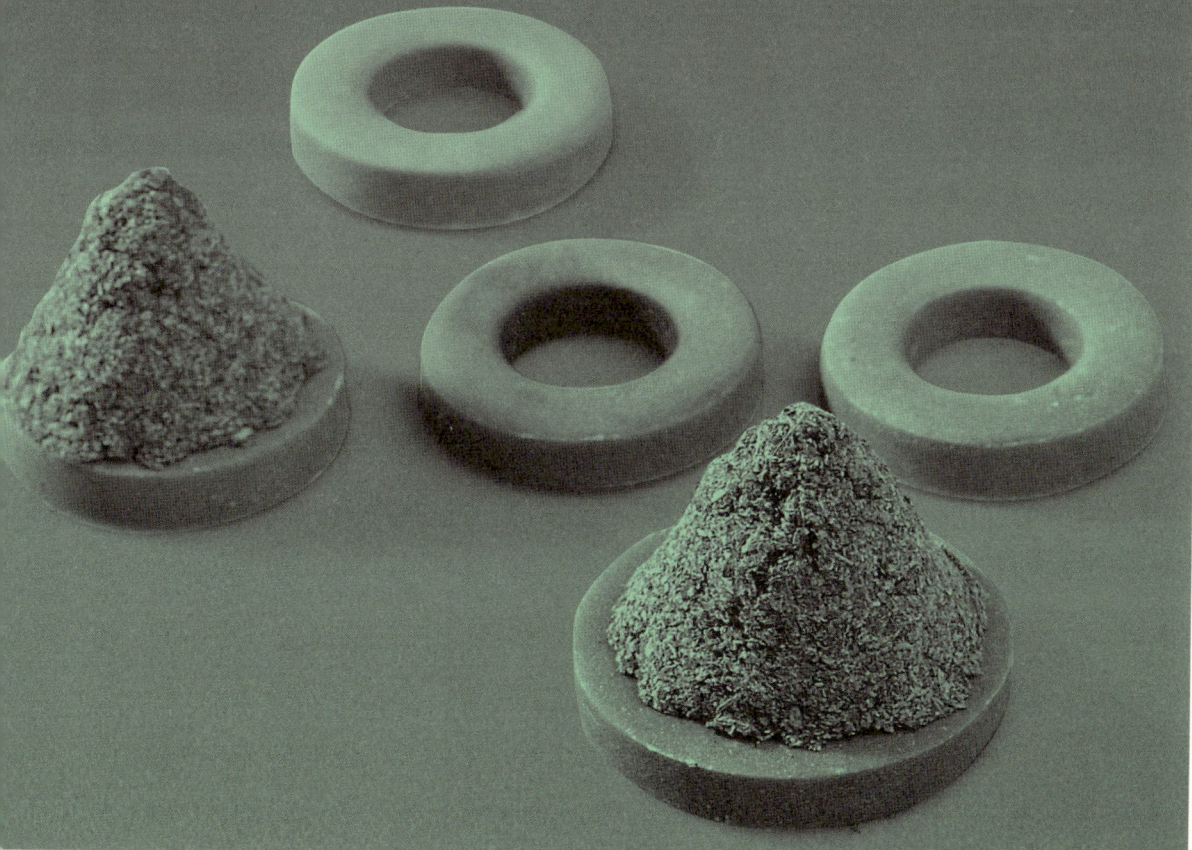

심주섭식 링 쑥뜸을 뜰 때 필요한 준비물

| 약쑥 |

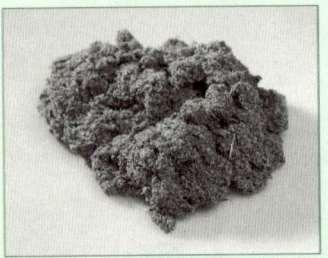

시중의 건재 약방이나 의료기를 판매하는 곳에서 약쑥솜(애융) 상태로 가공된 뜸용 약쑥을 구입할 수 있다. 심옹식 뜸은 다른 쑥뜸법에 비해 약쑥이 1백여 배 정도 더 들어간다. 약쑥은 손으로 비벼보아 부드러운 향이 나는 것이 좋다. 약쑥을 쑥솜으로 가공할 때는 줄기는 쓰지 않는 것이 좋다. 쑥이파리만 떼내어 사용하도록 한다. 필자는 직접 약쑥을 가공해 정선된 약쑥솜을 만들고 있다. 질 좋은 쑥솜은 '심주섭식 쑥뜸 연구원'에서 직접 구입할 수 있다.

| 링 받침대 |

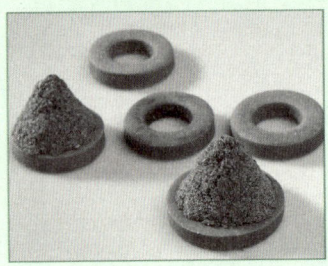

링 받침대는 심옹식 뜸 치료법의 가장 기본이 되는 기구다. 어린아이 주먹만한 뜸기둥을 태우는 데도 전혀 뜨겁지 않게 만들어주는 비밀이 숨어 있기 때문이다. 또 이 링 받침대는 단순히 뜸기둥을 받쳐주는 역할만 하는 것이 아니라 링 받침대에 들어 있는 날콩가루의 성분도 함께 흡수되므로 치료 효과를 상승시켜준다.

만드는 법

1. 날콩가루와 밀가루를 7:3의 비율로 고루 잘 섞는다.
2. 물을 서서히 부어가며 반죽을 한다. 칼국수를 만들 때처럼 약간 되직하게 반죽이 되면 적당하다.
3. 반죽이 다 되면 밥상이나 널빤지 등의 편편한 바닥에 밀가루 또는 콩가루를 살짝 뿌린 다음 반죽을 올려놓고 두께가 1.5~2센티미터쯤 되게 민다.
4. 밀어놓은 반죽을 지름이 5센티미터쯤 되는 원형 그릇, 컵 등으로 찍어낸 다음 찍어낸 반죽의 정중앙을 지름이 2~2.5센티미터쯤 되는 작은 원형 그릇으로 다시 찍는다. 아이들에게 도넛을 만들어줄 때 하는 방법과 동일하다. 날 콩가루 350그램과 밀가루 150그램을 사용하면 도넛 모양의 받침대가 20여 개 남짓 만들어진다.

5 도넛 모양으로 만들어진 받침대를 편편한 널빤지 위로 모양이 틀어지지 않게 옮겨 바람이 잘 통하는 그늘진 곳에서 사나흘 정도 말린다. 햇볕에 말리면 링 받침대에 금이 가서 못 쓰게 된다.

6 완성된 링 받침대는 바깥 지름이 5센티미터, 안 지름이 2.5센티미터, 높이가 1~1.5센티미터쯤 되는 둥근 도넛 모양이 된다. 만들기가 번거로우면 '심주섭식 쑥뜸 연구원'에 나무절구와 약쑥, 링받침대 등을 일습으로 주문하면 된다.

| 나무 절구 |

어린아이 주먹만 한 뜸기둥을 손쉽게 만들어주는 기구이다. 뜸기둥은 양손을 이용해 만들 수 있으나 숙달될 때까지 시간이 좀 걸리며 한꺼번에 많이 만들기가 힘이 든다. 이럴 때 나무 절구를 만들어놓으면 손쉽다.

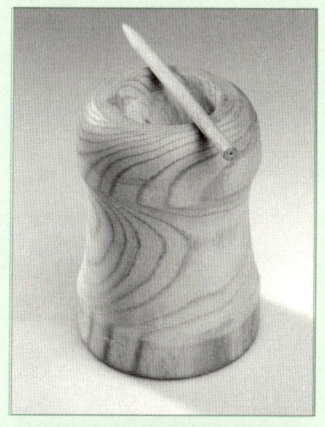

만드는 법

준비물 : 가로 세로 각 10센티미터쯤 되는 원통형 나무, 끌이나 조각도.

1 원통형 나무의 윗면에 지름 4센티미터쯤 되는 둥근 원을 그린다.
2 깊이가 6센티미터쯤 되게 원추형으로 깎는다.

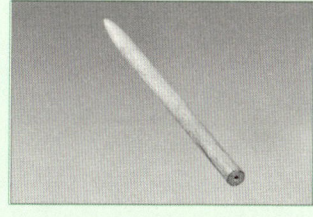

| 나무 막대 |

뜸기둥 속의 정중앙을 길이로 관통하는 구멍을 뚫어주는 도구이다. 이렇게 뜸기둥 속에 구멍을 뚫어주면 뜸쑥이 타면서 생기는 연기가 구멍 속에서 대류 현상을 일으켜 혈자리 속으로 더 많이 흡수되므로 효과가 더 좋아진다.

만드는 법

준비물 : 단단한 나무나 나무 젓가락.

1 단단한 나무를 길이 10센티미터, 지름 5밀리미터로 깎는다.
2 끝을 원추형으로 뾰족하게 깎는다.

뜸기둥은 어떻게 만드는가

심주섭식 뜸은 약쑥을 아이 주먹만 한 크기로 원뿔형으로 크게 뭉친 다음, 아픈 증상이나 부위에 따라 적당한 혈자리를 찾아 뜸기둥을 올려 온열 자극을 주는 치료법이다.

피부에 상처를 남기는 직접구는 뜸기둥을 원추형, 즉 대추씨 비슷한 모양으로 작게 만든다. 뜸기둥의 크기는 어른이냐 아이냐에 따라, 체질이 약한가 강한가에 따라, 아픈 정도가 심한가 그렇지 않은가에 따라 달라진다. 큰 것은 보통 보리알 정도, 작은 것은 쌀알에서 좁쌀 크기 정도로 만든다.

마늘이나 소금, 생강 등을 혈자리 위에 올려놓고, 그 위에 뜸기둥을 놓는 간접구는 콩알 정도의 크기로 만드는 것이 일반적이다. 직접 뜸과 비교해 혈자리에 주는 자극이 훨씬 작기 때문이다.

또 요즘 널리 알려지고, 이용되는 담배뜸이라고도 불리는 뜸대는 종이를 가로 15센티미터 정도, 세로 5센티미터 정도로 자른 다음 그 위에 약쑥 20그램 정도를 고르게 편 다음 담배처럼 단단하게 말아서 사용한다. 이때 양쪽 귀퉁이는 풀로 붙여 뜸대를 태울 때 연기가 새나가지 않도록 한다.

그러나 심주섭 옹이 사용한 뜸 요법은 크기가 아이들 주먹만 한 정도이므로 만드는 방법이 앞의 것과 사뭇 다르다.

우측 페이지에 적힌 요령대로 뜸기둥을 만드는 것을 서너 번만 반복해서 연습해보면 누구나 쉽게 만들 수 있으므로 걱정하지 않아도 된다.

만약 나무절구가 없을 때는 엄지와 검지 끝이 맞닿게 왼쪽 손을 가볍게 쥔 다음, 약쑥을 벌어진 손가락 사이에 꼭꼭 눌러 담아서 뜸기둥을 만들어도 된다.

이때 약쑥이 흘러내리지 않도록 새끼손가락 끝을 손바닥에 잘 밀착시키면서 약쑥을 뭉치면 된다. 이렇게 만들어진 뜸봉을 원뿔형으로 잘 다듬은 다음에 뜸봉 바닥 중앙에 젓가락 등을 찔러 넣어 구멍을 뚫는 것도 잊지 말아야 한다.

뜸봉 뭉칠 때 주의 사항
나무절구가 아닌 도자기나 플라스틱 절구에 뜸봉을 뭉치게 되면 뜸봉의 경도가 강해져 뜸을 뜰 때 치료혈에 너무 강한 열기를 전달해 데일 염려가 있다. 또 환자의 몸 상태에 따른 보사법을 적절히 활용할 수 없어서 나무절구에 뜸봉을 뭉치는 것보다 효과가 떨어진다.

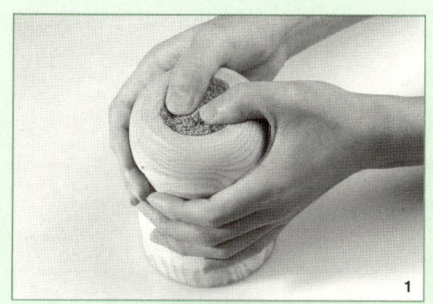 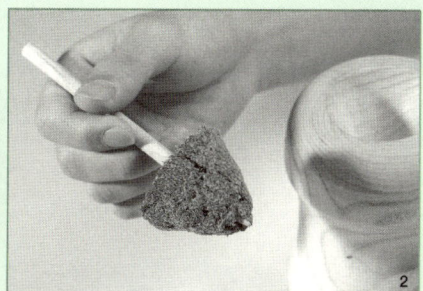
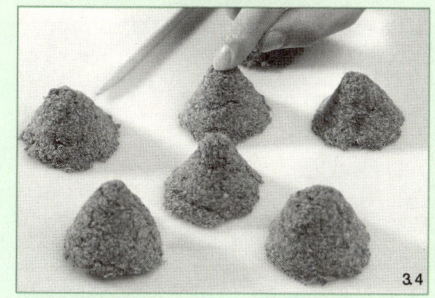 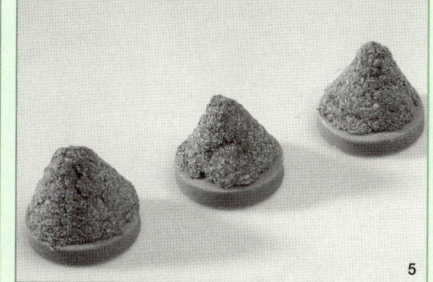

뜸기둥 만드는 법

1 약쑥솜을 나무 절구에 넣어 틈이 생기지 않게 적당히 누른다.
2 뜸기둥 정중앙에 나무 막대를 꽂아 다져진 약쑥솜을 빼낸다.
3 뜸기둥에서 나무 막대를 뺀 다음 원뿔 꼭대기에 생긴 구멍만 손끝으로 눌러 막는다.
4 뜸기둥의 둥근 면이 바닥에 닿게 놓는다.
5 완성된 뜸기둥은 바닥 지름이 3, 4센티미터 정도, 높이는 5센티미터쯤 되는 원추형 모양이 된다.

뜸은 이런 요령으로 뜬다

심주섭식 뜸은 일반 직접구의 100배 이상 되는 엄청난 크기이다. 뜸을 뜰 때 자칫 방심하면 화상을 입거나, 필요 이상으로 몸을 움직이다 보면 뜸기둥이 굴러 떨어져 바닥에 불이 붙는 등의 낭패를 볼 수 있다. 따라서 뜸을 뜨기 앞서 필요한 양만큼 뜸기둥을 만들어 놓는 게 좋다. 또 뜸 뜨는 부위가 뜨거워질 때마다 열기를 덜어주는 링 받침대를 옆에 미리 준비해 놓아야 한다. 최소한 뜸기둥 9개와 링 받침대 9개를 갖추어 놓아야 뜸을 뜰 수 있다.

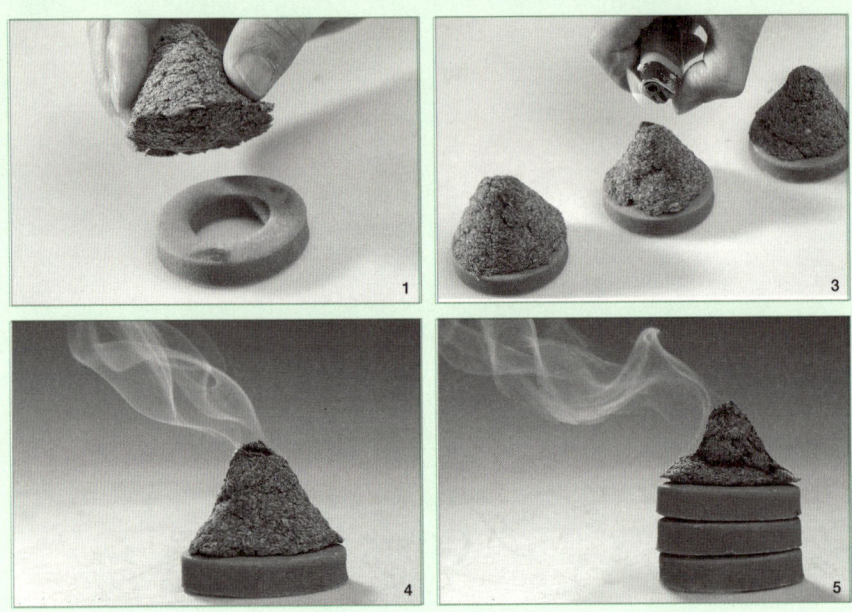

뜸 뜨는 순서

1 뜸기둥 한 개를 링받침대 위에 올린 다음 뜸기둥과 링받침대에 틈이 생기지 않도록 매만져준다. 이런 요령으로 링 받침대 3개에 뜸기둥을 올린다.

2 편하게 누워 신궐(배꼽 정중앙), 관원(배꼽에서 일직선으로 9센티미터 아래), 중완(배꼽에서 일직선으로 9~10센티미터 위)에 ①의 링 받침대를 잘 올린다.

3 뜸기둥 위에 라이터 등으로 불을 붙인다.

4 뜸기둥이 타 들어가면서 연기가 피어 오르기 시작하고, 살이 약간 뜨거워지는 느낌이 들기 시작한다. 이때, 세 개의 혈자리에 놓여진 링 받침대 밑에 새로운 링 받침대를 끼워 넣는다. 링받침대를 끼워 넣을 때는 구멍이 잘 맞게 하여 받침대 사이 틈으

로 연기가 새어 나오지 않도록 잘 놓는 것이 중요하다.

5 뜸기둥이 계속 타 들어가면서 해당 혈자리에 다시 뜨거운 느낌이 들면, 나머지 세 개째 링 받침대를 한 개씩 링 받침대 밑에 넣는다.

6 대부분의 사람들은 혈자리마다 링 받침대를 세 개씩 올리면 뜸기둥이 다 타 들어갈 때까지 견딜 수 있으나, 간혹 예민한 사람은 뜨거움을 참지 못하는 경우도 있다. 그런 사람들은 링 받침대를 필요에 따라 한 개씩 더 끼워 네개까지 혈자리에 올려놓아도 괜찮다.

7 맨 위쪽에 있는 링 받침대(뜸기둥이 올려져 있는 링 받침대)를 손으로 들어보아 바닥에 불기운이 없으면 다 탄 것이므로, 혈자리에서 링 받침대와 뜸기둥을 내려놓아도 된다.

8 앞의 요령으로 각 혈자리마다 뜸기둥을 두 장씩 더 올려 뜸을 뜨면 기본 석 장 뜸을 뜬 것이다.

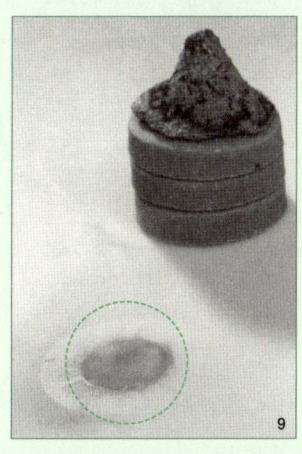

9 뜸 뜨기가 끝나면 마른 수건이나 휴지로 혈자리에 묻어 있는 쑥 진액을 깨끗이 닦는다. 이때 물을 대면 치료 효과가 반감되므로 물로 닦지 말아야 한다. 쑥뜸을 뜬 부위는 뜸 뜬 후 6시간이 지나면 물로 씻어도 된다.

10 이런 요령으로 기본 세 개의 혈자리(신궐, 관원, 중완)을 계속해서 하루 석 장씩 사나흘 뜨고 나면 몸이 가볍고, 피로감이 생기지 않는다.

또 뜸을 뜰 때 옆에서 도와주는 사람이 있다면, 몸 뒤쪽 정중앙선 척추뼈를 따라 흐르는 독맥의 대추(고개를 앞으로 숙였을 때 볼록 뼈가 튀어나오는 곳)혈과 엉덩이 꼬리뼈 아래쪽에 있는 장강(손으로 만져보아 엉덩이 사이에 있다)혈에 뜸을 석 장 씩 뜨도록 한다. 대추혈은 스트레스를 다스리는 데 도움을 주는 혈로 양기를 불어넣어주는 데 효과가 있다. 장강혈은 독맥이 시작하는 혈로 힘을 길러주고, 강하게 만드는 것으로 이들 혈자리를 잘 자극해주면 몸이 가뿐해지는 것을 금세 느낄 수 있다.

신궐, 관원, 중완 3포인트 치료 기본혈

심주섭식 뜸은 어떤 질병이든 임맥 상에 있는 신궐과 관원, 중완에 먼저 뜸을 떠야 한다. 빨리 효험이 나타나는 사람은 세 개의 혈자리를 뜸 뜨는 것만으로 질병이 고쳐지기도 한다. 건강한 몸을 돌보기 위해 보건 요법으로 심옹식 뜸을 뜨려는 사람에게는 이 세 혈자리가 무엇보다 중요하다. 이 부위에 매일 뜸기둥 3장씩 1주일 정도만 뜸을 떠보면 적어도 3개월 정도는 감기 한 번 걸리지 않고 넘어갈 정도로 좋은 효능이 나타난다. 이 혈자리는 기본으로 뜸을 떠야 한다.

또 오래되고 중한 병이라고 해도 이 세 개의 혈을 적어도 사나흘 이상 뜸을 뜬 다음, 치료에 도움을 주는 다른 혈자리에 뜸을 떠야 한다. 또 치료혈에 뜸을 뜨기 시작할 때도 반드시 기본 3혈을 먼저 뜸을 뜬 다음에, 해당 치료혈에 뜸을 떠야 한다.

신궐, 관원, 중완은 14경맥상 임맥에 속하는 혈자리로 온몸에 퍼져 있는 음경맥을 책임지는 경맥이다. 한자어로도 임맥의 '임(任)'은 맡는다는 뜻으로, 기경팔맥 중의 하나로 꼽히는 맥이다.

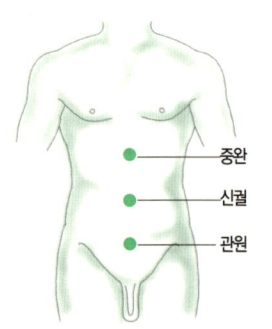

신궐

신기(神氣), 즉 신령스러운 기운이 깃든 곳이라는 뜻이다. 우리의 생명이 모체의 뱃속에서 자라날 때 배꼽으로 연결된 탯줄을 통해 영양분을 섭취한 자리이기 때문에 그 상징성 또한 큰 부위다.

위치 : 배꼽 정중앙.

효과 : 옛날부터 의식을 잃는 등의 위급시에 소금을 배꼽에 듬뿍 올려놓고 뜸을 떴던 혈자리로, 이곳에 뜸을 뜨면 양을 따뜻하게 하고 빠져나간 기운을 다시 거둬들이며 지라의 기능을 활발하게 해준다. 주로 중풍이나 의식을 잃었을 때, 정신이 희미할 때, 복통, 설사, 곽란 등이 있을 때 신궐에 뜸을 뜨면 좋은 효과를 거둘 수 있다.

관원

사람이 태어날 때부터 가지고 나온 선천적인 기를 관장하는 혈이다. 이름의 뜻을 풀어보면 원기가 모이는 곳이라는 의미를 갖고 있다.

위치 : 배꼽 아래에서 약9센티미터, 즉 세 치 내려간 곳.

효과 : 남녀 생식기와 밀접한 혈로서, 신장염, 비뇨 생식기 질환, 자궁염 등을 치료할 때 혹은 정력 증강을 위해 뜸을 뜨는 혈자리다. 또 너무 말라서 고민하는 사람이나, 지나치게 살이 쪄서 고민인 중년 여성 등에게도 효과가 있다.

중완

중완의 '완(脘)'은 위의 입이라는 뜻으로 중완은 위의 가운뎃입이라는 뜻이다

위치 : 위의 정가운데, 배꼽에서 위쪽으로 세치, 즉 9~10센티미터 올라간 곳.

효과 : 위를 중심으로 한 혈이므로 각종 위 질환은 물론 설사, 변비, 두드러기, 어지럼증, 귀울림, 여드름을 치료하고 정력 증강을 위해서도 자주 이용되는 부위다. 또 식사 후 위가 더부룩하거나 뱃속이 좋지 않을 때, 이곳을 누른 다음 가볍게 문지르면 속이 개운해지고 가뿐해진다.

뜨겁지 않은 것이 큰 특징이다

뜸이 질병 치료와 보건 건강에 좋다는 것을 모르는 사람은 없다. 하지만 쑥으로 살갗을 태워야 하는 고통이 따르는 치료법이어서 웬만큼 인내력이 없는 사람은 뜸을 떠볼 엄두를 내지 못하는 것이 현실이었다.

시설 좋은 병원에 찾아가면 굳이 자신의 몸에 고통을 안겨주지 않고도 병을 고칠 수 있는 방법이 있는데 미련스럽게(?) 살갗에 불을 붙여 화상을 입어가면서까지 병을 고쳐야 할 필요가 없기 때문이다.

하지만 현대의 눈부신 과학 문명 중에는 실로 우연한 기회에 - 페니실린의 발견

이라든지, 퀴리 부인의 라듐 발견 등 - 그 실체가 발견되어 많은 사람들이 쉽고 편하게 이용할 수 있게 된 것이 많듯, 뜸 치료법도 평범한 노인인 심주섭 옹에 의해 그 진가를 새롭게 인정받게 되었다.

쑥이 타 들어가면서 동반되는 뜨거움과 그로 인해 입게 되는 화상 때문에 많은 사람들이 선뜻 뜸을 뜨기가 어려웠는데, 이런 취약점을 제거한 새로운 쑥뜸법이 개발되었던 것이다. 심주섭 옹이 개발해낸 쑥뜸 링 치료법은 피부에 불이 직접 닿지 않는 간접구이면서도 직접구의 효능을 볼 수 있는 것이 가장 큰 장점이다.

심옹의 뜸 요법이 사람들에게 처음 알려졌을 때 대다수는 기겁을 하곤 했다. 뜸 기둥 하나를 웬만한 어른 주먹만 한 크기로 뭉쳐서 불을 당기기 때문이다.

살갗을 태우는 직접구를 한 번이라도 해본 사람들은 '저 쑥뜸을 태우고 나면 살이 완전히 숯덩이가 되겠다' 싶은 두려운 생각이 절로 든다. 그에게 자신의 몸을 내맡기는 것이 화약을 지고 불기둥 속으로 뛰어드는 것 같아 "할아버지, 정말 뜨겁지 않지요?"라고 몇 번이고 되묻곤 하는 사람들이 많았다.

하지만 막상 그가 시키는 대로 바닥에 드러누워 뜸 치료를 받고 나면 두려움은 서서히 가시기 시작한다. 뜸기둥이 끝까지 타 들어가도 혈자리가 약간 뜨겁다는 느낌이 들 뿐, 피부에 화상을 입지도, 고통스러워 참을 수 없을 만큼 뜨겁지도 않기 때문이다.

도넛 모양의 받침대가 뜨겁지 않은 비밀

간접구의 역할을 하는 링 받침대는 두께가 1~1.5센티미터 정도, 바깥 지름은 5센티미터 정도, 안쪽 지름은 2.5센티미터 정도로 구멍이 뚫려 있다. 장삿속이나 자신의 연구 성과물에 급급한 사람 같으면 별나고 근사한 이름 하나라도 지어 붙였을 법하건만, 그런 욕심은 애초부터 내어보지 않았기에 다르게 부르는 이름은 없고 그냥 '링'이라고 부른다.

물론 이 링 뜸받침도 사용하는 요령이 따로 있다. 처음에 뜸기둥에 불을 붙일 때는 링 뜸받침을 하나 올려놓는다. 그 다음 뜸기둥이 어느 정도 타 들어가 시술을 받는 사람이 '뜨겁구나'라는 느낌을 받을 때쯤이면, 처음에 올려놓은 링 뜸받침 밑에다 다른 링 뜸받침을 재빨리 집어넣는다. 또 한창 쑥이 타 들어가 '뜨겁구나'라는 느낌이 들 때면 링 뜸받침을 세 개째 혈자리 위에 올려놓는다.

혈자리 위에다 뜸받침을 세 개 정도 올려놓으면 웬만한 사람들은 그저 조금 뜨겁다는 느낌밖에 들지 않는다. 하지만 세 개를 올렸어도 뜨거움을 못 참을 정도로 예민한 사람들은 한 개(네 개째)쯤 더 올려도 무방하다.

따라서 뜨거워질 정도면 링 뜸받침을 올려 약쑥의 불기운과 혈자리와의 거리를 띄워놓는 방법이 심옹이 뜨겁지 않은 쑥뜸 치료를 한 비결이라고 할 수 있다.

심옹식 쑥뜸 요법이 15년 전 세상에 선을 보인 이후로 시중의 의료기 판매상에는 링 받침대와 나무 절구를 응용한 다양한 제품들이 판매되고 있다.

피부에 화상을 입히지 말라

심옹은 명의 허준이 저술한 『동의보감』의 "뜸을 뜬 자리는 반드시 헐어야 효험을 볼 수 있다"라는 부분에 절대 동의하지 않는다. 그는 살을 태우는 것은 쓸데없이 고통을 안겨주는 어리석은 치료법이라고 단언한다.

자신이 오랫동안 경험해본 바로는 쑥뜸이 피부 속으로 쑥 연기를 흡수시켜 오장육부와 14경락을 잘 통하게 해주는 것이지, 살갗을 태워서 그 자리에 염증을 생기게 해 치료가 되는 것이 아니라는 이야기이다.

때문에 그는 자신에게 뜨겁지 않은 쑥뜸 치료법을 배워 간 사람들이 자칫 실수해 혈자리에 물집이 생기거나 화상을 입어 오면 역정을 낸다. 조금이라도 병을 빨리 고쳐보겠다고 뜨거움을 참아내는 그 마음은 이해가 가지만, 과욕은 화를 불러온다고 생각한다. 화상으로 상처를 입게 되면 그 부위가 상하게 되어 쑥 연기를 몸속으로 빨아들이는 데 지장을 받기 때문이다.

그래서 그는 쑥뜸을 뜰 때 화상을 입지 않는 일이 가장 중요하다고 이야기한다. "쑥뜸이 치료 효과가 우수하다는 사실은 몇 천년 동안 입증되어온 사실이지만, 단지 뜨거워서 고통스럽기 때문에 일반적인 보건 요법으로 자리를 잡지 못했는데, 왜 뜨겁지 않게 뜸을 뜰 수 있는 비법을 찾아낸 지금까지 그런 미련한 고통을 받느냐?"는 것이다.

링 받침대에도 약효가 있다

심옹이 링 받침대를 개발해내기까지는 10여 년 이상의 긴 세월이 걸렸다. 실제로 그는 자신의 중풍을 치료하기 위해 뜸을 뜨기 시작했다. 이 분야의 전문가가 된 그이기에 뜸을 뜨겁지 않게 뜨는 방법은 그만큼 절실했던 것이다.

그는 뜨겁지 않은 뜸을 뜨기 위해 나름대로 연구에 연구를 거듭했다. 물론 이미 제품화되어 있는 간접뜸인 온구기도 사용해봤다. 그러나 그 효과가 자신이 원하는 기대에 미치지 못했다.

고민에 고민을 거듭하던 어느 날, 심옹은 뜸기둥 밑에 생강이나 마늘을 올려놓는 간접구처럼 뜸을 뜨면서도 살갗을 태우는 직접뜸 효과를 볼 수 있도록 하는 방법을 떠올렸다.

다름 아닌 '아이들이 좋아하는 도넛 모양의 받침대면 그것이 가능하지 않겠나'하는 생각이 든 것이다. 맨 처음 만들어낸 받침대는 도넛 모양의 나무 받침대였다. 하지만 이 받침대는 막상 사용해보니 나무가 뜸기둥의 불기운에 쉽게 타 들어가버려서 실용성이 없었다.

다음에는 뜸기둥의 불기운에도 견딜 수 있도록 쇠를 깎아 받침대를 만들어보았다. 그러나 이 받침대도 사용해본 결과 낙제점이었다. 뜸기둥에 불기운이 번져가면서 받침대인 쇠가 쉽게 달구어져 더 고통스러웠던 것이다.

이런저런 궁리끝에 다음에는 찰흙으로 링 받침대를 만들었다. 아이들이 찰흙으로 공작을 하는 것을 보고 떠올린 방법이었다. 하지만 이 또한 몇 번 써보니 받침대가 뜸기둥의 불기운을 견디지 못해 갈라져버리는 것이었다.

이렇게 받침대 실험을 하면서 그는 나름대로 마음 고생을 많이 했다. 아버지가 쓸데없는 일에 신경을 쓴다며 그가 애써 만들어낸 받침대를 자식들이 몰래 내다 버리는 것이었다. 자식들이 버리면 또 만들어보고, 또 자식들 눈에 띄지 않게 이리저리 감추어가면서 그는 받침대 연구를 계속했다.

그렇게 받침대 만드는 일에 정신을 쏟은 지 7년쯤 흐른 뒤였다. 하루는 친구 집에 놀러갔는데, 그 부인이 마침 때가 봄철이라 쑥국을 끓여 내온 것이었다. 쑥국을 보니 쑥이파리에 콩가루가 묻혀져 있었다.

한 가지에 관심을 쏟으면 생각은 꼬리를 물고 계속 그쪽을 향해 발달해가는 법. 심옹은 쑥국을 먹으면서 무릎을 탁 쳤다. 어릴 적 자신의 어머니도 쑥국을 끓일 때 고소한 맛이 더 나게 하려고 쑥잎에 콩가루를 묻혔던 기억이 떠올랐다.

'쑥에 콩가루라……' 무엇이 좋아도 좋았기에 쑥이파리에 콩가루를 묻혔겠다 싶은 생각은 쑥뜸 받침대를 콩가루로 만들면 쑥의 성분뿐만 아니라 콩가루 성분까지 흡수할 수 있으니 일석이조겠다라는 생각으로 발전했다.

콩은 밭에서 나는 쇠고기라고 부를 정도로 단백질 함유량이 많은 식품이고, 또 다양한 필수 아미노산도 갖고 있어 먹으면 인체 내에 들어 있는 각종 물질을 대사시키는 데 더없이 좋다.

집으로 돌아온 심옹은 당장 콩가루를 구해다가 받침대를 만들었다. 하지만 콩가루로만 반죽을 하니 잘 뭉쳐지지 않는 것이었다. 그래서 콩가루로 뜸받침대를 만들어 내는 실험을 시작했다.

밀가루를 조금 섞어보기도 하고, 많이 섞어보기도 하고…… 수십 차례의 시도 끝에 그가 내린 결론은 콩가루 70퍼센트와 밀가루 30퍼센트를 섞은 받침대가 가장 좋다는 것이었다.

이 비율로 만든 링 받침대는 한 개를 가지고 1년을 써도 될 정도로 쉽게 갈라지지 않았다. 물론 뜸쑥의 불기운에도 잘 견뎌주었다. 더욱 놀라운 것은 이 받침대로 뜸을 떠보니 다른 것을 사용했을 때보다 치료 효과가 눈에 띄게 좋아졌다는 것이다.

이것은 결국 링 받침대가 단순히 받침대 자체로서의 역할만 한 것이 아니라 체내로 흡수되는 쑥 연기와 진액 속에 콩가루의 성분, 즉 몸에 이로운 필수 아미노산이나 단백질, 식물성 지방이 함께 섞여져 들어간다는 증거였다.

그 이후 심옹은 타계하기 전까지 뜸쑥뿐만 아니라 콩의 유효 성분을 몸속으로 흡수시킬 수 있는 콩가루 받침대를 고집스럽게 사용했다. 물론 심옹이 만들어놓은 뜸 받침대를 "쓸데없는 일 하신다"며 갖다 버리던 아들과 며느리도 나중에는 뜸 받침대 만드는 일을 스스로 자원해서 할 정도가 되었다.

뜸 뜰 때 생기는 노란 진액이 뜸 효능의 열쇠

심옹은 체험 건강론자였다. 30여 년 전 그는 중풍에 걸려 병원에 입원했었다. 병원에서 수술을 하자고 권했지만, 한의학에 관심이 많았던 그는 제대로 말도 할 수 없는 처지였음에도 불구하고 가족들에게 빨리 퇴원시켜달라고 간청을 했다.

어쩌면 자신이 알고 있는 한의학 지식으로도 자신의 병을 고칠 수 있겠다는 생각이 들어서였다. 집으로 돌아온 그는 반신불수의 몸이었지만 자신의 몸에 직접 뜸을 놓았다. "3천 장 뜸을 뜨면 모든 질병을 고칠 수 있다"는 한 침구서의 구절을 간절하게 믿었던 까닭이다.

그는 쑥뜸을 스스로 뜬 지 3년 만에 마비 증세가 풀리면서 거동을 할 수 있었다. 자신이 뜸으로 효험을 본 마당에 그는 이 뜸을 많은 사람들에게 알려주고 싶었다. 하지만 남에게 알려주기에 앞서 어떻게 뜸이 이렇게 놀라운 효과를 낼 수 있는지 그 비밀의 열쇠를 먼저 푸는 것이 순서였다.

쑥뜸의 효능을 알아내기 위해 나름대로 백방의 노력을 기울였던 심옹은 어느 날 뜸을 뜨고 난 후 혈자리에 맺힌 노란 진액을 물에 타 먹어보았다. 어떻게 해서 반신불수의 몸이었던 자신을 쑥뜸으로 일으켜 세울 수 있었는지 궁금했기 때문이다.

노란 진액을 타 먹어본 심옹은 속이 편해지면서 눈이 맑아지는 것을 느낄 수 있었다. 오랜 동안 뜸에 관심을 가졌던 그인지라 그 노란 진액이 어떤 작용을 하는지 짐작하는 일은 어렵지 않았다.

심옹은 쑥을 태우면서 나오는 노란 진액이 혈자리의 표피(땀구멍 등)를 통해 몸속으로 들어가 염증을 억제하고 노폐물을 산화시켜 병 치료 효과를 낸다는 생각이 들었다.

이런 원리를 깨달았지만 막상 노란 진액을 혈자리를 통해 어떻게 하면 많이 집어넣는가 고민이 되었다. 뜸기둥을 혈자리에 직접 올려놓고 각 혈자리마다 3천 장씩 뜬다는 것은 너무 어려운데다 뜨거운 불기운을 그만큼 참아낼 사람이 세상에 많지 않았기 때문이다.

그래서 한꺼번에 많은 장의 뜸을 뜰 수 있으면 좋겠다는 생각을 하게 됐다. 자신이 직접 병을 고쳐 많은 사람들에게 뜸이 몸에 좋은 것이라고 권유해도 대부분의 사람들이 "그 뜨거운 뜸을 어찌 참아내우!"라며 고개를 절레절레 흔드는 것을 수십 차례 경험했기 때문이다.

그는 한꺼번에 많은 장 수의 뜸을 뜨려면 마늘이나 생강을 올려놓는 간접구 방식이어야 하는데, 간접구를 뜨다 보면 진액을 몸속으로 넣을 수 없으므로 고민이 생겼다. 고민 끝에 앞에서 언급한 것처럼 도넛 모양의 받침대를 생각하게 된 것이다.

받침대의 크기를 지금처럼 만들기까지 그는 수십 차례 실패에 실패를 거듭했다. 뜸의 장 수를 더 많이 하려고 받침대를 크게 했더니 뜸을 뜨는 도중 약쑥이 쏟아져 내려 화상을 입기도 했다. 반대로 받침대를 지금보다 작게 했더니 쑥뜸 진액이 제대로 피부로 내려오지 못하는 것이었다.

그런 실패 끝에 심옹은 마침내 겉지름 5센티미터, 속지름 2.5센티미터, 두께 1

~1.5센티미터의 링 받침대를 만들어냈다. 이 받침대 위에 올라가는 뜸기둥은 일반 직접구 100장에 해당하는 크기이다.

즉 심주섭식 뜸으로 1장을 뜸을 뜨면 한 번에 100장의 뜸을 뜨는 효과를 거둘 수 있다는 이야기이다. 이와 관련 심웅은 오랜 경험으로 보아 연기로 태워 사라지는 것을 감안하면 적어도 30장 정도의 효능은 있을 것이라고 이야기한다.

배꼽은 생명의 원천이다

심웅이 주로 치료점으로 이용하는 혈자리는 배꼽, 명치 밑, 단전 세 부위이다. 심웅은 배꼽에 특히 관심을 기울였다. 현대 의학에서는 배꼽을 태아가 자궁 속에서 자랄 때 어머니로부터 영양분과 산소를 공급받고 노폐물을 배출해내는 탯줄이 연결된 자리로만 생각한다. 태어난 이후에는 쓸모 없는 태아의 유물로 치부해버리지만 그는 생각을 달리했다.

생전에 그의 집에 찾아가면 당뇨병 환자든, 고혈압 환자든, 심장병 환자든, 부인병 환자든 그 누구를 막론하고 이 세 개의 혈자리를 계속해서 뜸을 떠야 했다. 이런 까닭에 사람들은 "할아버지는 무조건 배만 뜸을 뜬다"며 엉터리라고 우스갯소리를 건네기도 했다.

30여 년 이상 뜸에 대해 연구를 해온 그이므로 각 질환에 따라 뜸 뜨는 혈자리를 모르는 바가 아니지만 무조건 이들 부위만 뜸을 뜨는 데는 나름대로 확고한 신념이 있어서이다.

심웅에 따르면 사람에게 병이 생기는 가장 큰 원인은 오장육부, 즉 오장인 간장, 심장, 비장, 폐, 신장과 육부인 위, 대장, 소장, 방광, 담, 삼초의 이상 때문이라고 한다. 따라서 이들 장기의 대부분이 몰려 있는 배 주위의 3개 요혈, 즉 배꼽과 명치 아랫부분, 단전 부분만 열심히 뜸질을 해주어도 웬만한 질병은 고칠 수 있다는 것이다.

실제 이들 부위는 경맥상으로는 임맥에 해당된다. 혈자리 이름은 신궐, 중완, 관원 등이다. 임맥은 기경팔맥 중의 하나로 독맥과 더불어 인체의 정중앙을 흐르는 경맥이다. 독맥은 인체의 뒤를 관장하는 경맥인데 반해 임맥은 인체의 앞면을 관장한다.

임맥은 앞서 말했듯 목, 가슴, 배 등의 인체 앞면의 정중앙선을 흐르는 경맥으로 몸 전체의 음경을 전부 담당하고 있어 음경의 바다라고 할 수 있다.

임맥은 또 항문과 성기 사이에 자리 잡고 있는 회음부에서 시작하여 음모가 난 부위로 올라가 뱃속을 따라 관원형을 거친 다음, 인후까지 올라가 턱 아래를 지나 눈 속으로 기혈이 흐르고 있다.

이 경맥은 원래 여성의 임신과 밀접한 관련이 있는데, 부인병 치료에 특히 좋다. 또 남성에게 많이 나타나는 내결 증세, 즉 아랫배가 단단하게 굳는 증세를 치료하는 데도 중요한 경맥이다.

기미 빼주는 할아버지로 유명했다

몇 년의 각고 끝에 자신만의 뜸 비밀을 알아낸 심옹은 뜸 치료를 해주면서 별명을 하나 얻었다. 기미 때문에 고민하는 여성들로부터 '기미 빼주는 할아버지'로 통하게 된 것이다.

뜸 요법 전문가가 난데없이 기미를 빼주는 미용 전문가 소리를 듣게 된 것이다. 이런 까닭에 그의 집에는 몸에 별다른 질병도 없는데 기미를 빼려고 찾아오는 여성들이 꽤 많았다.

얼굴, 특히 눈 밑에 거무스름한 반점처럼 까맣게 끼는 기미는 많은 여성들의 고민거리다. 진한 화장을 해도 거무스름한 기미를 완전히 가리기란 어려운 일이어서 화장을 할 때마다, 씻고 난 후 거울을 볼 때마다 속을 상하게 한다.

그런데 기미를 빼낼 수 있다니 천리 길도 마다하지 않고 달려올 사람이 어디 하나 둘이겠는가. 기미는 이미 의학적으로도 밝혀진 사실이지만 위장관의 기능과 연관이 깊다. 즉 위장이나 대장 등의 기능이 원활하지 않을 때는 체내의 독소를 몸 밖으로 제대로 배출해낼 수 없으므로 그 독소가 피부로 나타나는 현상이다.

따라서 심옹의 뜸법, 즉 신궐, 관원, 중완의 혈자리에 자극을 주는 뜸을 뜨고 나면 위장관 등 오장육부의 기능이 원활해져 몸속의 독소가 빠져나가므로 자연스럽게 기미가 벗겨지는 것이다. 심옹은 기미는 일주일 정도만 뜸을 뜨면 본인 스스로도 벗겨지는 것을 실감할 수 있을 정도라고 한다.

이밖에도 심옹식 뜸을 뜨고 나면, 피부가 촉촉해지고 뽀얗게 되는 것을 느낄 수 있다. 위장관의 기능이 원활해지면서 14경락의 기혈 흐름이 좋아지므로 신진대사가 잘될 것은 불 보듯 자명한 이치. 이런 이유로 피부가 윤기가 나고, 탄력이 생기면서 뽀얗게 바뀌어지는 것이다.

때문에 이런 뜸의 효과를 미처 알지 못하고 뜸을 뜨기 시작한 사람들은 어쩌다 만난 사람들에게서 인사를 받느라 바쁘다. "얼굴 좋아지셨네요."

특히 미용에 관심 많은 여성들이라면 "요즘 어떤 화장품을 바르길래 얼굴이 그렇게 좋아지느냐"고 비결을 물어오는 경우도 많다. 이렇듯 심옹의 뜸 요법으로 뜸을 떠보면 보건 건강뿐만 아니라 피부를 곱게 가꾸는 데도 큰 보탬이 된다.

오장육부가 튼튼하면 병이 없다

심옹은 모든 병은 오장육부에 이상이 생겼을 때 찾아온다고 생각한다. 물론 맞는 이야기이다. 하지만 현대의 눈부신 의학으로도 그 발병 원인을 찾아내지 못하는 질병이 허다한데 심옹의 이런 진단은 마치 '장님문고리 잡듯' 미덥지 않은 것도 사실이다.

이 부분에 대해서 심옹은 이렇게 말한다. "현대 의학으로도 고치지 못하는 병이 허다합니다. 열 명의 환자 중 다섯 명을 고쳐내면 명의 소리를 듣는 법인데, 오장육부를 잘 다스려 병을 고쳐내면 됐지, 무슨무슨 검사니 해가며 그렇잖아도 아픈 사람의 진을 뽑을 필요가 뭐가 있겠소."

사실 동양 의학이나 요즘 유행하는 자연 치유법 혹은 옛부터 전해 내려오는 민간 요법 모두 인간이 갖고 있는 항상성, 즉 인체의 일정한 부위의 기능을 항진시키거나 억제시키는 보사법을 사용, 자연 치유력을 높이자는 데 치료 목표를 두고 있다. 따라서 쑥뜸을 이용한 치료법도 뜸질을 통해 사람의 몸 전체에 흐르고 있는 14경락을 원활하게 통하게 하자는 데 그 목표가 있다. 오장육부를 튼튼히 하면 병이 생기지 않는다는 심옹의 말도 의미가 있는 이야기이다.

이런 까닭에 생전의 심옹은 오장육부가 몰려 있는 배를 중점적으로 뜸을 떴다. 물론 병에 따라 자신이 주 치료 혈자리로 삼고 있는 신궐, 관원, 중완 외에 다른 부위에 뜸을 뜨기도 한다.

음양의 원리로 다시 한 번 오장육부의 기능을 강조한다면 오장은 음이 지배하는 기관이다. 또 육부는 양이 지배하는 기관이다.

음양 사상은 오행과 더불어 동양학의 근본이다. 노자, 장자의 도가 사상이나 공자, 맹자의 유가 사상도 그 본질은 음양오행의 원리에서 벗어나지 못한다. 따라서 동양학의 토대에서 그 의술을 발전시킨 동양 의학 역시 모든 숙제를 음양오행의 원리 아래에서 풀어낸다. 즉 인간의 건강, 질병의 원인 및 치료 방법도 이 음양오행의 원리로 해결해낸다는 이야기이다.

음양이라는 말의 근원적인 뜻은 햇빛에서 비롯되었다. 햇빛을 받아 밝은 곳은 양이 되고, 햇빛을 등지고 있어 어두운 곳은 음이 된다. 햇빛이 빛나는 낮은 양의 세계로 밝고 따뜻하며 활동적이다. 반면 해가 없는 밤은 음의 세계로 어둡고 추우며 정적이다.

하늘과 땅을 음양으로 나누어 보면 하늘은 양의 가볍고 맑은 기운이 상승해 이루어진 것이며, 땅은 음의 무겁고 탁한 기운이 쌓여서 이루어진 것이라 한다. 또한 음양은 반드시 별개로 존재하는 것이 아니라 상대적인 세계이다. 즉 하늘이 있어야 땅이 있듯, 음양은 그 상대적인 실체가 있어야만 그 진가를 발휘한다. 이 세상에 남자만 있거나 여자만 있다면, 인류가 생명을 이어나갈 수 없듯 음이 있는 곳에는 양이 있어야 하는 양면성의 세계를 갖고 있다는 것이다.

사람이나 사물이나 자신의 실체를 유지하며 영속성을 갖기 위해서는 음양이 알맞게 조화를 이루어야 한다. 산봉우리에 올라가는 것은 내려오기 위한 또 하나의 행동이듯 세상사 이치는 상대적인 굴곡이 있기 마련이다.

풀과 나무가 봄에 싹을 내밀고 꽃을 피우고, 여름에 무성한 잎을 자랑하는 것은 가을에 열매를 맺기 위한 전초적인 행동이다. 봄 여름에 양적인 활동(싹을 틔우고, 꽃을 피우고, 잎을 무성하게 드리우는)을 왕성하게 했던 것은 가을의 음적인 활동(종족을 번식시키기 위한)을 하기 위한 것이다.

이것은 음양의 세계에서 어느 한쪽, 즉 양의 성장만 해가는 활동이 이루어지거나, 음의 열매를 맺고 거두는 활동만 일방적으로 이루어진다면 그 생명을 지속할 수 없다는 것을 알려주는 대목이다.

사람도 음양의 법칙에서 예외가 될 수 없다. 하루를 기준으로 사람의 생활을 살펴보면 낮은 양적인 활동이며, 밤은 휴식과 잠을 자는 음적인 활동이 된다. 따라서 사람들은 낮에는 일을 하고 밤에는 휴식과 수면을 취해 다음날의 활동을 준비하는 것이다. 요즘 인기를 끌고 있는 '아침형 인간'도 바로 이런 이치와 같다.

만일 밤에 잠을 자거나 휴식을 취하지 않고 계속해서 일을 한다고 생각해보자. 처음 며칠은 밤에 잠을 자지 않아도 견딜 수 있다. 그러나 이런 생활이 계속된다면 시간이 갈수록 인체의 음양 조화가 무너져 마침내 병이 나거나 목숨을 유지할 수 없게 된다.

따라서 음양이 적절히 조화를 이루어야 사람은 건강한 상태를 유지할 수 있다. 즉 음양은 서로 대립하면서도 서로 보완해가는 그런 역할을 해야 하는 것이다. 이와 관련 한의학의 원전이라 불리는 『황제내경』에서는 "항즉해(亢卽害)"라 하여, 음과 양의 기운 중 어느 한쪽이 비정상적으로 항진되어 있으면 해가 생긴다고 경고한다.

또 "음재내양지수야, 양재외음지사야(陰在內陽之守也, 陽在外陰之使也)"라는 말(음은 안에 있어 양이 지켜주고, 양은 밖에 있어 음이 부린다)로 음양이 서로 보완적인 조화를 이루고 있다고 적고 있다.

사람이 건강을 유지하는 비결은 의외로 쉽다. 음양의 조화를 깨트리지 않으면 쉽게 이루어낼 수 있는 것이다.

때문에 심웅이 오장육부가 건강하면 병을 얻지 않는다고 밝힌 것은 굉장히 큰 의미를 담은 음양의 이치를 꿰뚫은 표현임을 알게 된다. 음의 영역인 오장과 양의 영역인 육부가 원만하게 제 기능을 발휘한다면 어찌 병이 생길 수 있겠는가.

따라서 뜸을 떠서 음기가 이상 상태로 성하면 음기를 사(瀉, 제거)해주고, 음기가 허하면 보(補, 북돋워)해줄 필요가 있다. 양기 역시 이 뜸으로 보사(補瀉, 북돋고, 제거하고)를 하면 된다.

믿음을 갖고 꾸준히 떠야 한다

현대를 살아가는 사람들은 무엇이든 급한 것이 흠이다. 일도 빨리 해내야 하고, 돈도 빨리 많이 벌어야 한다. 이런 조급증 때문에 많은 사람들은 스트레스에 시달리고, 이로 인해 병이 생겨 고통을 받기도 한다.

하지만 이런 조급함이 자신의 몸에 해를 끼친다는 사실을 알면서도 어쩔 수 없이 서두르게 되는 것이 세상살이이다. 그러나 제아무리 바쁘더라도 가끔씩 세상 모든 것을 느긋하게 바라보는 여유를 가지는 것이 좋다. 몸이 아플 땐 '내 몸이 피곤하니까 쉬라고 신호를 보내는 것이구나'라고 여유롭게 생각하며 며칠 푹 쉰다면 웬만한 병은 훌훌 털어버릴 수 있다.

그러나 앞에서 말했듯 사람이니까 어쩔 수 없이 아픈 것에 매달리게 된다. '왜 아프지?' '전에는 이러지 않았는데……' '몹쓸 병에 걸린 것은 아닐까?' 걱정이 꼬리에 꼬리를 물고 이어진다. 그래서 병원엘 찾아가고, 좋다는 약도 먹어본다. 하지만 조급한 것이 흠인 요즘 사람들인지라 진득하게 매달리지 못한다. '약을 먹었는데도 낫지 않네……' '그 사람 치료법은 엉터리인가 봐?' 이런 생각을 해가며 다른 약, 다른 치료법에 매달리기 십상이다.

그러나 이렇게 매달리다 보면 공연한 의심과 걱정만 키워 가기 쉽다. 병을 고치는 데, 다시 말하면 인체가 병을 이겨내는 데 도움이 될 리 없다. 오히려 인체의 자연 치유력만 억제시켜 병을 물리치는 시간을 지체시킬 뿐만 아니라 자칫하면 병을 키워낼 수 있다.

오죽 하면 '마음이 병'이라는 말이 있을까. 낫는다는 믿음, 이겨낼 수 있다는 믿음을 간직하고 자신의 아픈 곳을 치료해나간다면 이미 병은 반쯤 정복된 셈이다. 생각하기에 따라 똑같은 일도 기쁨이 될 수 있고, 괴로운 고통거리가 될 수 있듯 마음만 잘 쓰면 건강도 걱정할 것이 못 된다.

몸이 아파 뜸 치료를 한다고 해보자. 뜸으로 치료를 하기 전에 '나을 수 있다' '물리칠 수 있다'는 강한 믿음을 가지는 것이 중요하다. 그렇게 하면 항상성을 유지하려는 인체의 방어기전도 병을 내몰고 건강을 되찾을 수 있도록 중무장하기 마련이다.

기도원 등지에서 기도를 하다가 갑자기 병이 나았다는 이야기를 우리는 심심찮게 듣는다. 이것도 결국 기도를 해서 병을 고쳤다기보다, 낫겠다는 강렬한 의지를 갖고 매달리니까 인체의 방어기전이 질병을 내몰았다고 해석을 해볼 수 있는 것이다.

뜸 치료도 마찬가지이다. 이 방법을 통해 낫겠다는 의지를 갖고 꾸준히 매달리다 보면 눈에 띄게 효과를 볼 수 있다. '뭐 이런 방법으로 병이 낫겠어?' '밑져야 본전이니까 한번 해보지……'라는 어중간한 생각을 갖고 있으면 외부적인 자극(뜸 요법)이 제아무리 인체의 항상성을 유지해주려고 해도 제대로 받아들일 수 없는 것이다. 그만한 환경적인 요인을 충족시켜주지 못한다는 이야기이다.

따라서 진득하게 치료를 해보겠다는 마음가짐을 가질 필요가 있다. 우리 겨레의 어머니인 웅녀가 사람이 되기 위해 삼칠일(21일) 동안 굴속에서 쑥과 마늘만 먹고 햇빛도 보지 않은 채로 근신 기원을 했던 그 마음가짐으로 뜸을 뜬다면, 어떤 병에든 큰 효험이 나타날 것이다.

하루에 꼭 3장씩 뜸을 뜨자

 심옹의 뜸 치료법은 주먹만 한 뜸기둥을 링 받침대 위에 올려놓고 온열 자극을 주는 것이다.

이 뜸을 신궐, 관원, 중완 세 개의 혈자리에 하루에 석 장씩 1주일 정도만 뜨면 건강한 사람은 적어도 한 달 이상 다른 병고에 시달리지 않는다. 또 기본혈과 더불어 등쪽의 대추와 장강에 뜸을 뜨면 더 효과가 빨라진다.

심옹의 뜸기둥은 일반 직접구의 100장에 해당되는 크기이며, 실제 인체에 미치는 효과는 30장 정도 된다. 따라서 실제 인체에 미치는 효능으로 따져 하루에 한 혈자리에 90장 정도의 뜸을 뜬 셈이 된다. 또 이를 1주일 동안 뜨게 되면 630장의 뜸을 뜬 결과가 된다.

뜸 한 장이 어른 한 사람의 힘과 맞먹는다 하니 1주일 동안 한 혈자리에 630명이나 되는 장정의 힘이 들어간 꼴이다. 이 숫자는 비록 한 혈자리에 3천 장을 뜨는 것과 비교할 바가 못 되지만 그만큼 몸속 14경락의 기능을 좋게 했으므로 몸 밖에서 들어오고, 또는 몸속에서 생겨난 나쁜 기운(외사外邪)에 대항할 수 있는 저항력이 생겨난 것이다.

때문에 이렇게 뜸을 뜨고 나면 그 저항력이 사라질 때까지 건강한 상태로 왕성하게 일상생활을 할 수 있다. 즉 매사에 활기가 넘치고, 쉬 피로를 느끼지 않으며, 피부도 윤택한 상태에서 하루하루를 보내게 되는 것이다.

이런 효과를 주는 뜸이므로 몸에 특별하게 이상이 없더라도 보건 강장을 도모한다는 차원에서 심옹식 뜸을 자주 떠볼 일이다. 일주일만 계속해 뜸을 뜨면 적어도 한 달은 건강하게 살아나갈 수 있다. 심주섭식 뜸을 뜨려면 방안 가득 연기가 들어차고, 집안에 쑥 냄새가 배기 때문에 힘들어 하는 사람들도 많다. 하지만 이런 번거로움을 참아낸다면, 몸이 날아갈 듯 가벼워지면서 건강하게 생활할 수 있다.

뜸기둥 한가운데 구멍을 뚫자

뜸기둥은 밑바닥이 평평하고 위쪽은 뾰쪽한 원추형으로 만든다. 이렇게 원추형으로 뜸기둥을 만들고 나면 젓가락이나 끝이 날카로운 작은 막대로 밑바닥 정중앙에서 뾰쪽한 윗부분을 향해 구멍을 뚫는 것을 잊지 말아야 한다. 즉 뜸기둥 한가운데를 관통하는 구멍을 뚫는 셈이다.

뜸기둥 중심에 이렇게 구멍을 뚫는 이유는 뜸쑥이 타 들어갈 때 나오는 연기가 그 구멍을 통해 혈자리의 표피를 향해 좀더 많이 내려가게 하기 위해서이다. 즉 뜸쑥이 타 들어가면서 그 구멍을 통해 대류 현상을 일으켜 연기가 그 속으로 속속 빨려 들어가게 되는 것이다.

이때 주의할 것이 있는데, 뜸기둥 중심을 관통한 구멍의 윗부분 즉 원추형 뜸기둥의 위쪽 꼭지점은 손끝으로 살짝 비벼 구멍을 막아주어야 한다는 것이다. 이렇게 윗부분을 막아주지 않으면 연기가 뜸기둥 위쪽의 구멍을 통해 공기 중으로 흩어져버리기 때문에 원하는 효과를 기대하기가 어렵다.

또 뜸쑥이 타 들어갈 때 뜸쑥이 올려져 있는 링 받침대를 위로 치켜들어 보면 벌겋게 불빛이 일어나는 것을 볼 수 있다. 이것은 다름 아닌 적외선이다. 적외선은 살균을 할 때 사용하는 붉은 빛으로 눈에 안질이 생겨 안과에 찾아가 본 사람이나, 귀에 이상이 생겨 이비인후과에 찾아가 본 사람이라면 한번쯤 적외선 불빛으로 아픈 부위를 5분 가량 쪼여본 경험이 있을 것이다.

따라서 병원에서 사용하는 이들 적외선이 인공으로 만들어내는 불빛이라면, 뜸쑥을 태울 때 나오는 적외선은 전혀 인공을 가하지 않은 것이므로 몸에 좋은 영향을 미칠 것임은 불 보듯 뻔한 것이다.

원적외선을 이용한 다양한 보건 기구보다 훨씬 저렴하면서도 직접적인 치료 효과도 우수한 쑥뜸 치료법을 이제부터라도 많은 이들이 자신의 건강 증진을 위해 활용해보기를 권한다.

심주섭 할아버지는 누구인가

심옹은 충청북도 음성 출신이다. 소학교를 4학년까지 다니다 그만둔 것이 학력의 전부인 그는 열일곱 살에 청주의 락가비 양조장에 들어가 양조 기술을 배웠다. 그 당시 일본 사람들의 말로는 사케라고 불리는 청주를 빚는 양조장이었다.

어렸을 때부터 눈썰미가 좋고, 손재주가 있어 한 번 본 것이면 어떤 것이든 그대로 만들어내 어른들의 칭찬을 받았던 그는 이곳에서도 금세 능력을 인정 받았다. 똑같은 양의 쌀을 써도 그가 빚는 술은 다른 사람보다 양이 많이 나올 뿐 아니라, 술맛도 좋았기 때문이다.

그의 술 빚는 기술은 여러 곳에 이름을 떨쳤다. 그의 술빚는 능력을 알아내기 위해 덩치 큰 양조업자들이 서로 모셔가기 경쟁을 벌였을 정도였다.

한번은 우리나라 최고의 양조 기술자라는 사람과 실력을 겨룬 적도 있다. 주정 원료 한 말로 소주 세 되를 뽑는다고 그 앞에서 으스대던 그 사람은 심옹이 그 원료로 소주 네 되를 뽑아내자 두 말 않고 자신이 졌다며 승복을 했다고 한다.

그러던 그가 30년 전 중풍에 걸린 것이다. 좋다는 약 다 써보고, 좋다는 치료 다 해봤지만 별무소용이었다. 반신불수의 몸으로 자리를 깔고 있던 그는 "중풍에는 쑥뜸이 좋다"는 말을 우연히 듣게 된 후 쑥뜸에 관한 각종 책자를 들춰가며 뜸을 뜨기 시작했다.

그렇게 3년 동안 쑥뜸을 뜬 그는 놀랍게도 정상의 몸으로 돌아올 수 있었다. 쑥뜸의 효험을 본 것이다. 자신이 낫고 나자 그는 아픈 사람들을 만나면 "쑥뜸을 떠보라"고 권했다. 하지만 대부분의 사람들은 좋은 줄 알지만 그 뜨거운 고통을 어찌 참아내느냐며 대부분 고개를 흔들었다. 그런 말을 되풀이 해서 듣자, 그는 슬며시 오기가 생겼다. 그렇다면 '뜨겁지 않게 뜸을 뜨면서도 효험은 똑같이 볼 수 있는 방법'을 찾자. 그의 이런 생각은 끈질긴 노력 끝에 근 10년 만에 결실을 보게 되었다. 지금 그가 많은 사람들에게 시술하고 있는 뜨겁지 않은 쑥뜸법을 고안해낸 것이다.

이렇게 고안해낸 쑥뜸법은 1995년 『심주섭 할아버지의 뜨겁지 않은 쑥뜸 치료법』으로 세상에 알려져 유용한 민간 치료법으로 선풍을 일으켰다. 그가 개발해낸 쑥뜸 치료법을 원용한 다양한 기구들이 현재 서울 경동 시장이나 종로 3가 등지의 건강 보조 기구 판매점에서 절찬리에 시판되고 있다. 그 후 심옹의 치료법은 일본 동경에 있는 '일심 병원'에서 임상 치료에 사용되고 있고, 국내 한의사들 중에서도 다이어트나 보건요법으로 심옹의 쑥뜸 요법을 임상에서 활용하고 있다.

심옹은 2003년 2월 88세를 일기로 세상을 떴지만 지금도 그의 치료법은 많은 이들로부터 사랑받는 보건 치료법으로 이용되고 있다.

TIP

대를 이어 쑥뜸 요법 연구, 보급에 앞장서는 심재천 쑥뜸연구원장의 '쑥뜸 효과 내는 비법'

경기도 하남시에 위치한 심주섭 쑥뜸연구원은 날마다 암, 당뇨, 중풍 등의 중증 질환으로 고통받는 사람들이 치료법을 배우기 위해 줄을 잇는다. 이곳에서 알려준 '뜨겁지 않은 링 쑥뜸 요법'으로 "암을 고쳤다", "중풍을 치료했다"는 등의 입소문을 듣고 찾아오는 까닭이다.

"링 쑥뜸 요법은 7년 전 돌아가신 선친 심주섭 옹께서 30여 년 전 당신의 중풍을 치료하다가 개발한 요법입니다. 뜸이 질병 치료에 좋다는 것을 알고 있었지만 살갗을 태우는 고통 때문에 도저히 뜰 수가 없어서 몇 년에 걸친 실험 끝에 뜨겁지 않게 뜸을 뜨는 링 쑥뜸법을 창안해 내신 것이죠. 당신의 병을 낫고 난 후로는 주변에 질병으로 고통 받는 사람들에게 한 명 두 명 뜸을 떠주었다가 질병이 말끔하게 낫는 등의 효험이 계속 나타나서 그 요법을 여러 사람에게 알리기 시작한 것이죠. 요즘은 제가 뜸 뜨는 방법을 알려주는 일을 잇고 있습니다."

링 쑥뜸법을 창안한 심주섭 옹의 차남인 심재천 씨(51세, 경기도 하남시)는 쑥뜸 연구원에 찾아온 환자들에게 선친 심옹이 창안해 낸 치료법을 토대로 뜸 뜨는 자리를 알려주고, 자신이 직접 재배한 링 쑥뜸용 질 좋은 약쑥과 쑥뜸 기구인 링과 나무절구를 보급 소개하는 일에 신명을 바치고 있다.

그 스스로도 계속해서 쑥뜸 링 치료법의 효과에 놀랄 때가 참으로 많다. 말기암 환자들이 쑥뜸 링 치료법을 병행하면서, 고통스러워하는 구토, 설사 등의 부작용 증상을 겪지 않는 것도 수없이 목격했고, 관절 연골이 끊어져서 치료가 안 되던 사람이 무릎에 뜸을 떠서 연골이 되살아나는 것도 보았다. 이 뿐만이 아니다. 암 환자들이 항암치료에 들어갈 때 가장 신경 쓰는 백혈구 수치도 뜸을 뜨고 나면 면역력이 높아져 정상치 이상으로 올라가 만족스럽게 치료를 하는 것도 수없이 지켜보았다. 목과 허리 디스크로 고생하는 사람들도 그가 알려준 경혈에 짧게는 2~3개월, 길게는 1년 정도 뜸을 뜨고 난 후에 나았다며 "고맙다"는 감사의 인사도 자주 받는다.

| 경락을 통하게 해 질병을 고쳐내는 뜸 요법 |

"뜸 치료법은 우리 몸속에 있는 360개의 경혈(經穴)을 선택적으로 자극하는 것이 특징이죠. 이곳에 자극을 주어 경락과 장부를 흐르는 기의 불균형을 균형 있게 조절해주는 데 목적이 있죠. 또 경락 상호간에 부조화되어 있는 부분을 서로 협조하게 만들어줌으로써 기혈의 운행을 순조롭게 해줍니다. 심주섭 식 링 쑥뜸은 오장 육부를 관장하는 복부와 양기를 관장하는 등쪽의 경혈을 자극하는 것이 특징입니다. 오장육부가 건강하면 병에 걸릴 이유가 하나도 없는 것이지요. 그래서 복부에 있는 신궐, 관원, 중완 이렇게 3개의 기본 혈에 날마다 뜸을 떠주면 최상의 컨디션을 유지할 수 있습니다. 전문가들도 몸이 약한 사람은 체온을 자신의 현재 온도 보다 1도만 높여주면 면역력이 강화되어 훨씬 더 건강한 생활을 해나간다고 말하죠. 체온을 올려주는 방법은 쑥뜸이 가장 손쉬운 요법이라고 할 수 있습니다."
쑥뜸 연구가 심재천씨는 링 쑥뜸은 무엇보다 복부에 있는 신궐, 관원, 중완의 3개혈에 꾸준히 뜸을 뜨는 것이 비법이라고 강조한다. 나아가 이들 3개의 경혈 외에 질병에 따라 효과를 주는 경혈에 꾸준히 뜸을 떠주면 질병의 고통에서 벗어날 수 있다고 말한다.

| 쑥뜸의 9가지 약리 작용 |

"뜸을 뜨면 기혈을 쉽게 움직일 수 있게 해주며, 양기를 북돋워주고, 병을 미리 예방하는 효능이 있습니다. 이런 효능 말고도 얻을 수 있는 것은 많죠. 일반적으로 알려진 쑥뜸의 여섯 가지 약리 작용(억제 작용, 흥분 작용, 유도 작용, 반사 작용, 면역 작용, 증혈 작용) 외에 제가 십수 년 동안 많은 환자들을 지켜보면서 얻어낸 것은 3가지 효과가 더 있다는 것입니다."
그가 그동안 여러 환자들에게 링 쑥뜸요법을 보급하면서 찾아낸 쑥뜸의 또 다른 효과는 이런 것이다. 첫째 쑥뜸을 뜨고 나면 진통효과가 생긴다는 것이다. 둘째, 환자들 특히 암 등의 중증환자들의 식욕이 증진된다는 것이다. 마지막으로는 쑥뜸이 타들어가면서 몸에 전해지는 따뜻한 온기와 쑥 연기가 심리적인 안정감을 준다는 것이다.
"환자들에게 심리적인 안정은 정말 중요한 것이지요. 마음이 편안해지면, 병을 고칠 수 있다는 자신감이 절로 들게 되는 것은 너무나 당연한 일입니다. 이런 환자들이 쑥뜸을 뜨면서 통증을 없애고, 식욕이 살아나고, 마음까지 편해지니 병을 물리치는데 도움이 되지 않을 수가 없는 것이지요."
심재천 원장은 지금도 다양한 쑥뜸 치료법을 연구하느라 매일 분주하다. 찾아오는 환자들의 특성에 맞춰 뜸을 뜨는 부위를 알려주고, 뜸을 효과적으로 뜨는 방법에 대해 설명을 하느라 하루가 짧다.

| 나무절구와 콩가루 링받침대 비밀 |

시중에는 심주섭식 링쑥뜸법이 소개된 후 이를 흉내낸 다양한 왕 쑥뜸 기구가 판매되고 있다. 도기나 플라스틱, 황토 등 다양한 링받침대와 절구 등이 시중에 선보이고 있다.

하지만 이런 기구들은 심주섭옹이 30년 전 임상 실험을 통해 치료 효과가 지금 보급하는 콩가루 받침대와 나무절구에 비해 떨어진다는 것을 알게 된 것들이다.

"도자기 링받침대나 다른 실리콘 등의 링받침대는 뜸봉이 타들어갈 때 전달되는 열기가 뜨거워져 치료혈과 그 언저리까지 함께 자극하게 되어 효과가 반감됩니다. 또 나무절구가 아닌 도자기나 플라스틱 절구에 뜸봉을 뭉치게 되면 뜸봉의 경도가 강해져 뜸을 뜰 때 치료혈에 너무 강한 열기를 전달해 데일 염려가 있고, 환자의 몸 상태에 따른 보사법을 적절히 활용할 수 없어서 나무절구에 뜸봉을 뭉치는 것 보다 효과가 훨씬 떨어집니다. 선친께서 콩가루 받침대를 개발하고, 약용에 좋은 물푸레나무와 박달나무로 나무절구를 만든 것은 그만큼 치료 노하우가 숨겨져 있는 것이지요."

따라서 그는 링 쑥뜸의 치료 효과를 높이려면 꼭 콩가루 받침대와 나무절구를 이용해 뜸을 뜨는 것이 좋다고 강조한다.

| 뜸봉 강도에 숨겨진 치료 비법 |

심재천 원장은 환자의 몸 상태에 따라 뜸봉을 뭉칠 때 강도를 다르게 하는 것이 좋다고 강조한다.

"신경통, 요통 등의 통증을 치료할 때는 뜸봉을 단단하게 뭉치는 것이 좋고, 장기간 치료를 해야 하는 암환자나 부인병 환자는 보통 강도로, 몸이 매우 허약한 사람은 아주 약한 강도로 뭉쳐서 뜸을 드는 것이 좋습니다. 허약한 사람에게 강도가 센 뜸봉으로 뜸을 떠주면 몸 상태가 더 나빠질 수 있으므로 주의해야 하죠."

심 원장은 쑥뜸 치료는 마라톤을 뛰는 것과 같다고 생각한다. 처음부터 욕심을 내면 42.195킬로미터에 이르는 마라톤 경기에서 완주를 할 수 없듯, 완급을 조절해 장기간에 걸쳐 치료 계획을 세워서 뜸을 뜨는 것이 좋다고 권한다.

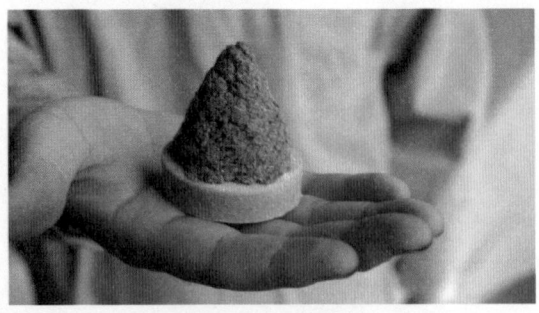

| 쑥 연기를 제거하는 노하우 |
쑥뜸이 치료 효과가 좋다는 것을 알면서도 쉽게 쑥뜸 치료를 하지 못하는 이유는 연기 때문이다. 특히 심주섭식 쑥뜸은 뜸봉이 커서 연기가 엄청나다.
"쑥뜸 연기가 몸에 해로운 것이 아니냐고 묻는 분들이 많습니다. 과학적으로 분석해 본 것은 아니지만 쑥뜸 연기와 담배 연기는 차원이 다릅니다. 선친께서도 20년 동안 쑥뜸을 뜨면서 수없이 많은 쑥뜸 연기를 맡았고, 저 역시 쑥뜸 연기를 매일 마시고 있습니다. 그런데도 몸에 이상이 나타난 적은 없습니다. 선친은 쑥뜸 연기를 쐬고, 노안이 사라져 돋보기 없이도 신문을 읽으셨고, 저 역시 쑥뜸 연기를 마시는 것으로도 건강하게 생활을 하고 있습니다."
심 원장은 다만 쑥뜸 연기가 기관지나 폐 등에 질환이 있어서 쑥뜸 연기가 걱정되는 환자는 쑥뜸을 뜰 때 마스크를 쓰고 뜨면 되고, 쑥뜸 연기를 제거하기 위해서 창문에 환풍기를 달거나, 공기 청정기를 실내에 가동하면 도움이 된다고 이야기한다.

| 남자는 기해, 여자는 전중을 더 떠라 |
심주섭식 링쑥뜸의 기본 치료 3혈은 신궐과 관원, 중완이다. 이들 3개혈을 매일 뜸을 떠주는 것만으로도 건강한 생활을 이어갈 수 있다. 여기에 남자는 단전을 강화시키는 기해, 여자는 울화를 풀어주는 전중혈을 더 자극해 주면 훨씬 컨디션이 좋아진다는 것이 심재천 원장이 20여년 가까운 임상 경험으로 터득한 것이다.
"남자들의 경우, 간에 부담을 주기 쉽습니다. 남자들에게는 기해를 더 떠보라고 권합니다. 기해 혈은 배꼽 아래에 있는 혈자리로 비뇨 생식기 질환이나 신경 쇠약, 발육 부진, 남성 스태미너 강화에 도움을 주는 곳입니다. 그동안 제가 경험해 본 바로 기해는 간 피로를 풀어주고, 기능을 강화시키는데도 도움을 줍니다. 그래서 남자분들께는 이 혈을 자극하라고 권하지요.
여자들의 경우, 의외로 울화병이 많습니다. 참고 살다 보니 억눌린 마음이 나중에 병이 되는 것이지요. 그래서 전중에 자극을 하면 좋죠. 전중은 젖꼭지를 기준으로 우리 몸 정중앙에 있는 혈로 원래는 늑막염, 유방통, 천식, 심계항진 등의 치료 혈자리입니다."
심주섭식 쑥뜸 링 치료법이 세상에 알려진 지 16년, 이제는 찜질방이나 요양원, 한의원 등에서도 링쑥뜸을 뜨는 곳이 참 많다. 심재천 원장은 앞으로 선친이 개발한 쑥뜸 치료법을 더 연구 개발해 많은 사람들이 좀 더 손쉽게, 더 큰 효과를 볼 수 있도록 하는 쑥뜸 교육 및 보급을 하는 일에 앞장설 계획이다.

TIP

직접구뜸은 어떻게 뜨는가

뜸은 약쑥잎을 솜처럼 뭉친 다음, 그 솜을 몸의 일정한 부위에 올려놓고 오랜 시간 온열 자극을 해주는 치료법이다. 따라서 뜸 치료를 위해서는 약쑥을 먼저 준비해두는 것이 순서이다.

| 뜸기둥의 크기 |

혈자리를 덮을 수 있는 정도, 뜸봉의 밑바닥 너비 약 3푼(0.9센티미터), 길이는 3푼 정도로 작게 만든다.

뜸봉이 이보다 작으면 경혈을 뜨겁게 하지 못하며 경맥에 자극을 주지 못하므로 불기운이 통하지 않아서 병을 치료할 수 없다. 몸이 튼튼한 사람에게는 뜸봉을 약간 더 크게 할 수 있으며, 어린이에게는 밀알만 하게 하거나 또는 참새 혀만 하게 할 수 있다.

이처럼 뜸기둥은 사람에 따라, 상황에 따라 크기를 조절할 수 있다. 따라서 체격이 큰 사람이나, 병의 심한 정도, 뜸을 뜨는 부위에 따라 뜸기둥의 크기는 얼마든지 다르게 해도 된다. 예를 들면 머리와 사지의 끝은 뜸기둥을 작게 하고, 가슴과 배쪽은 좀 크게 한다. 또 아이는 작게 하고, 어른은 크게 한다.

| 불 붙이기 |

적당한 크기로 만든 뜸기둥은 뜸 자극을 주고자 하는 경혈 위에 세워놓고 무명실이나 향에 불을 붙여 뜸기둥에 불을 당긴다. 물론 성냥불이나 라이터를 이용해 불을 붙이면 간편하긴 하지만 너무 센불이라 뜸의 효과를 반감시킬 수 있다.

| 뜸기둥의 수량 |

뜸기둥 하나가 발휘하는 힘이 장정, 즉 어른 한 명이 내는 힘과 같다 하여 뜸기둥 하나의 단위를 장이라고 부른다. 『동의보감』에도 뜸을 뜨는 횟수, 즉 장 수에 대해 "머리에는 7장에서 49장까지 뜬다. 구미혈과 거궐혈은 가슴에 있는 혈이기는 하나 뜸은 28장을 넘지 말아야 한다. 만일 많이 뜨면 심력이 약해진다. 만일 머리의 혈에 많이 뜨면 정신을 잃고, 팔다리의 혈에 많이 뜨면 혈맥이 마르고 팔다리가 가늘어지며 힘이 없어진다. 정신을 잃었던 데다가 몸까지 여위면 오래 살지 못한다"고 했다.

이는 치료 효과가 우수한 뜸이라고 해도 필요 이상으로 지나치게 많이 뜨거나, 환자의 상태도 살피지 않고 무조건 뜸을 뜨는 것은 좋지 못하다는 이야기로 뜸을 뜨는 사람들은 이런 내용을 반드시 마음에 담아두어야 한다.

작은 크기로 뜸기둥을 만들어서 뜸을 뜰 때 성인에게 필요한 장 수는 각 부위에 따라 다르다.

얼굴은 3장에서 7장 정도, 귀 부위는 2장에서 4장, 엉덩이 및 넓적다리는 5장에서 10장 정도이다.
등과 어깻죽지는 3장에서 10장 내외, 목은 2장에서 5장, 허리는 3장에서 7장, 손목 손가락은 3장에서 5장 정도이다. 따라서 이를 보면 부위에 따라 약간씩 다르지만 3장에서 5장 정도면 어느 부위에나 적당한 숫자가 될 수 있다는 것을 알 수 있다.
하지만 이것은 어디까지나 일반적인 기준일 뿐이므로 사람의 상태, 체질, 부위에 따라 뜸기둥의 장 수는 달라져야 한다.

| 뜸의 강도 |

병의 종류에 따라 뜸 자극을 달리하는데, 그 자극의 정도에 따라 강자극, 중자극, 약자극이라고 한다.
매우 심하게 아픈 배앓이나 냉증 등에는 중완, 관원, 폐수 등의 혈에 뜸기둥을 콩알 크기로 단단하게 만들어 하루에 10장 내지 15장씩 강자극을 한다.
또 폐결핵, 소화 불량, 양허증 등에는 중완, 기해, 관원 등의 혈에 역시 뜸기둥을 콩알만 한 크기로 약간 단단하게 뭉쳐 하루에 3장 내지 7장씩 약자극을 하면 좋다 한다.
저리고 감각이 없는 증상, 한쪽이 마비되는 증상 등에는 뜸기둥을 보리알 정도로 뭉쳐 하루에 3장에서 7장씩을 약자극으로 뜸을 떠주면 효과를 볼 수 있다고 한다.
따라서 뜸을 떠주는 시술자는 환자의 상태와 체격 정도, 체질에 따라 뜸의 크기, 자극의 정도를 달리 해주어야 할 것이다.

| 뜸의 음양오행 |

뜸을 뜰 때도 음양의 원리를 철저하게 이용해야 한다. 『동의보감』에 보면 "뜸을 뜰 때는 양의 혈을 먼저 뜨고, 다음에 음의 혈을 뜬다. 또 먼저 위를 뜨고 다음에 아래를 뜨며, 먼저 적게 뜨고 다음에 많이 뜬다"고 한다.

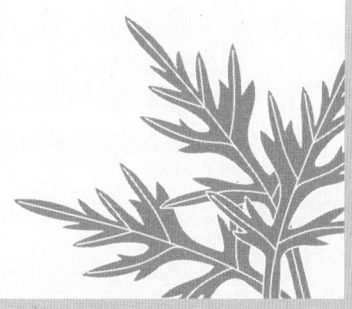

TiP

직접구와 간접구는 어떤 것인가

| 직접구 |
뜸기둥을 직접 혈자리 위에 놓고 태우기 때문에 화상으로 인해 상처를 입는다. 흔히 뜸하면 뜨겁다는 생각을 갖는 것은 직접구를 사용해 살갗에 화상을 입는 것을 보아왔기 때문이다. 『동의보감』에 따르면 "뜸을 뜬 다음 헐어서 고름이 나지 않으면 효과를 볼 수 없다"고 한다. 하지만 이런 직접구는 뜸을 뜬 자리가 완전히 낫더라도 상처를 남기기 때문에 신중을 기해야 한다.

| 간접구 |
뜸을 뜨려고 하는 혈자리에 마늘, 생강, 소금, 부자 등을 올려놓은 다음 뜸기둥을 놓고 뜸을 뜨는 방법으로 혈자리에 화상을 입히지 않고 뜸 치료 효과를 얻어내는 것이다.

생강뜸 | 몸이 저리고, 양기가 부족하고, 위장병, 냉증, 구토, 설사, 뼈마디가 쑤시고 아플 때 사용하는 간접구다. 신선한 생강을 두께가 0.5푼 정도, 너비가 약 5푼 정도로 얇게 썰어 바늘로 구멍을 몇 개 뚫어 뜸을 뜰 혈자리 위에 놓고 뜸을 뜨면 된다.

소금뜸 | 일반적으로 배꼽, 즉 신궐혈에 뜸을 뜰 때 사용하는 뜸으로 배꼽 움푹 들어간 곳에 소금을 채워놓고 그 위에 뜸기둥을 놓고 태우는 것을 말한다. 토사곽란으로 사지가 싸늘해지며 맥박이 가늘고 힘이 없을 때, 냉증을 치료할 때 사용하는 방법이다. 배꼽 이외의 부위에 뜸을 뜰 때는 두꺼운 종이를 직경과 높이가 1~1.5센티미터 정도 되게 원주를 만든 다음 그 속에 소금을 채워놓고, 그 윗면에 뜸기둥을 세운 뒤 뜸을 떠도 된다.

마늘뜸 | 폐결핵, 늑막염, 벌레 물린 데, 종기가 돋아날 때 사용하는 치료법이다. 마늘을 5푼 두께로 썬 다음 생강뜸에서와 마찬가지로 원하는 혈자리 위에 놓고 뜸을 뜨면 된다.

부자뜸 | 떡뜸이라고 하는데, 이는 특정한 약을 떡으로 만들어 혈자리에 놓은 다음 뜸을 뜨는 것이다. 부자뜸은 부스럼이 오래갈 때, 몸이 춥고, 쑤시고, 아플 때 사용하는 간접구다. 부자를 가루 내어 술이나 따뜻한 물로 반죽을 하여 두께가 1푼쯤 되게 만든 다음 바늘로 구멍을 내어 사용한다.

뜸대뜸 | 뜸대의 한쪽 끝에 불을 붙여 아픈 곳을 쪼여주는 방법도 있다. 이 방법은 혈자리에서 2, 3센티미터 정도 사이를 두고 살갗이 벌겋게 될 때까지 뜸대로 5~10분 정도 쪼여주는 것으로 어린이에게 사용하기 좋으며, 인체 어느 부위나 뜸을 뜰 수 있는 이점이 있다.

PART 03

증상별 효과 높은
쑥뜸 링 치료법

쑥뜸은 중풍, 부인병 등 질병에 탁월한 효과를 보인다. 암 등의 중한 질환도 뜸을 뜨면 병증으로 인한 심한 고통을 덜어낼 수 있다. 심주섭식 뜨겁지 않은 뜸은 하루 한 번 3장의 기본혈을 뜸 떠 인체의 자연 치유 능력을 향상시킬 수 있다. 또 치료를 목적으로 뜸을 뜰 때는 기본혈을 3~5일 이상 뜸을 뜬 다음, 날마다 기본혈을 3회 이상 뜸을 뜬 후 치료혈에 뜸을 떠야 한다.

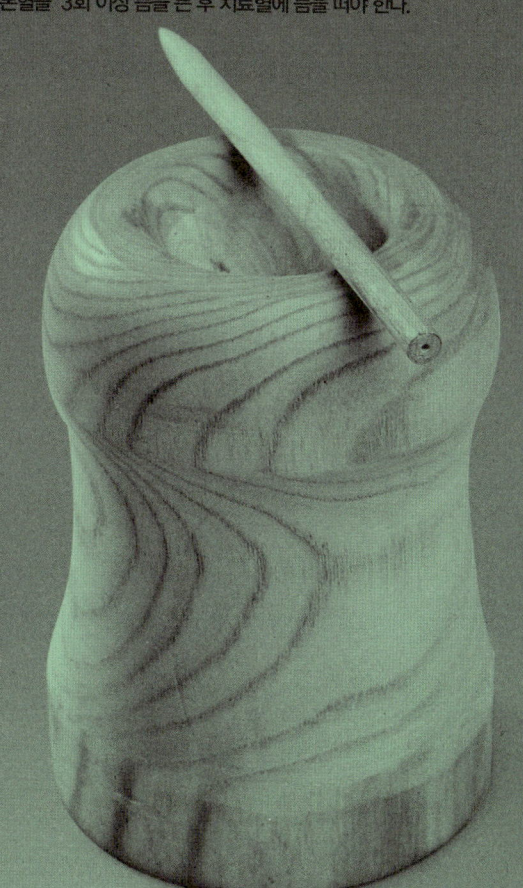

혈자리는 어떻게 잡는가?

혈자리를 제대로 잡기 위해서는 1치의 기준을 잘 정해야 한다. 경혈의 자리를 알려줄 때 1치와 푼이라는 단위를 사용하기 때문이다. 1치는 뜸 뜨는 사람의 체형을 살펴서 재도록 한다. 푼은 1치의 1/10의 수치다. 체형에 따라 경혈의 위치가 조금씩 다르다. 일반인들이 혈자리를 잡을 때는 환자의 손가락 마디를 기준으로 삼는 동신촌법(同身寸法)을 활용하는 게 가장 쉽다.

방법 1. 환자의 중지(가운뎃손가락)와 엄지 끝을 서로 맞붙게 한다. 이렇게 하면 둥근 원 모양이 만들어지면서 중지의 가운데 마디가 분명하게 돌출되는데, 이곳을 1치(성인 남성 2.5~3cm, 성인 여성 2~2.5cm)로 잡는다.

방법 2. 환자의 엄지손가락 가운데 마디의 가로 폭을 기준으로 삼아, 이 폭을 1치(성인 남성 2~2.3cm, 성인 여성 2cm)로 잡는다.

방법 3. 검지와 중지를 맞대어 가장 폭이 넓은 첫째마디 사이의 두 손가락 폭을 1.5치(성인 남성 4cm 내외, 성인 여성 3.5~3.8cm)로 삼는다.

방법 4. 환자의 엄지를 제외한 네 개의 손가락을 가지런하게 맞대어 가장 넓은 폭을 3치(성인 남성 8cm 내외, 성인 여성 7.5cm)로 삼는다.

방법 5. 환자의 검지를 똑바로 편 다음 첫째 마디와 둘째 마디를 합한 길이를 2치(성인 남성 5cm 내외, 성인 여성 4.5cm 내외)로 삼는다.

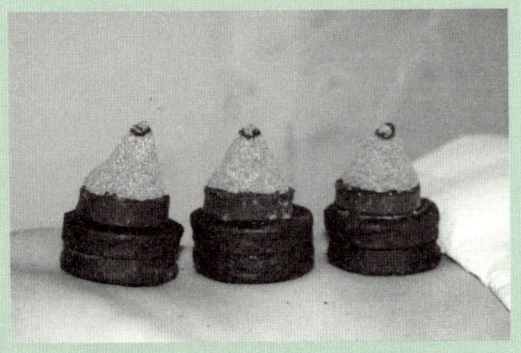

암 질환 01
위암

위암은 우리나라의 암질환 중 가장 흔한 질환에 속한다. 40대 장년층 및 노년층에서 주로 발생하지만 30대 이하의 젊은층에서도 발병 빈도가 점차 높아가는 추세라고 한다. 여성보다 남성이 2~3배 가량 발병률이 높다.

발병 원인은 식생활 습관과 밀접한 것으로 알려져 있다. 짜고 매운 자극적인 음식을 좋아하는 민족이나 사람들에게 발병 빈도가 높다. 위암의 초기 증상은 특이한 증상이 거의 없거나 아주 적어서 초기에 발견하기는 그렇게 쉽지 않다. 명치나 윗배가 거북하거나 가벼운 통증이 있고, 가스가 차고 헛배가 부른 것 같은 느낌을 갖는 경우가 많은데 이런 증상은 다른 위장 질환에서도 거의 공통적으로 나타나는 것들이다.

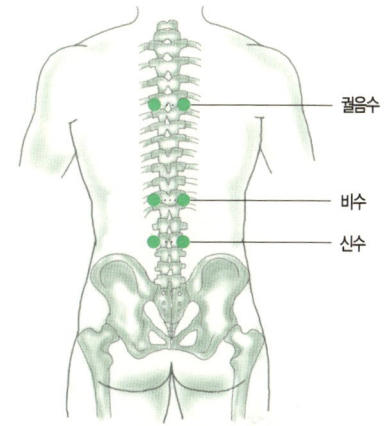

- 기본혈 신궐, 관원, 중완을 1일 석 장씩 3일 정도 뜸을 뜬 다음, 치료혈에 뜸을 뜬다.
- 치료혈에 뜸을 뜰 때도 반드시 기본혈을 1일 석 장씩 자극한 다음에 뜸을 떠야 한다.

뜸 뜨는 부위

치료혈
궐음수 | **위치** : 네번째 가슴등뼈에서 양쪽으로 1.5치 떨어진 곳
       효과 : 호흡기 질환, 심장 비대증, 기력 쇠약, 노이로제
비수 | **위치** : 열한번째 가슴등뼈에서 양쪽으로 1.5치 떨어진 곳
       효과 : 소화 불량, 위하수, 위궤양, 당뇨병
신수 | **위치** : 두번째 허리뼈에서 양쪽으로 1.5치 떨어진 곳
       효과 : 신장염, 당뇨병, 소화기 장애, 호흡기 장애, 생식기 장애, 월경 불순

＊기본혈과 더불어 치료혈을 1일 3~5장 씩 1백 일 이상 뜸을 뜬다.

뜸 뜨는 자세

기본혈을 뜸 뜰 때는 편하게 누워서, 궐음수, 비수, 신수혈을 뜸 뜰 때는 엎드려서 뜸을 떠야 한다. 족태양방광경에 속하는 궐음수는 인체의 기능이 약화되어 병이 깊어질 때 사용하는 혈자리로 피가 잘 돌지 않고 냉한 사람에게 효험이 있는 곳이다. 가슴이 답답하고 심장이 뛰는 증세가 일어날 때 이 혈을 조용히 누르고 비벼주면 마음이 진정되는 효과를 거둘 수 있다.

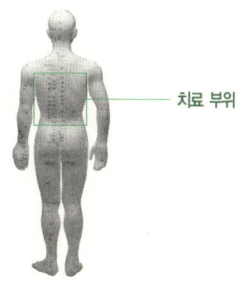

간암

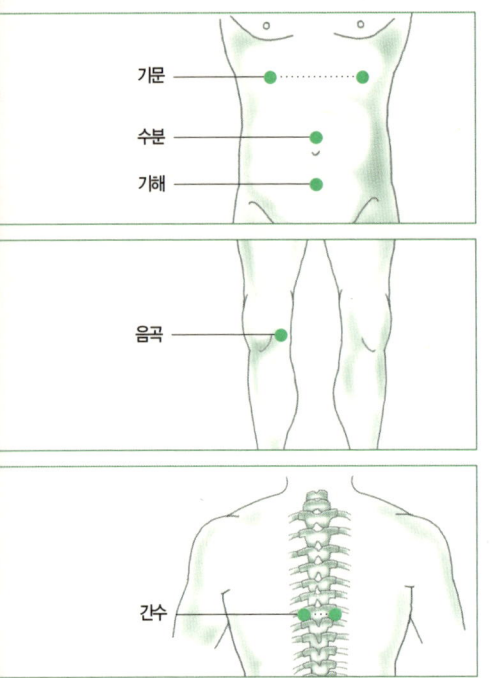

우리나라 남성에게 위암에 이어 두번째로 발병 빈도가 높은 것이 간암이다. 이 병은 간을 구성하는 조직으로부터 발생하는 원발성 간암과 간 이외의 신체 다른 부위에서 발생한 암세포가 혈관이나 임파관을 경유하거나 또는 직접적으로 간조직을 파고들어 생기는 전이성 간암으로 구분된다. 간암으로 사망한 환자를 부검한 결과를 보면 대부분이 괴사후성 간 경변증의 변화가 나타난다고 한다. 이것을 보면 만성 간질환이 간암을 유발시키는 주요한 원인이 된다는 것을 알 수 있다.

따라서 간염 등의 간 질환에 걸리지 않도록 평소 건강 관리에 주의를 기울여야 하며 간염 등 간 질환에 걸렸다 하더라도 조기에 치료를 해 간암으로 전이되지 않도록 해야 할 것이다.

뜸 뜨는 부위

치료혈
기문 | **위치** : 젖꼭지에서 일직선이 되게 내려와 갈비뼈 끝부분
　　　　효과 : 임질, 유정, 음경통, 다리 신경통 개선에 좋다
수분 | **위치** : 배꼽에서 가슴 쪽으로 1치 올라간 곳
　　　　효과 : 복부 팽창증, 두통, 설사, 복막염
기해 | **위치** : 관원에서 배꼽 쪽으로 1.5치 위쪽
　　　　효과 : 비뇨생식기 질환, 신경 쇠약, 발육 부진, 남성 스태미너 강화.
음곡 | **위치** : 무릎 안쪽 굵은 정강이뼈 뒷부분
　　　　효과 : 무릎 관절염, 성기능 위축, 자궁 출혈
간수 | **위치** : 일곱번째 가슴등뼈에서 양쪽으로 1.5치 떨어진 곳
　　　　효과 : 간장 질환, 위경련, 만성 위염, 노이로제
＊기본혈과 더불어 치료혈을 1일 3~5장씩 1백 일 이상 뜸을 뜬다.

뜸 뜨는 자세

기본혈과 수분, 기해는 누워서 뜸을 뜨고, 간수는 엎드려서, 기문은 모로 누워서 뜸을 뜬다. 족소음신경에 속하는 음곡은 무릎 바로 아래 내측에 자리 잡고 있는 혈이므로 편안하게 앉아서 발을 모로 눕힌 다음 뜸을 뜨면 된다.

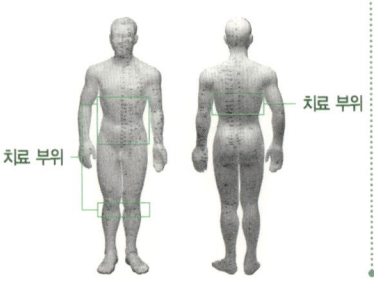

자궁암

우리나라 여성들은 자궁경부암이 많은 편이다. 자궁경부암은 출혈이 중요한 자각 증상이 된다. 하지만 암으로 인한 출혈과 월경을 구별하기 어려울 때가 많으므로 잘 살펴보아야 한다. 월경이 아닌 시기에 출혈이 있거나, 출혈이 불규칙적이고 월경량이 지나치게 많거나, 성행위 뒤에 출혈이 있을 경우, 자궁암을 진단을 받아보는 것이 좋다. 암 초기에는 물 같은 분비물이나 노란색, 또는 다갈색, 핑크빛 분비물이 나오기도 한다.

질병이 진행되면 출혈량이 증가하고 간헐적이던 출혈이 지속적으로 늘어난다. 악취를 동반한 질 분비물이 자주 나오고, 복부나 하지의 통증이 수반되기도 한다.

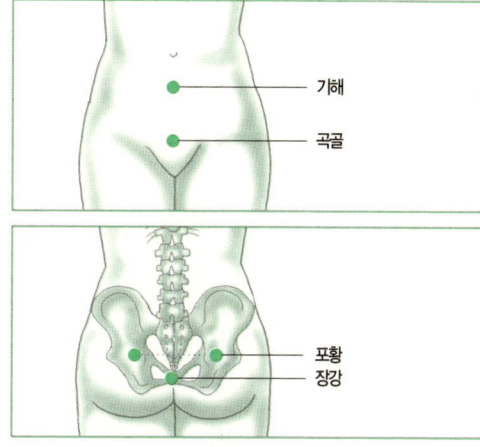

뜸 뜨는 부위

기본혈
신궐, 중완, 관원의 기본혈을 하루 석 장 이상씩 3~5개월 이상 뜸을 뜬다.

치료혈
기해 | **위치** : 석문에서 배꼽 쪽으로 5푼 위쪽
　　　　효과 : 비뇨 생식기 질환, 신경 쇠약, 발육 부진
곡골 | **위치** : 배꼽에서 성기 쪽으로 5치 아래쪽
　　　　효과 : 대하증, 자궁종양, 방광염
장강 | **위치** : 꼬리뼈 아래에 있는 혈자리.
　　　　효과 : 장출혈, 치질, 임질, 소아 야뇨증
포황 | **위치** : 두번째 엉덩이뼈에서 양쪽으로 3치 떨어진 곳.
　　　　효과 : 변비, 방광염, 요통, 좌골 신경통, 부인병

뜸 뜨는 자세
편하게 누워서 기본 혈자리와 기해, 곡골 혈에 뜸을 뜬 다음 엎드려서 장강과 포황혈에 뜸을 뜬다. 몸 앞 뒤의 치료혈을 1일 석장 이상 3개월 이상 오래도록 뜸을 뜬다.

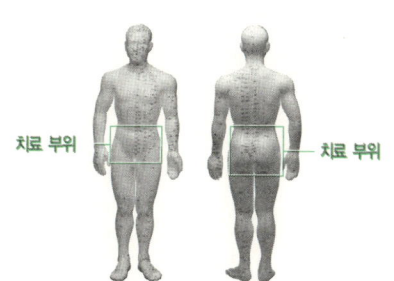

유방암

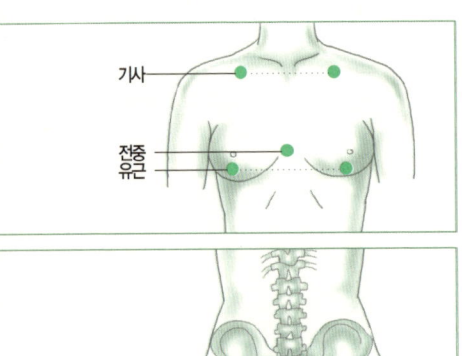

유방암은 40~50대 여성들에게 잘 발병하는 암이지만, 미혼 여성들에게도 나타나는 질환이다. 초기에는 열도 없고 통증도 없으면서 응어리만 만져지는 것이 전형적인 증상이다. 콩알만 하던 것이 차츰 자라나서 커지게 된다. 유방암의 덩어리는 대개 딱딱하지만 반드시 그렇지만은 않다. 약간 물렁한 것도 있고, 몹시 딱딱한 것도 있다. 또 눌러서 아픈 것이 있고 아프지 않은 것도 있다. 겨드랑이와 임파선에 전이되기 쉬우므로 세심한 관리가 필요하다.

유방암을 조기에 발견하기 위해서는 본인 스스로 매월 한 번 이상 거울 앞에서 유방을 자주 만져보며 관찰하는 자가 검진을 습관화하고 일정 간격으로 유방암 검진을 받아보는 것이 좋다.

뜸 뜨는 부위

기본혈
신궐, 중완, 관원의 기본혈을 하루 석 장 내외로 3개월 이상 뜸을 뜬다.

치료혈
유근 | 위치 : 젖꼭지에서 1치(2.5~3센티미터) 아래에 있다.
　　　효과 : 유방염, 소화불량, 가슴과 등이 당기며 아플 때
전중 | 위치 : 양쪽 젖꼭지를 기준으로 정중앙에 있다.
　　　효과 : 늑막염, 유방통, 천식, 심계항진
기사 | 위치 : 기가 머무는 곳이라는 뜻으로 수돌에서 쇄골 위쪽 가장자리에 있다.
　　　효과 : 기침, 인후염, 위장병, 유방통
포황 | 위치 : 두번째 엉덩이뼈에서 양쪽으로 3치 떨어진 곳
　　　효과 : 변비, 방광염, 요통, 좌골 신경통, 부인병

＊치료혈과 더불어 유방암이 멍울이 있는 부위 위에 뜸을 뜨는 것이 좋다.

뜸 뜨는 자세
포황혈은 엎드려서 나머지 치료혈은 편하게 누워서 뜸을 뜬다.

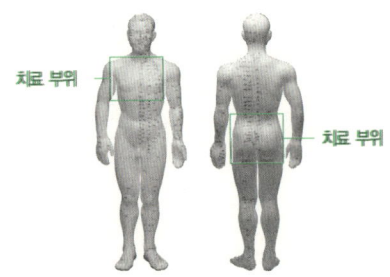

갑상선암

갑상선은 목밑샘이라고도 하며 성장·발육·생식·운동·체온 등을 조절하는 총체적 조절기관이다. 갑상선 어느 한 부위가 커져서 생긴 혹을 갑상선 종양이라고 하는데 이 종양 중 5%만이 갑상선암이다.

대부분의 암이 서서히 진행되는 선암이다. 증상으로는 기존에 병력이 있었던 갑상선이 갑자기 커지거나 단단해진다. 대부분의 경우 증상이 없이 목 앞 부위에 덩어리가 만져져서 병원을 찾는다. 10% 정도의 환자에서만 통증, 쉰 목소리, 음식물 삼킬 때의 불편한 느낌 등의 증상이 나타난다. 많이 진행된 경우에는 기도를 압박하거나 기도로 암이 침습하여 호흡곤란이 생길 수 있다.

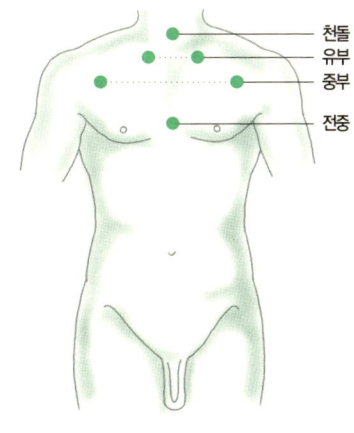

뜸 뜨는 부위

기본혈
신궐, 중완, 관원의 기본혈을 하루 석 장 내외로 3개월 이상 뜸을 뜬다.

치료혈
- **천돌** | 위치 : 선기에서 턱 쪽으로 1치 떨어진 곳.
  효과 : 식도 경련, 구토증, 인후염, 갑상선염
- **중부** | 위치 : 첫째 갈비뼈와 두번째 갈비뼈 사이, 가슴 정중앙에서 옆구리 쪽으로 6치(15~18센티미터) 떨어진 곳
  효과 : 가슴 답답증, 숨참 증상, 어깨결림, 기침, 감기
- **전중** | 위치 : 양쪽 젖꼭지를 기준으로 정중앙에 있다.
  효과 : 늑막염, 유방통, 천식, 심계항진
- **유부** | 위치 : 혹중에서 위쪽으로 1.5치 정도 떨어져 있다.
  효과 : 천식, 기관지염, 갑상선 비대증, 호흡 곤란증

뜸 뜨는 자세
편하게 누워서 뜸을 뜬다.

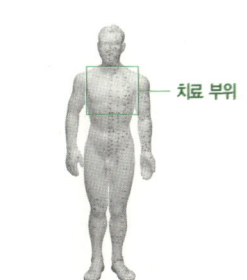

췌장암

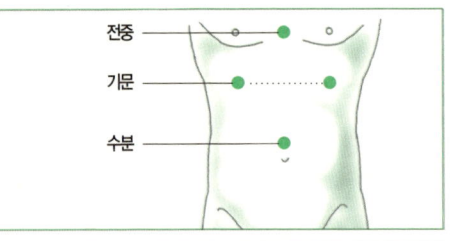

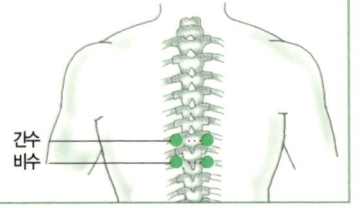

췌장은 음식물의 소화를 위한 소화 효소와 인슐린과 같은 호르몬을 분비하는 장기로, 위장의 뒤쪽에 위치하며 약 20cm의 기다란 구조를 가지고 있다.

췌장은 암 발견이 어려운 장기로 보통 췌장암이라고 하면 췌두부암을 말한다. 음식 문화가 서구화 되면서 증가 추세에 있다. 소화기 암 중에서 치료하기 어려운 질환이다. 명치끝 좌우상하 복부의 통증이 생각될 정도로 암으로 인한 통증은 다른 암에 비해 아주 극심하며 췌장암 환자의 90%에서 나타난다.

췌장암 치료에 있어 통증 관리 및 체중 관리는 굉장히 중요하다. 통증은 낮보다는 밤에, 맑은 날 보다는 습한 날에 빈도와 강도가 더해지므로 쑥뜸 등 온열치료를 통하여 통증을 완화시키는 것이 좋다.

뜸 뜨는 부위

기본혈
신궐, 중완, 관원의 기본혈을 하루 석 장 내외로 3개월 이상 뜸을 뜬다.

치료혈
- **기문** | **위치**: 젖꼭지에서 일직선이 되게 내려와 갈비뼈 끝부분
  효과: 임질, 유정, 음경통, 다리 신경통
- **수분** | **위치**: 배꼽에서 가슴 쪽으로 1치 올라간 곳
  효과: 복부 팽창증, 두통, 설사, 복막염
- **전중** | **위치**: 양쪽 젖꼭지를 기준으로 정중앙에 있다.
  효과: 늑막염, 유방통, 천식, 심계항진
- **간수** | **위치**: 일곱번째 가슴등뼈에서 양쪽으로 1.5치 떨어진 곳
  효과: 간장 질환, 위경련, 만성 위염, 노이로제
- **비수** | **위치**: 열한번째 가슴등뼈에서 양쪽으로 1.5치 떨어진 곳
  효과: 소화불량, 위하수, 위궤양, 당뇨병

뜸 뜨는 자세

간수, 비수는 엎드려서 나머지 치료혈은 편하게 누워서 뜸을 뜬다. 6개월 이상 지속적으로 치료혈에 하루 3~5장씩 뜸을 떠야 한다.

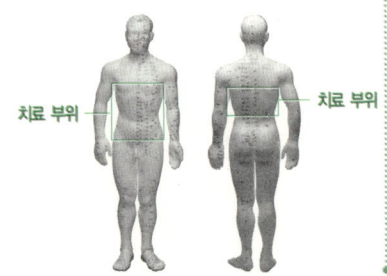

대장암

생활 수준이 향상됨에 따라 노인 인구가 급증하고, 채소보다 육류 위주로 식생활 습관이 변화하고, 하루 종일 앉아서 일하는 직업을 가진 사람이 많아지면서 최근 급격히 늘어나고 있는 암이다.

대장암의 증상은 대변에 선홍색 또는 검붉은 색의 피가 묻거나 섞여 나오거나, 굵기가 가늘어지고 방귀가 자주 나오고, 배가 부른 듯 답답하고 항문이 묵직한 느낌이 들거나 변을 보고나서도 덜 본 듯한 느낌이 있다.

또 변비나 설사가 상당 기간 지속 되거나 장기간 복통이나 복부에 불편감이 있으며, 체중감소, 피로감, 식욕부진 등의 암의 일반적인 증상이 나타난다. 동물성 지방 특히 붉은 고기의 섭취를 줄이며 굽거나 튀긴 음식보다는 삶거나 찐 음식을 복용하는 것이 좋다.

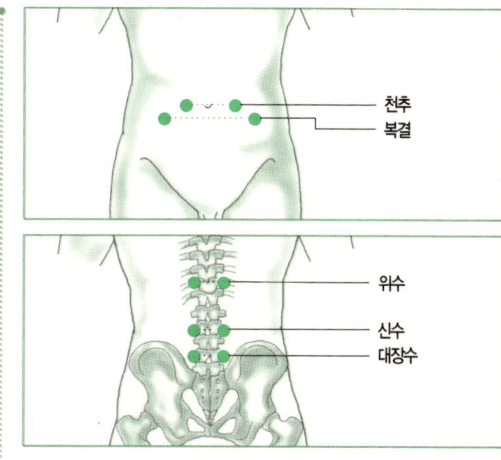

뜸 뜨는 부위

기본혈
신궐, 중완, 관원의 기본혈을 하루 석 장 내외로 3개월 이상 뜸을 뜬다.

치료혈
천추 | **위치** : 배꼽 정중앙에서 바깥쪽으로 2치 떨어진 곳
　　　　효과 : 만성 장염, 신장병, 자궁 내막염
복결 | **위치** : 부사에서 일직선으로 2치 올라간 곳
　　　　효과 : 복박염, 위장병, 변비 개선
위수 | **위치** : 열두번째 가슴등뼈에서 양쪽으로 1.5치 떨어진 곳
　　　　효과 : 위경련, 위궤양, 위암, 복부 팽창 증세
신수 | **위치** : 두번째 허리뼈에서 양쪽으로 1.5치 떨어진 곳
　　　　효과 : 신장염, 당뇨병, 소화기 장애, 생식기 장애, 월경불순
대장수 | **위치** : 네번째 허리뼈에서 양쪽으로 1.5치 떨어진 곳
　　　　　효과 : 장질환, 설사, 변비, 요통

뜸 뜨는 자세
기본혈과 천추, 복결은 편하게 누워서, 나머지 혈은 엎드려서 뜸을 뜬다. 암을 물리치기 위해서는 매일 꾸준히 3~5장씩 뜸을 떠야 한다.

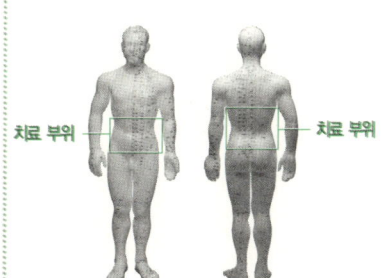

02 소화기계 질환
소화 불량

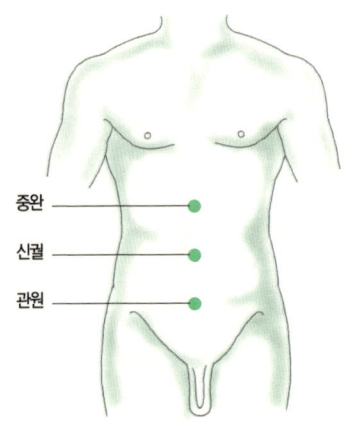

중완
신궐
관원

속이 답답하고 뱃속이 더 부룩한 증상으로 고생하는 사람들이 많다. 식욕도 당기지 않는다고 하소연을 하는 이들도 많다.

소화 불량 증상은 대부분 불안, 초조, 불쾌감 등의 감정에 따른 심리 작용의 악영향으로 나타나는 경우가 많다. 또 대장이나 담낭 등 내장 기관의 이상이나 당뇨병, 신장 결석 등으로 인해 이런 증상이 나타나기도 한다.

또한 무시할 수 없는 원인으로 과식이나 편식으로 인한 소화 불량도 빼놓을 수 없다. 이런 증상이 나타날 때는 먼저 마음을 가라앉히고 그 원인을 정확하게 파악한 다음 뜸 치료를 하도록 한다.

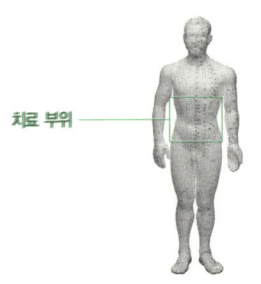

치료 부위

뜸 뜨는 부위
기본혈
신궐, 관원, 중완을 1일 석 장씩 3일 정도 뜸을 뜬다.

뜸 뜨는 자세
편안하게 드러누워 뜸을 뜬다.

식욕 부진

식욕 부진은 여러 가지 원인으로 온다. 지나치게 피로하거나 지쳤을 때는 제아무리 맛 좋은 산해진미도 별로 입맛을 돋우지 못한다. 또 몸에 병이 생겼을 때도 입맛이 떨어지기는 마찬가지이다.

원인은 과로, 수면 부족, 지나친 긴장, 위장 질환, 변비, 빈혈 등이다. 병원에 찾아가 검진을 받아보아도 특별한 변화가 보이지 않을 때는 뜸으로 치료를 해보는 것이 좋다. 식욕은 인간의 3대 욕구 중 하나로서 식욕이 떨어지면 전체적인 생체 리듬이 저하되므로 무시해버릴 수 없는 일이라는 것을 명심해야 한다.

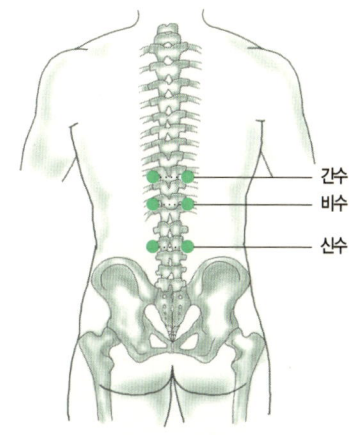

- 기본혈 신궐, 관원, 중완을 1일 석 장씩 3일 정도 뜸을 뜬 다음, 치료혈에 뜸을 뜬다.
- 치료혈에 뜸을 뜰 때도 반드시 기본혈을 1일 석 장씩 자극한 다음에 뜸을 떠야 한다.

뜸 뜨는 부위

치료혈
간수 | **위치** : 아홉번째 가슴등뼈에서 양쪽으로 1.5치 떨어진 곳
　　　　효과 : 간장 질환, 위경련, 만성 위염, 노이로제
비수 | **위치** : 열한번째 가슴등뼈에서 양쪽으로 1.5치 떨어진 곳
　　　　효과 : 소화 불량, 위하수, 위궤양, 당뇨병
신수 | **위치** : 두번째 허리뼈에서 양쪽으로 1.5치 떨어진 곳
　　　　효과 : 신장염, 당뇨병, 소화기 장애, 호흡기 장애, 생식기 장애, 월경 불순
*기본혈과 더불어 치료혈을 1일 두 장 내지 석 장씩 1주일 동안 뜸을 뜬다.

뜸 뜨는 자세

편안하게 드러누워 뜸을 뜬 다음, 엎드려서 뜸을 뜬다. 엎드려서 뜸을 뜰 때는 반드시 도와주는 사람이 필요하다.

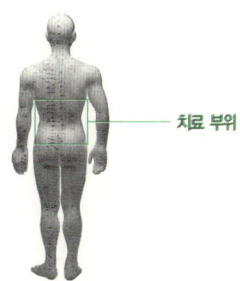

치료 부위

위염

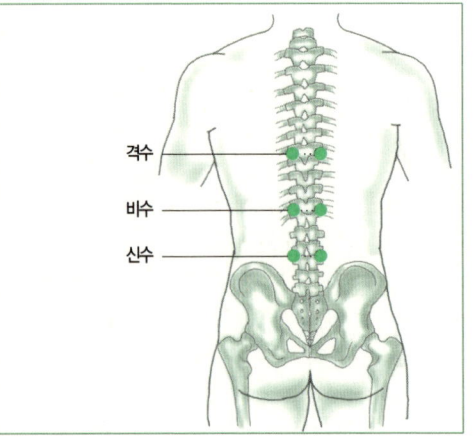

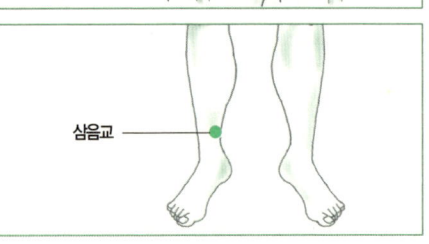

갑자기 속이 매스껍고, 위가 아프며 토하는 급성 위염 증상이나, 입맛이 없고 명치끝이 눌리듯 아프고 속이 더부룩하고 머리까지 아파오는 만성 위염 증상도 뜸으로 효과를 볼 수 있다.

급성 위염의 증상은 속쓰림, 구토, 트림, 구역질, 복통, 입냄새, 설사 등이다. 이런 증상이 나타날 때는 가능한 한 하루 이틀 정도 절식을 하고 미음이나 죽 등의 유동식 음식을 조금씩 먹으면 한결 편안해진다.

만성 위염은 급성 위염을 앓고 난 후 오는 경우가 많다. 담배를 피우거나 술을 많이 마셨거나 자극성 있는 음식을 즐겨 먹는 사람에게 자주 나타난다. 증상은 급성 위염과 비슷하나 아픈 정도가 급성 위염에 비해 약하고 오래도록 계속되는 것이 일반적이다. 속쓰림이나 신트림, 헛구역 등의 증상으로 시달린다.

- 기본혈 신궐, 관원, 중완을 1일 석 장씩 3일 정도 뜸을 뜬 다음, 치료혈에 뜸을 뜬다.
- 치료혈에 뜸을 뜰 때도 반드시 기본혈을 1일 석 장씩 자극한 다음에 뜸을 떠야 한다.

뜸 뜨는 부위

치료혈
격수 | **위치** : 일곱번째 가슴등뼈에서 양쪽으로 1.5치 떨어진 곳
　　　효과 : 천식, 위산 과다, 빈혈, 신경성 구토
비수 | **위치** : 열한번째 가슴등뼈에서 양쪽으로 1.5치 떨어진 곳.
　　　효과 : 소화 불량, 위하수, 위궤양, 당뇨병
신수 | **위치** : 두번째 허리뼈에서 양쪽으로 1.5치 떨어진 곳
　　　효과 : 신장염, 당뇨병, 소화기 장애, 호흡기 장애, 생식기 장애, 월경 불순

추가혈
삼음교 | **위치** : 안쪽 복사뼈에서 위로 3치 올라가 약간 뒤쪽.
　　　　효과 : 남녀 생식기 질환, 월경 과다, 자궁 출혈, 다리 무릎 통증.

뜸 뜨는 자세
편하게 누워서 기본 혈자리 신궐, 관원, 중완을 뜸 뜬다. 다음 엎드려서 격수, 비수, 신수에 뜸을 뜬다. 삼음교는 비스듬하게 앉아서 다리를 쭉 편 다음 뜸을 뜨면 수월하다.

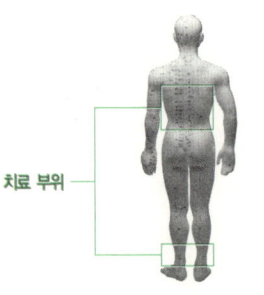

기능성 위장 장애

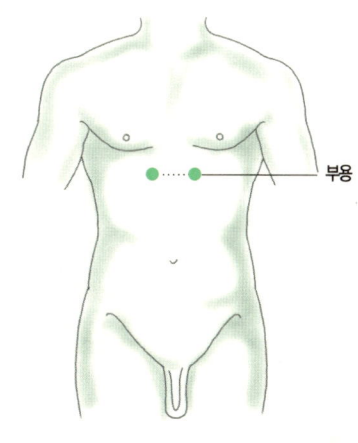

밥을 먹고 나면 상복부에 불쾌감이 있고, 복통, 속쓰림, 식욕 부진, 헛배 부름, 얼굴이 발갛게 달아오르고, 가슴이 뛰는 등의 증상이 나타나는 위 무력증은 위장관에 대한 모든 검사를 실시해도 기질적인 병변이 나타나지 않는 것이 특징이다.

이런 까닭에 아픈 당사자는 고통스럽지만 특별한 치료 대책이 없어서 위 신경증 또는 위 노이로제라고 부르기도 한다.

이 병의 원인은 불규칙적인 식사 습관이나 술, 담배, 음료 등 기호품을 과잉 섭취하는 것을 들 수 있다. 하지만 이보다 정신적인 스트레스가 더 큰 원인을 차지한다. 스트레스를 적극적으로 활용하는 지혜를 가져야 한다. 또 규칙적인 식사 습관을 들이고 위에 부담을 주는 기호품의 섭취도 줄여나가는 것이 좋다.

뜸 뜨는 부위

기본혈
신궐, 관원, 중완을 하루 석 장 내지 다섯 장 뜸을 뜬다. 1주일 정도 뜸을 떠본 다음 효과가 느껴지면 계속 이 혈자리만 뜸을 떠도 된다.

치료혈
부용 | **위치** : 명치에서 좌우측으로 1치 떨어진 곳
　　　효과 : 위경련, 위산 과다, 위팽창감
＊기본혈과 더불어 치료혈을 1일 석 장씩 한 달 동안 뜸을 뜬다.

뜸 뜨는 자세
편하게 누워서 뜸을 뜬다.

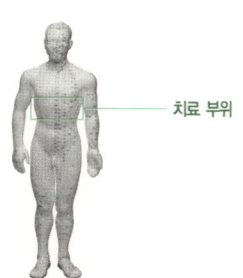

위하수증

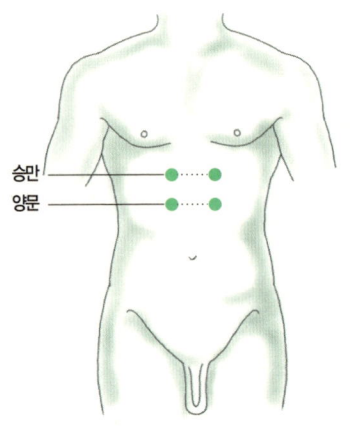

승만
양문

위하수증은 위가 지나치게 늘어나 있어서 정상적인 위치보다 아래로 처져 있는 것을 말한다.

증상은 위가 늘어나 있는 까닭에 위가 불어나 있는 느낌이 들며, 배를 내리누르는 듯한 고통도 동반한다. 더불어 입맛도 떨어지고 속이 매스꺼우며 머리가 무겁고, 기억력까지 감퇴되는 것 같은 느낌이 들기도 한다. 또 온몸에 힘이 없는 무기력 증상도 나타난다.

위하수증을 치료하기 위해서는 기본혈을 꾸준히 자극해주면서 족양명위경에 속한 몸통 아래쪽 좌우에 위치한 양문과 승만에 뜸 자극을 해주면 좋다.

뜸 뜨는 부위

기본혈
신궐, 중완, 관원의 3개 기본혈을 하루 석 장씩 뜸을 뜬다.

치료혈
승만 | **위치** : 명치에서 1치 아래쪽으로 내려와, 좌우 1치 떨어진 곳
　　　　효과 : 위염, 소화 불량, 설사, 황달
양문 | **위치** : 승만에서 아래로 1치 떨어진 곳
　　　　효과 : 위염, 위경련, 소화 불량, 급체
＊기본혈과 더불어 치료혈을 1일 석 장씩 두 달 정도 뜸을 뜬다.

뜸 뜨는 자세

편안하게 누워서 뜸을 뜬다. 승만과 양문은 부용혈에서 곧바르게 아래쪽으로 각각 1치쯤 떨어진 곳에 좌우 대칭으로 자리 잡고 있으므로 이 혈을 뜸 뜨기 위해 따로 자세를 잡을 필요는 없다.

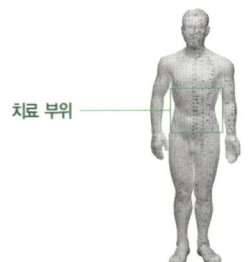

치료 부위

변비

변기 위에 앉을 때마다 고통스럽다는 사람들이 의외로 많다. 특히 변비는 많은 여성을 괴롭히는 고통스러운 질환이다. 변비가 일어나는 원인은 다양하다. 위장병, 임신, 치질, 불규칙적인 생활, 스트레스 등을 꼽을 수 있다.

습관성 변비는 장 운동이 둔화되어 일어나는 운동 감퇴형 변비와 지나친 긴장으로 인한 신경성 변비가 있다. 변비를 치료하기 위해서는 적당한 운동 요법과 섬유질이 많은 음식을 섭취하는 것이 좋다. 또 복부를 수시로 마사지해서 장의 운동을 활발하게 도와주는 것이 좋다.

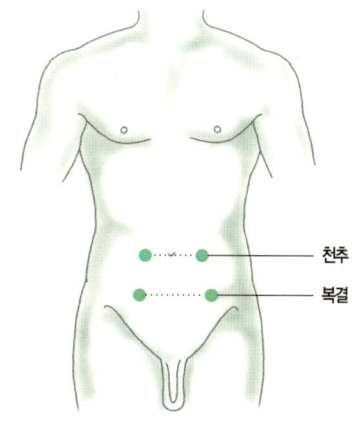

천추
복결

뜸 뜨는 부위

기본혈
신궐, 관원, 중완의 기본 혈자리를 하루에 석 장에서 다섯 장 정도 뜸을 뜬다. 대개 1주일 정도 뜸을 뜨면 눈에 띄게 개선된다.

치료혈
천추 | 위치 : 배꼽 정중앙에서 바깥쪽으로 2치 떨어진 곳
　　효과 : 만성 장염, 신장병, 자궁 내막염
복결 | 위치 : 사타구니 정중앙에서 몸 바깥쪽을 향해 약간 비스듬하게 위쪽으로 8센티미터쯤 위로 올라간 곳
　　효과 : 복막염, 위장병, 변비 개선
＊기본혈과 더불어 치료혈을 1일 두 장 내지 석 장씩 한 달 이상 뜸을 뜬다.

뜸 뜨는 자세
편안하게 누워서 뜸을 뜬다. 비경에 속하는 복결혈이나 위경에 속하는 천추혈 모두 복부에 자리 잡고 있으므로 이들 혈을 뜸 뜰 때도 자세를 바꿀 필요가 없다.

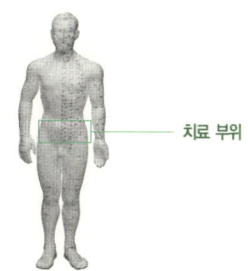

치료 부위

위경련

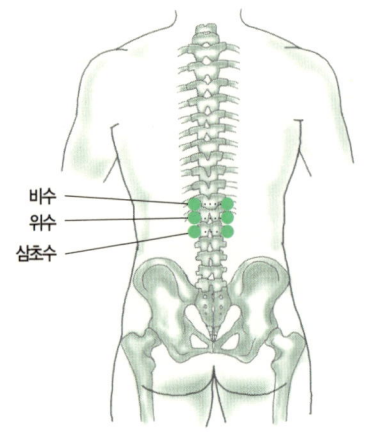

위경련은 신경질적인 사람에게 많이 나타나는 질환이다. 위의 운동 능력이 지나치게 항진되어 위벽에 있는 활평근이 수축되면서 명치 부위에 심한 아픔을 준다.

심한 경우 발작성 경련이 2~3분 간격으로 일어나거나 몇 시간에 한 번씩 경련이 일어나는 등 증상이 다양하다. 대표적인 증상으로는 경련과 함께 찌르는 듯한 통증이 나거나, 위를 쥐어짜거나 비트는 것처럼 아프다. 또 얼굴이 창백해지면서 손발이 차고 식은땀이 나기도 한다. 원인은 부패한 음식물이나 소화가 잘 안 되는 음식을 섭취했을 경우, 담석 위궤양, 십이지장 궤양 등의 질환으로 일어나기도 한다.

신경질적인 사람에게 자주 보이는 질환이니만큼 마음을 가라앉히고, 성질을 누그러뜨리는 등 평상시 마음가짐을 차분하게 할 필요가 있다.

뜸 뜨는 부위

기본혈
신궐, 관원, 중완 등의 기본 혈자리를 하루 석 장씩 뜸을 뜬다.

치료혈
비수 | 위치 : 열한번째 가슴등뼈에서 양쪽으로 1.5치 떨어진 곳
　　　　효과 : 소화 불량, 위하수, 위궤양, 당뇨병
위수 | 위치 : 열두번째 가슴등뼈에서 양쪽으로 1.5치 떨어진 곳
　　　　효과 : 위경련, 위궤양, 위암, 복부 팽창 증세
삼초수 | 위치 : 첫번째 허리뼈에서 양쪽으로 1.5치 떨어진 곳
　　　　　효과 : 신경 쇠약, 장염, 신장 기능 이상증, 요통
* 기본혈과 더불어 치료혈을 1일 석 장씩 보름 정도 뜸을 뜬다.

뜸 뜨는 자세

편하게 누워서 뜸을 뜬다. 방광경에 속하는 비수, 위수, 삼초수를 뜸 뜰 때는 이들 혈자리가 흉추 양옆에 자리 잡고 있는 혈자리이므로 엎드려서 뜸을 떠야 한다. 비수는 제11번 흉추 양옆에, 위수는 제2번 흉추 양옆에, 삼초수는 제1요추 양옆에 수직선 상으로 나란히 위치한다.

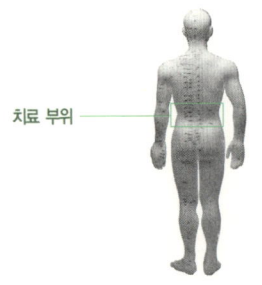

과민성 대장 증후군

복통이나 변비, 설사, 복부 불쾌감 등 대장에 이상이 있을 때 보이기 쉬운 증상이 나타나는데도 막상 검사를 해보면 아무런 기질적인 병변이 없을 경우 과민성 대장 증후군으로 분류한다.

이 질환은 최근 급격하게 늘어나는 추세다. 생활이 서구화되고, 산업 사회가 급진전됨으로써 나타나는 현대병으로 인식되고 있다. 과민성 대장 증후군 증상이 보이면 불안과 초조한 마음을 누그러뜨리고 섬유질이 많은 음식을 섭취하는 것이 좋다. 또 복부에 있는 천추혈과 삼음교를 뜸으로 꾸준히 자극을 해주면 예방과 더불어 치료를 할 수 있다.

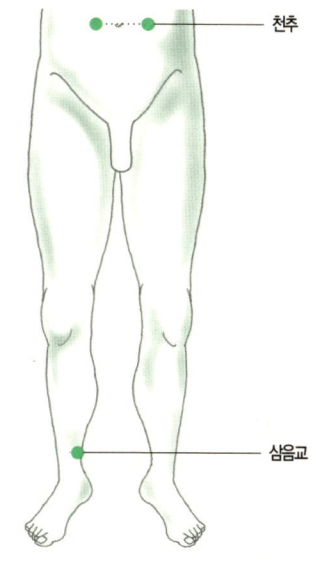

- 기본혈 신궐, 관원, 중완을 1일 석 장씩 3일 정도 뜸을 뜬 다음, 치료혈에 뜸을 뜬다.
- 치료혈에 뜸을 뜰 때도 반드시 기본혈을 1일 석 장씩 자극한 다음에 뜸을 떠야 한다.

뜸 뜨는 부위

치료혈
천추 | **위치** : 배꼽 정중앙에서 바깥쪽으로 2치 떨어진 곳
　　　　효과 : 만성 장염, 신장병, 자궁내막염
삼음교 | **위치** : 안쪽 복사뼈에서 위로 3치 올라가 약간 뒤쪽
　　　　　효과 : 남녀 생식기 질환, 월경 과다, 자궁 출혈, 다리 무릎 통증
*기본혈과 더불어 치료혈을 1일 석 장씩 두 달 이상 뜸을 뜬다.

뜸 뜨는 자세

신궐, 관원, 중완의 기본혈과 천추를 뜸 뜰 때는 반듯하게 누워서 뜨면 된다. 천추혈은 족양명위경에 속하는 혈로 배꼽 양쪽으로 약 3센티미터 떨어진 곳에 있다. 이곳은 배의 모든 병에 잘 듣는 혈로 설사나 변비, 부인병도 쉽게 고친다. 수태음비경에 속하는 삼음교는 비경의 탱음, 간경의 궐음, 신경의 소음 등 세 개의 음이 교차하는 혈자리로 발목 위쪽에 자리 잡은 혈이다. 편안하게 앉아서 다리를 쭉 편 다음 복숭아뼈가 바닥을 향하게 한 후 뜸을 뜬다.

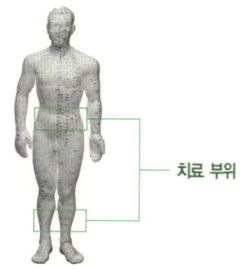

TIP

링 받침대는 가끔 사포나 시멘트 바닥에 갈아준다

링 받침대는 콩가루와 밀가루를 섞어서 만든 것이다. 아무리 잘 말렸다 하더라도, 곡식 가루를 사용해 만든 것이니 만큼 뜸쑥이 타 들어가면서 링 받침대도 약간씩 타 들어가면서 매끄러운 표면이 울퉁불퉁 솟아오른다. 잘 말린다고 해도 약간의 수분이 들어가 있기 때문이다.

따라서 뜸을 몇 번 뜨고 난 링 받침대는 표면을 사포나 시멘트 바닥에 대고 매끄럽게 갈아주는 것이 좋다. 링 받침대를 갈아주지 않고 사용하다 보면, 표면이 울퉁불퉁해져서 연기가 새나갈 뿐만 아니라 링 받침대끼리 밀착이 잘 안 되어 화상을 입을 위험이 있다.

뜸 뜰 때 어떤 자세가 좋은가

일반 직접구나 간접구는 뜸기둥의 크기가 작기 때문에 뜸을 뜨는 자세에 구애를 받을 필요가 없다. 즉 특별하게 불편을 느끼지 않는 한도 내에서 앉아서 떠도 되고 누워서 떠도 된다는 이야기이다. 일반 뜸법에서는 가슴과 배는 누워서, 어깨와 목, 머리는 앉아서, 등과 엉덩이, 허리, 뒷다리는 엎드려서, 팔과 다리는 앞으로 쭉 뻗은 채로 뜸을 뜨는 것이 편하다고 한다. 이런 자세를 권하는 이유는 뜸을 뜨는 사람이 가장 편한 자세에서 요법을 실시해야 하기 때문이다.

하지만 심주섭 옹의 뜸 요법은 사정이 다르다. 링 받침대의 지름이 5센티미터 남짓 되는 크기이므로 뜸을 뜰 때 거의 대부분 눕는 자세를 취해야 한다. 똑바로 눕거나, 엎드리거나, 좌우측으로 모로 누워야 한다.

심옹식 뜸은 적어도 30분 내지 1시간 정도 시간이 소요되므로 시술을 받는 자세가 아주 편해야 한다. 뜸을 뜨는 사람이 최대한 편한 상태에서 뜸을 떠야 심리적인 안정감이 들어 뜸의 효능이 높아지기 때문이다.

뜸뜰 때 지켜야 할 원칙은 다음과 같다. 최대한 편한 자세를 취하게 하는 것은 앞서 말했듯 가장 으뜸가는 원칙이다. 다음은 뜸 뜨는 동안 아픈 사람이 움직이지 않아야 한다는 것이다. 몸을 움직이게 되면 혈자리 위에 놓여져 있는 뜸기둥의 위치가 바뀔 수도 있을뿐더러, 자칫하면 링 받침대 위에 놓여져 있는 뜸기둥이 떨어져 화상을 입거나 바닥에 떨어져 불을 낼 위험이 있기 때문이다.

다음으로는 날씨가 찬 겨울에 뜸을 뜰 때는 혈자리의 노출을 최대한 작게 해야 한다. 피부를 노출시킨 채로 뜸을 떠야 하는 요법이므로 찬 기운에 노출되어 감기에 걸릴 수 있기 때문이다. 혈자리를 제외한 부위는 수건 등의 따뜻한 천으로 덮은 다음에 뜸을 뜨는 것이 좋다.

반드시 창문이 있는 방에서 뜸을 뜬다

뜸을 뜰 때는 반드시 창문이 있는 방을 이용해야 한다. 뜸은 그 요법의 특성상 약쑥을 태워야 하므로 연기가 많이 난다. 따라서 연기를 밖으로 배출시킬 통로가 있어야 한다. 물론 쑥 연기가 세균의 번식을 억제시키는 작용이 있고, 눈을 좋게 해주는 효능도 있다지만 지나치게 많은 연기가 방안에 가득 차면 숨쉬는 것마저 고통스러울 정도가 되기 때문이다.

따라서 뜸을 뜰 때는 창문을 열어놓아 방안의 공기가 적당히 환기될 수 있도록 해야 한다. 연기가 잘 빠져나가지 않을 때는 선풍기의 앞쪽이 창 쪽을 향하도록 세워둔 다음, 선풍기를 틀어놓은 채로 뜸을 뜨는 것도 좋은 방법이다. 하지만 겨울철에는 바깥 기온과 실내 기온의 차이가 나서 창문을 활짝 열어놓기가 고통스러우므로 가급적 공간이 넓고, 천장이 높은 곳에서 뜸을 뜨는 것이 좋다.

도와주는 사람 없이 혼자서도 뜰 수 있다

뜸을 떠주는 사람이 따로 없어도 신궐, 관원, 중완 등의 기본 혈자리는 혼자서 얼마든지 뜸 자극을 줄 수 있다. 이것이 바로 심옹의 링 뜸 요법이 갖고 있는 최대의 장점이다. 침은 자신의 살에 바늘을 꽂는 것이기에 심리적인 위축감이 들고 두려워진다. 또 자칫 잘못해 다른 혈자리에 침을 꽂게 되면 뜻하지 않은 부작용이 일어날 수 있다.

하지만 뜸의 경우는 그렇지 않다. 특히 밑바닥 크기가 다른 뜸과는 비교할 수 없을 정도로 큰 심옹의 뜸 요법은 정확한 혈자리를 찾아내지 못해도, 즉 경혈에 대해 정확한 지식이 없는 사람도 뜸을 떠야 할 곳이 어디어디 근처라고 어림잡아 쉽게 혈자리를 잡을 수 있다. 즉 대강 어느 부위인지만 알고 있으면, 뜸기둥의 밑바닥 면적이 넓어 뜸 자극을 주어야 하는 바로 그 혈자리를 덮어줄 수 있어 누구나 손쉽게 시도할 수 있다. 그만큼 뜸 뜨기가 쉽다.

뜸을 뜨고자 할 때 뜸기둥과 링 받침대를 올려주는 일을 도와줄 사람이 없을 때는 미리 필요한 만큼(각 혈자리마다 석 장씩 뜨는 것이 원칙이므로 혈자리 세 곳을 뜬다면 뜸기둥 9개가 필요하다) 뜸기둥을 만들어놓고, 누운 자세에서 손을 쉽게 뻗을 수 있는 자리에 놓아두면 된다. 다만 다른 사람이 뜸 뜨는 일을 도와줄 때와는 달리 혼자 뜸을 뜰 때는 링 받침대가 훨씬 많이 필요하다. 그 이유는 만들어둔 뜸기둥 밑에 미리 링 받침대를 받혀두면 손쉽게 뜸을 뜰 수 있기 때문이다. 등이나 어깨 등의 손이 닿지 않는 부위에 뜸을 뜰 때는 반드시 다른 이의 도움을 받도록 해야 한다.

위 · 십이지장 궤양

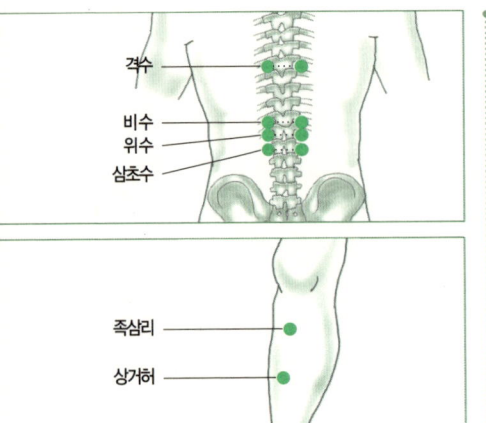

위궤양은 위장관벽의 점막이 위액으로 소화되어 궤양을 일으킨 상태를 말한다. 위궤양은 자각 증상이 전혀 없는 상태에서 우연히 발견되기도 한다. 또 심한 출혈을 일으킨 뒤에나 알게 될 정도로 그 증상이 다양하다. 가장 흔한 것으로는 밥을 먹고 난 후 상복부에 통증이 일어나는 것과 공복 시의 복통, 속쓰림, 신트림, 구역질, 구토, 토혈, 하혈 등이다.

위궤양은 십이지장 궤양과 증상이 비슷해 쉽게 진단하기 어렵다. 보통 복통이 식후 즉시 나타날 때는 위궤양, 식후 2~3시간 지난 다음 통증이 오는 경우는 십이지장 궤양인 경우가 많다. 또 십이지장 궤양은 속쓰림이나 신트림이 위궤양에서보다 더 심하게 나타나는 것이 일반적이다.

위 X선 검사나 내시경 검사로 쉽게 진단을 내릴 수 있지만, 이런 경우 위암의 병변이 있는지 잘 살펴보아야 한다. 치료를 위해서는 정신적 · 육체적으로 안정을 취해야 하고, 스트레스에 빠지지 않도록 마음의 여유를 가져야 한다. 적당한 운동이나 오락에 몰입하면 치료에 도움이 된다고 한다. 맵고 짜서 위에 부담을 줄 우려가 있는 음식은 피해야 하며 과음, 과식도 삼가야 한다. 특히 흡연은 위에 자극을 주므로 반드시 금연을 해야 한다.

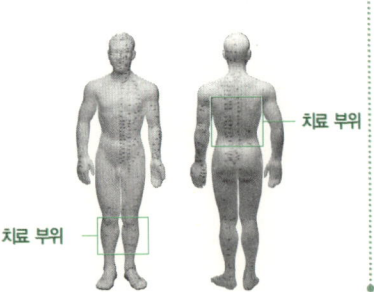

뜸 뜨는 부위

기본혈
신궐, 관원, 중완의 기본혈을 1일 석 장 내지 다섯 장 뜸을 뜬다.

치료혈
격수 | **위치** : 일곱번째 가슴등뼈에서 양쪽으로 1.5치 떨어진 곳
　　　　효과 : 천식, 위산 과다, 빈혈, 신경성 구토
비수 | **위치** : 열한번째 가슴등뼈에서 양쪽으로 1.5치 떨어진 곳
　　　　효과 : 소화 불량, 위하수, 위궤양, 당뇨병
위수 | **위치** : 열두번째 가슴등뼈에서 양쪽으로 1.5치 떨어진 곳
　　　　효과 : 위경련, 위궤양, 위암, 복부 팽창 증세
삼초수 | **위치** : 첫번째 허리뼈에서 양쪽으로 1.5치 떨어진 곳
　　　　효과 : 신경 쇠약, 장염, 신장 기능 이상증, 요통

＊기본혈과 더불어 치료혈을 1일 3~5 장씩 두 달 이상 뜸을 뜬다. 틈틈이 추가혈도 함께 뜸을 떠주도록 한다.

추가혈
족삼리 | **위치** : 무릎에서 발등을 향해 아래쪽으로 3치 내려간 곳
　　　　효과 : 소화 불량, 입안 염증, 팔다리 피곤증, 고혈압.
상거허 | **위치** : 족삼리에서 3치 아래쪽에 있는 곳.
　　　　효과 : 요통, 소화 불량, 하지 마비, 각기, 무릎 관절염.

뜸 뜨는 자세
기본혈을 뜸 뜰 때는 편안하게 눕는다. 방광경의 혈자리인 격수, 비수, 위수, 삼초수는 등에 있는 혈자리이므로 엎드려서 뜸을 뜬다. 위경의 족삼리와 상거허는 무릎 아래쪽에 자리 잡고 있는 혈이므로 편안하게 앉은 자세에서 다리를 살짝 눕힌 자세로 뜸을 뜨면 편하다.

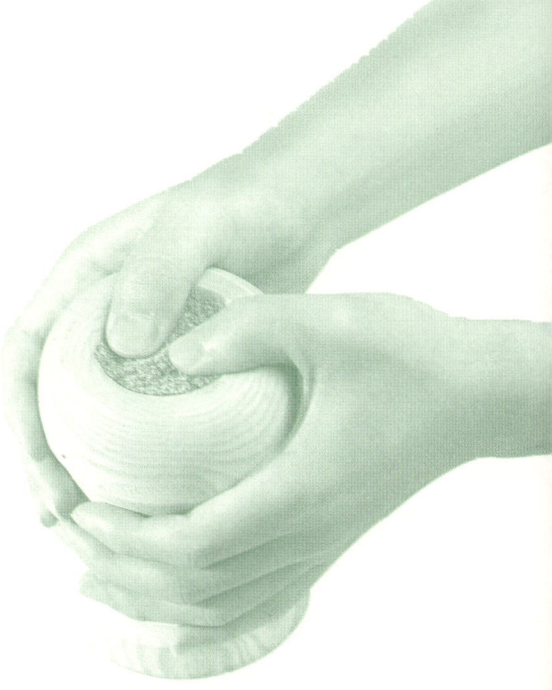

설사

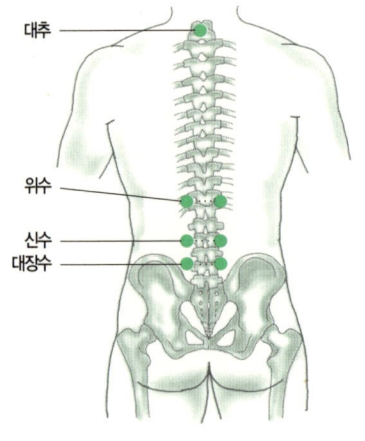

설사를 경험해본 사람은 그 고통이 얼마나 큰지 안다. 설사는 세균성인 것에서부터 알레르기성에 이르기까지 그 원인이 다양하다. 음식을 잘못 먹어 설사를 일으키기도 하고, 신경성으로 설사를 자주 하는 사람도 있다. 폭식하거나 변질된 음식을 섭취했을 경우도 설사가 일어난다. 장기간 지속되는 설사의 경우 소화기 계통에 암이 발병해 있을 염려도 있으므로 철저한 검사를 받아두는 것이 현명하다.

일시적으로 하는 설사는 약을 먹거나 하루 이틀 지나면 저절로 낫는 것이 일반적이며 이것이 오래도록 지속된다면 여간 번거로운 것이 아니다. 만성 설사 증세에도 뜸으로 기대하는 효과를 볼 수 있다.

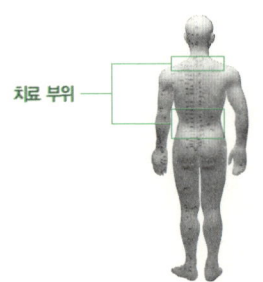

뜸뜨는 부위

치료혈
대추 | 위치 : 일곱번째 목뼈 아래, 목 뒤편 큰 뼈 바로 밑
　　　효과 : 만성 감기, 인후염, 목 신경통, 두드러기, 치질, 위장병
위수 | 위치 : 열두번째 가슴등뼈에서 양쪽으로 1.5치 떨어진 곳
　　　효과 : 위경련, 위궤양, 위암, 복부 팽창 증세
신수 | 위치 : 두번째 허리뼈에서 양쪽으로 1.5치 떨어진 곳
　　　효과 : 신장염, 당뇨병, 소화기 장애, 호흡기 장애, 생식기 장애, 월경 불순
대장수 | 위치 : 네번째 허리뼈에서 양쪽으로 1.5치 떨어진 곳
　　　효과 : 장 질환, 설사, 변비, 요통
＊기본혈과 더불어 치료혈을 1일 두 장 내지 석 장씩 며칠 동안 뜸을 뜬다.

뜸뜨는 자세
기본혈을 뜸 뜰 때는 편안하게 누워서 뜸을 뜬다. 독맥의 대추혈과 방광경의 위수, 신수, 대장수는 모두 등에 위치하고 있으므로 엎드려서 뜸을 떠야 한다.

간염

간염은 간염 바이러스, 알코올 및 약제 등에 의해 생기는 전염성 질환이다. 종류에 따라 A형, B형, C형 등으로 나뉜다. 증상은 감염된 후 얼마 지나지 않아 감기와 같은 증상이 나타나거나, 두통, 관절염, 권태감, 구토, 식욕 부진, 상복부 압통 등이 각 형에 따라 조금씩 다르게 나타난다.

간염은 그대로 방치하면 만성 간염, 간경변 등을 거쳐 간암으로 전이될 위험이 있는 질환이므로 초기에 철저하게 진단을 받아 정확한 치료를 해야 한다.

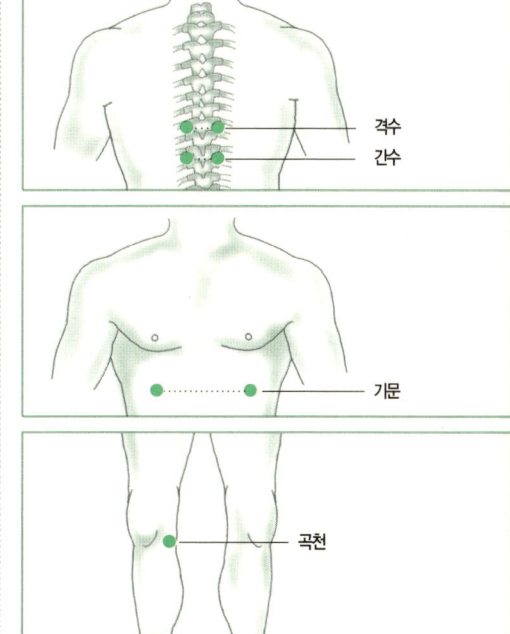

격수
간수
기문
곡천

뜸 뜨는 부위

치료혈
격수 | **위치** : 일곱번째 가슴등뼈에서 양쪽으로 1.5치 떨어진 곳
　　　효과 : 천식, 위산 과다, 빈혈, 신경성 구토
간수 | **위치** : 아홉번째 가슴등뼈에서 양쪽으로 1.5치 떨어진 곳
　　　효과 : 간장 질환, 위경련, 만성 위염, 노이로제
기문 | **위치** : 젖꼭지에서 일직선이 되게 내려와 갈비뼈 끝부분
　　　효과 : 임질, 유정, 음경통, 다리 신경통
곡천 | **위치** : 무릎 안쪽에 있는 혈자리
　　　효과 : 하복부 통증, 무릎 관절염, 치질, 비뇨기 질환.
＊기본혈과 더불어 치료혈을 1일 3~5 장씩 한달 이상 뜸을 뜬다.

뜸 뜨는 자세
기본혈을 뜸 뜰 때는 편하게 눕는다. 격수, 간수를 뜰 때는 엎드려서, 간경에 속하는 기문은 9번째 늑골 첫머리에 있는 혈로 모로 누워서 뜸을 뜬다. 이 혈은 간경의 모혈로 가장 중요한 부위다. 또 비경, 간경, 기경팔맥 중 음유맥이 교차하는 곳으로서 음기가 모여드는 곳이므로 급성 간염에는 반드시 뜸을 떠주어야 하는 혈이다.

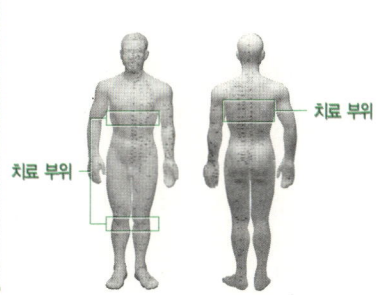

치료 부위
치료 부위

간경변증

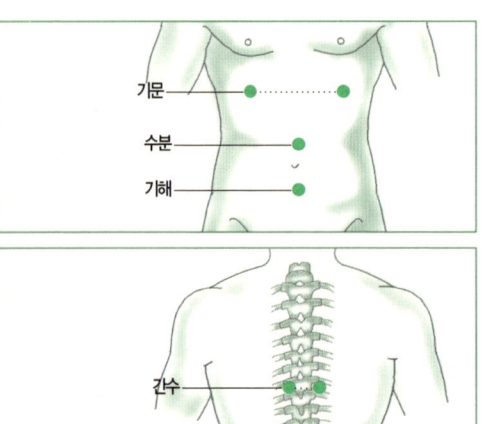

간경변증은 중년 남성들에게 많이 생기는 질환으로 간세포가 굳어가는 병이다. 우리나라에서도 간경변증으로 사망하는 비율이 점차 늘고 있는 추세라고 한다. 간경변증은 알코올의 과다 섭취가 주요 원인인 것으로 알려져 있다.

처음에는 아무런 증상이 없다가 점차 식욕 부진, 체중 감소, 구토 등이 나타난다. 또 앞가슴에 거미가 발을 뻗고 있는 것 같은 붉은 반점이 나타나는 것도 특징이다. 병이 점차 진행되면 눈에 황달이 나타나기도 한다. 예방을 위해서는 간 피로를 잘 풀어주고, 알코올 섭취를 제한하는 것이 좋다.

뜸 뜨는 부위

치료혈
기문 | **위치** : 젖꼭지에서 일직선이 되게 내려와 갈비뼈 끝부분
　　　| **효과** : 임질, 유정, 음경통, 다리 신경통 개선에 좋다
수분 | **위치** : 배꼽에서 가슴 쪽으로 1치 올라간 곳
　　　| **효과** : 복부 팽창증, 두통, 설사, 복막염
기해 | **위치** : 관원에서 배꼽 쪽으로 1.5치 위쪽
　　　| **효과** : 비뇨 생식기 질환, 신경 쇠약, 발육 부진, 남성 스태미너 강화
간수 | **위치** : 일곱번째 가슴등뼈에서 양쪽으로 1.5치 떨어진 곳
　　　| **효과** : 간장 질환, 위경련, 만성 위염, 노이로제
＊기본혈과 더불어 치료혈을 1일 석 장씩 두 달 이상 뜸을 뜬다.

뜸 뜨는 자세
기본혈과 수분, 기해는 편하게 누워서, 간수는 엎드려서 뜸을 뜬다. 기문은 모로 누워서 뜸을 뜬다.

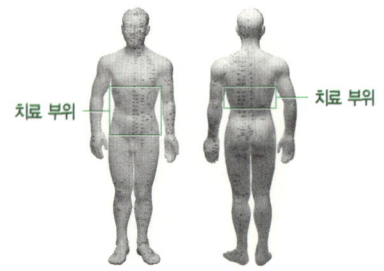

TIP

처음 며칠, 몸이 나른해지는 것은 부작용이 아니다

뜸을 뜨고 난 후, 처음 며칠 동안은 몸이 나른하고 아픈 부위의 고통이 더 심해진다고 호소하는 사람들이 많다. 이런 증상이 나타난다고 해서 놀라거나 걱정할 필요는 없다. 이런 증상은 뜸으로 효능을 보고 있다고 몸이 보내오는 좋은 반응이라고 생각해도 된다.

아픈 사람에게 맨 처음 뜸을 뜨고 난 직후 물어보면, 대부분 몸이 가볍고 아픈 증상이 덜어졌다고 이야기한다. 그러나 뜸을 뜨고 난 후 어느 정도 시간이 흐르면 통증이 다시 온다는 사람들이 많다. 이것은 뜸이 모든 병을 고치는 만병통치약은 아니라는 이야기이다.

이런 반응을 보면 아픈 사람의 병을 쉽게 고칠 수 있는가, 없는가를 어느 정도 짐작해볼 수 있다.

1. 뜸을 뜬 이후 세 시간 정도 경과한 다음 가벼웠던 증상이 다시 아파오기 시작하면 뜸 요법을 오랜 동안 실시해야 원하는 효과를 볼 수 있다.
2. 다섯 시간 정도 지난 다음 다시 아파오면 대부분 열흘 정도 뜸을 뜨면 몰라보게 몸이 좋아지는 것을 느낄 수 있다.
3. 또 7시간 이상 지난 다음 다시 통증을 느끼기 시작하면 사나흘 정도만 뜸을 떠도 쾌유할 가능성이 많다.

또 뜸 요법을 실시하고 나면 대부분의 사람들이 몸이 나른해져오는 것을 느끼게 된다. 나른해져오는 증상은 계속되는 것이 아니라 일정한 주기를 가지고 찾아오기 마련이다.

특별하게 몸에 질환이 없는 사람들의 경우 대개 이런 증상을 보인다.

1. 맨 처음 뜸을 뜬 날은 머리가 가벼워지고, 몸이 가뿐해지는 것이 일반적인 현상이다.
2. 두번째로 뜸을 뜬 날은 몸이 나른해지고 피곤하다.
3. 세번째 날은 다시 몸이 가뿐해진다.

이렇게 1주일 정도는 대부분 징검다리식으로 하루는 몸이 나른해지고, 또 하루는 가벼워지다가 나중에는 완전히 몸이 상쾌해진다.

질환이 있는 사람들의 경우, 처음 뜸을 뜨면 아픈 증상이 현격하게 줄어드는 것을 느낀다. 또 머리도 맑아지고, 몸도 가벼워졌다는 이야기를 한다. 두번째 날은 아픈 부위의 통증이 사라지면서 부종이 눈에 띄게 줄어든다. 이렇게 며칠 계속해서 뜸을 뜨고 나면 어떤 날은 머리가 띵하니 아파오기도 하고, 또 어떤 날은 아픈 부위가 더 심하게 아파오기도 하다가 일정 기간, 즉 1주일 내지 열흘 정도 지나면 통증이 현저하게 완화되고, 제대로 몸을 가누지 못하던 사람들도 몸을 스스로 가눌 정도가 되기 마련이다. 물론 이런 증상의 완화는 사람마다 병마다 조금씩 차이가 나므로 전적으로 의존할 것은 못 된다.

03 호흡·순환기계 질환
감기

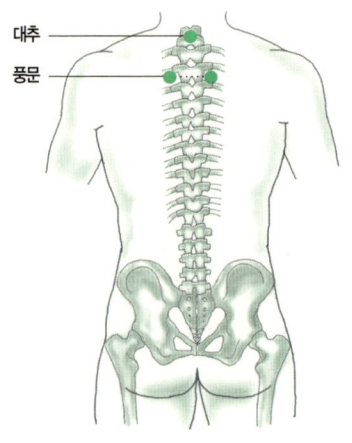

대추
풍문

감기는 만병의 근원으로 불리는 병이다. 상기도가 바이러스에 감염되어 일어나는 증상으로 열이 없는 것이 특징이고, 전신 증상은 견딜 만하다.

증상은 병원체인 바이러스가 어떤 것이냐에 따라, 바이러스의 침범 부위에 따라, 연령층에 따라 다양하게 나타난다. 보통 미열이 나거나, 콧물, 재채기, 코막힘증, 두통, 전신 피로감, 기침 등을 동반한다. 또 바이러스가 여러 장기로 퍼져 나감에 따라 설사나 복통 등 호흡기와 관련이 없는 증상이 나타나기도 한다.

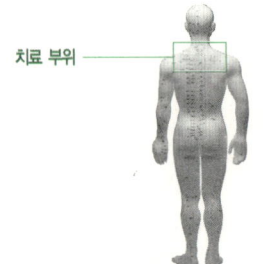

치료 부위

뜸 뜨는 부위

기본혈
신궐, 중완, 관원의 기본혈을 하루 석 장 뜸을 뜨면 금세 좋아질 수 있다.

치료혈
대추 | 위치 : 일곱번째 목뼈 아래, 목 뒤편 큰 뼈 바로 밑
　　　효과 : 만성 감기, 인후염, 목 신경통, 두드러기, 치질, 위장병
풍문 | 위치 : 두번째 가슴등뼈에서 양쪽으로 1.5치 떨어진 곳
　　　효과 : 기관지염, 폐렴, 늑막염, 감기, 심계항진
＊기본혈과 더불어 치료혈을 1일 두 장 내지 석 장씩 며칠 동안 뜸을 뜬다.

뜸 뜨는 자세
기본혈은 편안하게 누워서, 대추와 풍문은 엎드려서 뜸을 뜨면 된다.

폐렴

폐렴은 폐에 염증이 생긴 것으로 병의 진행 정도에 따라 급성 폐렴과 만성 폐렴으로 구분한다.

급성 폐렴은 갑자기 오슬오슬 추워지다가 때때로 몸이 떨리고, 열이 나면서 얼굴까지 화끈화끈 달아오른다. 또 가슴이 아프고 결린 것이 특징이다.

만성 폐렴은 급성 폐렴을 앓고 난 이후에도 기침과 가래가 계속 끓으며 점점 숨이 가빠진다. 이런 증상이 자주 나타나면서 폐에 기질적인 변화가 오고 정도가 심해진다.

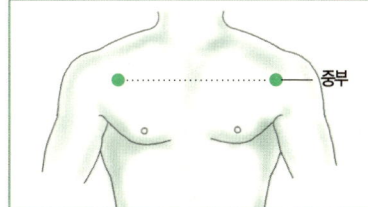
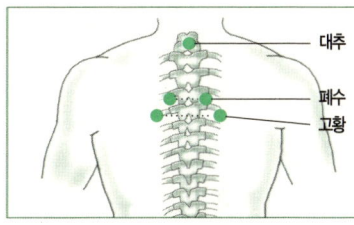

- 기본혈 신궐, 관원, 중완을 1일 석 장씩 3일 정도 뜸을 뜬 다음, 치료혈에 뜸을 뜬다.
- 치료혈에 뜸을 뜰 때도 반드시 기본혈을 1일 석 장씩 자극한 다음에 뜸을 떠야 한다.

뜸 뜨는 부위

치료혈
중부 | 위치 : 첫째 갈비뼈와 두번째 갈비뼈 사이, 가슴 정중앙에서 옆구리 쪽으로 6치 떨어진 곳
효과 : 폐의 기능 조절, 가슴이 답답하고 숨이 차거나, 기침 날 때, 어깨가 결리고 아프거나 감기 기운이 있을 때
대추 | 위치 : 일곱번째 목뼈 아래, 목 뒤편 큰 뼈 바로 밑
효과 : 만성 감기, 인후염, 목 신경통, 두드러기, 치질, 위장병
폐수 | 위치 : 세번째 가슴등뼈에서 양쪽으로 1.5치 떨어진 곳
효과 : 폐결핵, 폐충혈, 기침, 가슴이 뭉치고 답답할 때, 허리와 등이 아플 때
고황 | 위치 : 네번째 가슴등뼈에서 양쪽으로 3치 떨어진 곳
효과 : 폐결핵, 늑막염, 심장병, 노이로제 개선

*기본혈과 더불어 치료혈을 1일 석 장씩 열흘 이상 뜸을 뜬다.

뜸 뜨는 자세
기본혈과 수태음폐경에 속한 중부는 편하게 누워서, 대추, 폐수, 고황은 엎드려서 뜸을 뜬다.

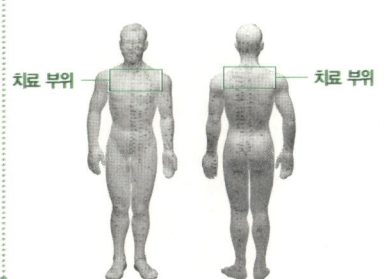

기관지염

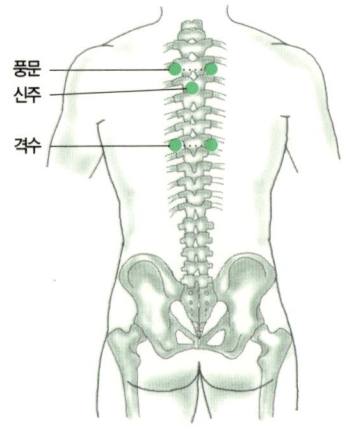

기관지염은 감기에 연이어 생겨나는 병이다. 기침이 주요 증상으로 나타나며 심하면 가슴이 아파온다. 급성과 만성으로 나뉜다.

급성 기관지염의 증상은 기침이 나며, 처음에는 가래가 점액성이다가 나중에는 진한 농성으로 바뀌면서 피가 섞여 나오는 경우도 있다.

만성 기관지염의 증상은 밤에는 기침이 심하다가 낮에는 덜해지는 것이 특징이다. 기침이 심하게 날 때는 반듯하게 누워 있지 못할 정도다. 담배를 많이 피우는 사람, 유해 가스, 먼지가 많은 나쁜 환경에서 오래도록 일을 하는 사람에게 나타나기 쉽다.

뜸 뜨는 부위

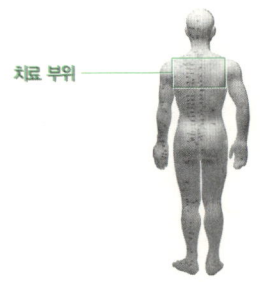

기본혈
신궐, 중완, 관원의 기본 혈자리를 하루 석 장씩 뜸을 뜬다. 심한 경우 하루 다섯 장 뜸을 떠도 된다.

치료혈
풍문 | **위치** : 두번째 가슴등뼈에서 양쪽으로 1.5치 떨어진 곳
　　　　효과 : 기관지염, 폐렴, 늑막염, 감기, 심계항진
신주 | **위치** : 세번째 가슴등뼈 아래
　　　　효과 : 뇌척추 질환, 히스테리, 호흡기 질환, 소아 질병, 피로 회복
격수 | **위치** : 일곱번째 가슴등뼈에서 양쪽으로 1.5치 떨어진 곳
　　　　효과 : 천식, 위산 과다, 빈혈, 신경성 구토
＊기본혈과 더불어 치료혈을 1일 두 장 내지 석 장씩 열흘 이상 뜸을 뜬다.

뜸 뜨는 자세
기본혈은 편안하게 누워서 뜸을 뜬다. 족태양방광경에 속하는 풍문과 격수, 독맥에 속하는 신주에 뜸을 뜰 때는 엎드려서 뜸을 뜬다.

폐결핵

폐결핵은 망국병이라고까지 불렸던 질환이다. 지금은 발병률이 많이 줄어들었지만, 여성들의 경우 무리한 다이어트로 인해 폐결핵에 걸리기도 한다. 영양 부족으로 면역력이 떨어져서 걸릴 수 있으므로 아직까지 무시 못할 질병이다.

초기에는 머리가 아프고 미열이 나며 피로 권태감이 생기는 것이 일반적이다. 또 밥맛이 없어지고 얼굴이 수척해지며, 살갗과 얼굴이 창백해진다. 식은땀도 많이 나며 기침을 하고 가래가 나온다. 심해지면 기침을 하는 횟수가 늘며, 각혈을 하기도 한다.

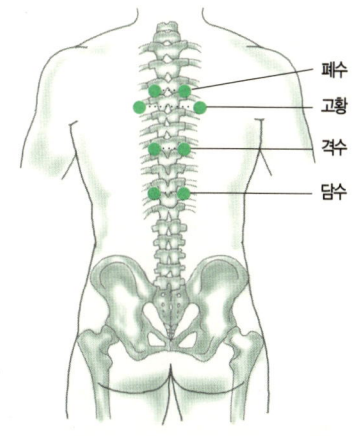

- 기본혈 신궐, 관원, 중완을 1일 석 장씩 3일 정도 뜸을 뜬 다음, 치료혈에 뜸을 뜬다.
- 치료혈에 뜸을 뜰 때도 반드시 기본혈을 1일 석 장씩 자극한 다음에 뜸을 떠야 한다.

뜸뜨는 부위

치료혈
폐수 | **위치** : 세번째 가슴등뼈에서 양쪽으로 1.5치 떨어진 곳
  효과 : 폐결핵, 폐충혈, 기침, 가슴이 뭉치고 답답할 때, 허리와 등이 아플 때
고황 | **위치** : 네번째 가슴등뼈에서 양쪽으로 3치 떨어진 곳
  효과 : 폐결핵, 늑막염, 심장병, 노이로제 개선
격수 | **위치** : 일곱번째 가슴등뼈에서 양쪽으로 1.5치 떨어진 곳
  효과 : 천식, 위산 과다, 빈혈, 신경성 구토
담수 | **위치** : 열번째 가슴등뼈에서 양쪽으로 1.5치 떨어진 곳
  효과 : 담낭 질환, 십이지장 궤양, 위장병, 늑막염
* 기본혈과 더불어 치료혈을 1일 석 장씩 1백 일 이상 뜸을 뜬다.

뜸 뜨는 자세
기본혈은 편안하게 누워서 뜸을 뜬다. 족태양방광경에 속하는 폐수, 격수, 담수, 고황을 뜸 뜰 때는 엎드려서 뜸을 뜨면 된다.

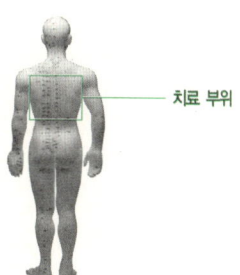

기관지 천식

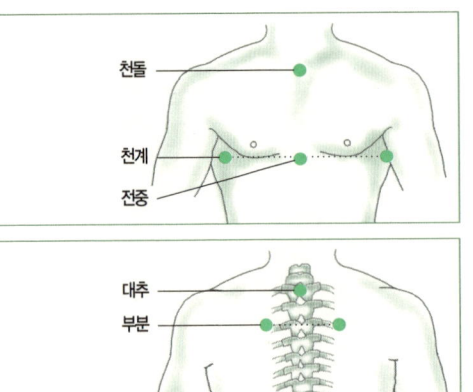

기관지 천식은 기침이나 숨가쁨이 발작적으로 일어나기 때문에 몹시 고통스런 병이다. 원인은 여러 가지 자극에 대해 기도가 과민하게 반응을 하는 것으로 기도의 광범위한 협착에 의해 환자가 고통을 받는다.

천명, 호흡 곤란, 기침 등의 전형적인 증상이 발작적으로 일어나는 이 질환은 알레르기성 인자에 의해 발작하는 경우가 가장 많다. 이런 인자들을 없애기 위해서는 입안, 콧속의 만성 국소성 감염과 백일해, 폐렴 등을 조심해야 한다. 발작은 주로 밤중에 일어나는 경우가 많다.

뜸 뜨는 부위

치료혈
천돌 | 위치 : 목의 정중앙 툭 튀어나온 곳
　　　효과 : 식도 경련, 구토증, 인후염, 갑상선염
천계 | 위치 : 젖꼭지에서 옆으로 2치 떨어진 곳
　　　효과 : 기관지염, 가슴 답답증, 유방염
전중 | 위치 : 양쪽 젖꼭지의 정중앙에 위치
　　　효과 : 늑막염, 유방통, 천식, 심계항진
대추 | 위치 : 일곱번째 목뼈 아래, 목 뒤편 큰 뼈 바로 밑
　　　효과 : 만성 감기, 인후염, 목 신경통, 두드러기, 치질, 위장병
부분 | 위치 : 두번째 가슴등뼈에서 양쪽으로 3치 떨어진 곳
　　　효과 : 목 근육 경련, 견배통, 팔 저림
*기본혈과 더불어 치료혈을 1일 석 장씩 한달 이상 뜸을 뜬다.

뜸 뜨는 자세
기본혈과 같은 임맥인 천돌, 전중, 족태음비경에 속한 천계는 편안하게 누워서 뜸을 뜬다. 부분과 대추는 엎드려서 뜸을 뜬다.

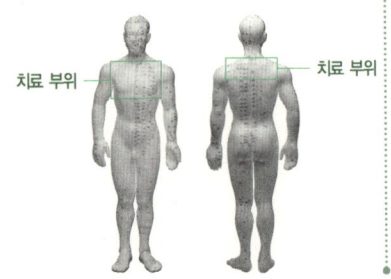

고혈압

고혈압은 수축기 혈압이 160mmHg, 확장기 혈압이 95mmHg 이상일 때를 통상 말한다.

고혈압이 있을 때 자각 증상이 없는 사람도 더러 있지만 대부분 두통을 호소하고, 이명증, 불안, 초조, 심계항진, 숨가쁨, 가슴이 답답한 증상 등이 나타난다. 또 다리가 저리고, 코피가 나며, 뒷머리가 당긴다는 사람도 많다. 젊은층에서도 고혈압 환자가 많이 생기므로 관심을 많이 기울여야 한다. 고혈압으로 시달리는 사람은 저염 식사를 하는 것이 중요하다.

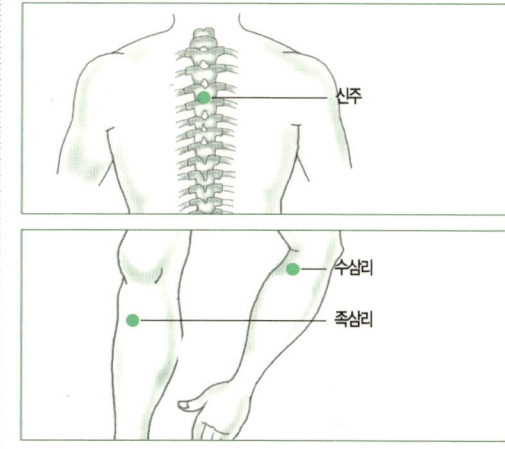

뜸 뜨는 부위

기본혈
신궐, 관원, 중완의 기본혈을 하루 석 장씩 3일 정도 뜸을 뜬다.

치료혈
족삼리 | **위치** : 무릎에서 아래로 3치 내려간 곳
　　　　효과 : 소화 불량, 입안 염증, 팔다리 피곤증, 고혈압
수삼리 | **위치** : 팔을 구부렸을 때 움푹 들어간 곳에서 1치 내려간 곳
　　　　효과 : 반신불수, 요골 신경통, 중풍, 치통, 감기, 고혈압
신주 | **위치** : 세번째 가슴등뼈 아래
　　　효과 : 뇌척추 질환, 히스테리, 호흡기 질환, 소아 질병, 피로 회복
* 기본혈과 더불어 치료혈을 1일 3~5장씩 1백 일 이상 뜸을 뜬다.

뜸 뜨는 자세
기본혈은 편안하게 누워서, 독맥에 속한 신주는 엎드려서 뜸을 뜬다. 수양명대장경에 속한 수삼리는 앉은 자세에서 팔을 앞으로 뻗어, 족양명위경에 속한 족삼리는 앉은 자세에서 뜸을 뜨면 된다.

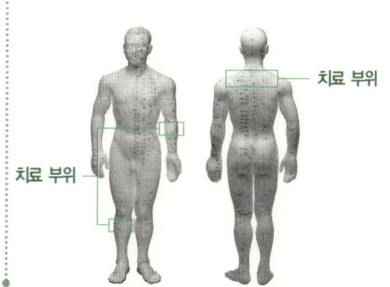

저혈압

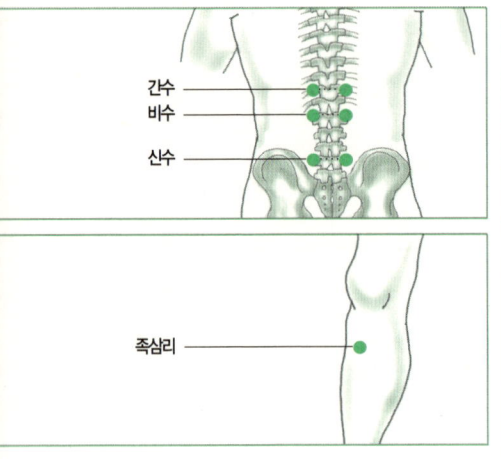

저혈압은 갑자기 발생하는 저혈압과 수축기 혈압이 80~110mmHg 정도인 만성 저혈압으로 구분된다.

갑자기 발생하는 저혈압은 일반적으로 쇼크를 동반하는데, 원인으로는 외상에 의한 출혈, 위장관 대량 출혈 등 다양하다.

만성 저혈압은 일반적으로 병변이 없는 경우가 많다. 이 경우 일정 혈압치 이하라는 단순한 수치로만 저혈압을 가리는 것은 곤란하다. 혈압치가 어떤 한계치 이하로 떨어졌을 때 그 개개인에게 신체적으로 어떤 해로운 결과가 생겼느냐에 따라 저혈압 여부를 가리는 것이 좋다.

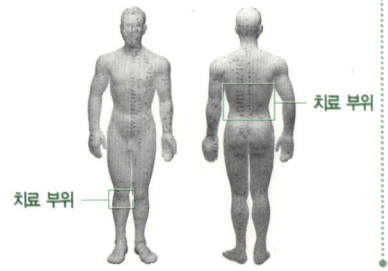

뜸 뜨는 부위

기본혈
신궐, 중완, 관원의 기본혈을 하루 석 장씩 사흘 정도 뜸을 뜬다.

치료혈
간수 | 위치 : 아홉번째 가슴등뼈에서 양쪽으로 1.5치 떨어진 곳
　　　효과 : 간장 질환, 위경련, 만성 위염, 노이로제
비수 | 위치 : 열한번째 가슴등뼈에서 양쪽으로 1.5치 떨어진 곳
　　　효과 : 소화 불량, 위하수, 위궤양, 당뇨병
신수 | 위치 : 두번째 허리뼈에서 양쪽으로 1.5치 떨어진 곳
　　　효과 : 신장염, 당뇨병, 소화기 장애, 호흡기 장애, 생식기 장애, 월경 불순
족삼리 | 위치 : 무릎에서 아래로 3치 내려간 곳
　　　효과 : 소화 불량, 입안 염증, 팔다리 피곤증, 고혈압
*기본혈과 더불어 치료혈을 1일 두 장 내지 석 장씩 오랜 동안 뜸을 뜬다.

뜸 뜨는 자세
기본 혈은 편하게 누워서, 간수, 비수, 신수 등의 족태양방광경에 속한 혈은 엎드려서, 족삼리는 앉은 자세에서 뜸을 뜬다.

TiP

뜸 뜬 직후엔 물기를 대지 않는 것이 원칙

뜸을 뜨고 나면 혈자리 표면에 노란 쑥 진액이 묻어난다. 이럴 때 진액을 그냥 두기는 찜찜하므로 진액을 닦아내는 것이 좋다. 하지만 물수건 등 물을 이용해 닦아내는 것은 좋지 못하다.

뜸 뜬 직후에는 혈자리에 뜨거운 것이든 찬 것이든 물기를 대지 않는 것이 원칙이다. 뜸은 혈자리에 온열 자극을 주어 몸에 기와 혈이 잘 통하도록 하는 데 근본 목적이 있는 것이니만큼 뜸을 뜨고 난 후 물기를 혈자리에 대면 그만큼 치료 효과가 반감될 수밖에 없기 때문이다.

혈자리에 물기를 대는 것은 뜸을 뜬 후 여섯 시간 이상 경과하면 무방하다. 따라서 뜸 뜬 후 여섯 시간이 지나면 목욕을 해도 괜찮고, 또 뜸 뜬 혈자리를 씻어도 좋다.

그렇다면 뜸 뜬 직후에 혈자리 표면에 묻어 있는 쑥 진액은 어떻게 처리를 해야 할까. 앞서 말했듯 마른 수건이나 티슈 등을 이용해 깨끗하게 닦아내는 것이 좋다. 이 진액은 물론 피부를 통해 몸속에 들어가 효과를 내는 것이기는 하지만, 어떤 것이나 지나치면 탈이 나고 오히려 모자란 것보다 더 못할 수 있는 법이듯 진액 역시 마찬가지이다.

진액이 혈자리에 묻은 상태로 그대로 두면 이것이 말라가면서 피부의 미세한 구멍을 막아버리게 된다. 따라서 이 진액이 많이 뭉쳐 있으면 있을수록 뜸을 뜰 때 이로운 성분을 피부가 쉽게 받아들일 수 없도록 만들어버리는 것이다.

이 같은 사실을 심옹도 처음에는 알지 못했다. 심옹이 자신의 뜸 요법으로 처음 뜸을 뜰 때의 일이다. 처음 1주일 정도는 그렇게 좋은 효과를 내던 뜸이 1주일 정도만 지나면 별다른 차도를 보이지 않는 것이었다. 참으로 알다가도 모를 일이었다. 심옹은 고민에 고민을 거듭했다. 그러던 어느 날이었다. 뜸 치료를 하면서 보니까 뜸 뜬 혈자리에 묻은 쑥진이 완전히 한 꺼풀 씌워 있는 것이 아닌가. 심옹은 무릎을 탁 쳤다. 뜸의 효험이 1주일만 지나면 멈춰버리는 것이, 다름 아닌 혈자리를 덮어버린 쑥진 때문이라는 것을 알아낸 것이다.

혈자리를 통해 쑥 연기와 쑥진이 원활하게 흡수되어야만 병이 고쳐지는 것인데, 뜸을 뜨고 난 연후에 혈자리에 묻은 쑥진이 그대로 혈자리의 숨구멍을 막아버렸으니 한마디로 재로 꽉 막혀버린 구들장에 불을 지피는 것이나 다를 바 없는 헛뜸질을 했다는 깨달음이 든 것이다.

그래서 심옹은 뜸 뜬 혈자리를 물에 푹 불려 한 꺼풀 씌워진 쑥진을 벗겨보았다. 아니나 다를까, 이렇게 쑥진을 벗겨낸 후 다시 뜸을 떠보니 반응이 오기 시작한 것이다. 처음 1주일 동안 뜸을 뜰 때처럼 환자의 상태가 급속도로 좋아지는 것이었다.

따라서 심옹식 뜸을 뜨고 난 후 반드시 명심해야 될 부분은, 뜸을 뜬 직후 여섯 시간은 물을 대지 않고, 그 시간이 경과하고 나면 몸을 물 속에 푹 담가 피부에 묻어 있는 쑥진을 완전히 빼내야 한다는 것이다. 물론 매일 혈자리를 물에 푹 담가 쑥진을 뺄 필요는 없다. 사나흘에 한 번꼴로만 몸을 물에 푹 담가 쑥진을 완전히 불려 떼어내는 것으로도 충분하다.

04 부인과 질환
자궁 근종

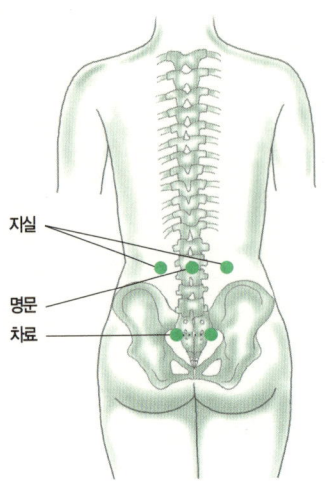

자궁 근종은 자궁 근육에 있는 세포가 비정상적으로 자라나 결절이 생긴 것을 말한다. 흔히 자궁 물혹이라고도 하는데 이는 정확한 표현이 아니다. 생긴 부위에 따라 체부 근종, 경부 근종, 장막하 근종, 근층내 근종, 점막하 근종 등으로 구분된다.

증상은 근종의 발생 부위, 자라난 방향, 결절의 숫자나 크기에 따라 다양하게 나타난다. 대표적인 증상은 하복부에 덩어리가 만져지거나, 월경량이 지나치게 많아지고, 때론 월경 시에 덩어리 피가 나오기도 한다. 또 근종이 지나치게 커지면 신경을 압박해 요통이 생기기도 하며, 빈뇨, 배뇨통, 배뇨 곤란 등을 일으킨다. 또 근종이 직장을 압박하면 변비가 생기기도 한다.

뜸 뜨는 부위

기본혈
신궐, 중완, 관원의 기본혈을 하루 석 장 내지 다섯 장씩 1주일 정도 뜸을 뜬다.

치료혈
지실 | **위치** : 두번째 허리뼈에서 양쪽으로 3치 떨어진 곳
　　　효과 : 남녀 생식기 질환, 신장염, 요통
명문 | **위치** : 두번째 허리뼈 아래
　　　효과 : 요통, 비뇨 생식기 질환, 신장염, 자궁 염증, 이명증
차료 | **위치** : 두번째 엉덩이뼈에서 양쪽으로 7~8푼 떨어진 곳
　　　효과 : 생식기 질환, 불임증
＊기본혈과 더불어 치료혈을 1일 석 장씩 50일 이상 뜸을 뜬다.

뜸 뜨는 자세
기본혈은 편안하게 누워서, 지실과 차료, 명문은 엎드려서 뜬다.

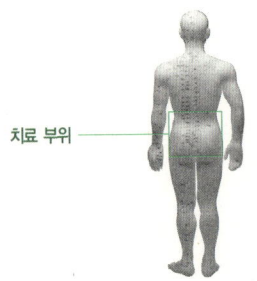

자궁 내막염

자궁 내막염은 자궁 내의 막에 세균이 침범해 염증을 일으키는 것이다. 대부분 급성으로 질이나 자궁경관이 세균에 감염돼 염증을 일으킨다. 분만이나 유산 후, 월경 때의 비위생적인 생활 등이 원인이 되어 자궁 내막염으로 고생한다.

염증이 가벼울 때는 거의 자각 증상이 나타나지 않는다. 염증이 심해지면 특히 냉이 많아지는데 황색이나 황갈색을 띠기도 하고 고름처럼 보이거나 피가 섞여 나오는 경우도 있다. 심할 때는 하복부에 통증이 심해지고 열이 나기도 한다.

의외로 많은 여성들이 자궁 내막염으로 고생하므로 청결 유지에 늘 신경을 써야 한다.

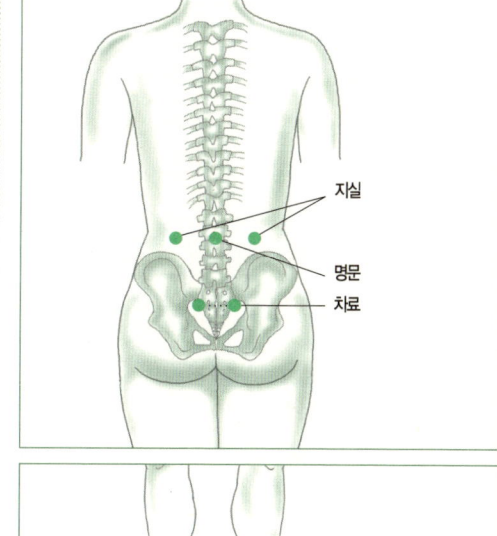

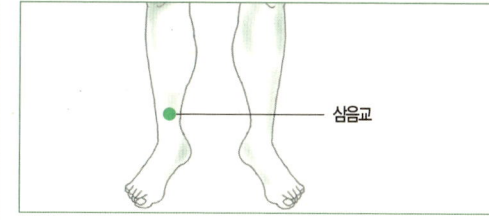

뜸 뜨는 부위

기본혈
신궐, 중완, 관원의 기본혈을 하루 석 장 내외로 3일 이상 뜸을 뜬다.

치료혈
지실 | **위치** : 두번째 허리뼈에서 양쪽으로 3치 떨어진 곳
　　　효과 : 남녀 생식기 질환, 신장염, 요통
명문 | **위치** : 두번째 허리뼈 아래
　　　효과 : 요통, 비뇨 생식기 질환, 신장염, 자궁 염증, 이명증
차료 | **위치** : 두번째 엉덩이뼈에서 양쪽으로 7~8푼 떨어진 곳
　　　효과 : 생식기 질환, 불임증
삼음교 | **위치** : 안쪽 복사뼈에서 위로 3치 올라가 약간 뒤쪽
　　　　효과 : 남녀 생식기 질환, 월경 과다, 자궁 출혈, 다리 무릎 통증
*기본혈과 더불어 치료혈을 1일 3~5장씩 50일 이상 뜸을 뜬다.

뜸 뜨는 자세
기본혈은 편안하게 누워서 뜸을 뜨고, 지실과 차료, 명문은 엎드려 뜬다. 장딴지 안쪽에 있는 삼음교는 편안하게 앉아서 다리를 쭉 편 다음 뜸을 뜬다.

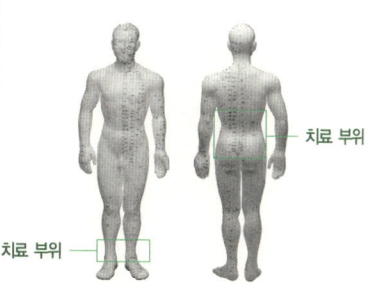

생리 불순

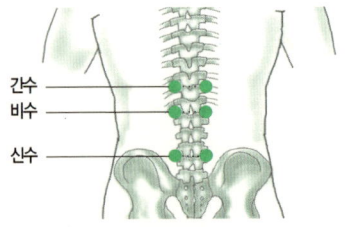

- 기본혈 신궐, 관원, 중완을 1일 석 장씩 3일 정도 뜸을 뜬 다음, 치료혈에 뜸을 뜬다.
- 치료혈에 뜸을 뜰 때도 반드시 기본혈을 1일 석 장씩 자극한 다음 오랜 동안 뜸을 떠야 한다.

생리가 고르게 나오지 않는 것만큼 여성들에게 고통스러운 것은 없다. 보통 생리는 한 달에 한 번꼴로 있어야 한다. 물론 예정일에서 10일쯤 늦어지거나 5일쯤 빨라진다면 별 문제가 없지만 그보다 늦거나 빠르거나, 지나치게 출혈량이 많다거나, 통증이 심하면 고민이 아닐 수 없다. 생리와 관련된 증상이 이처럼 다양하듯 그 원인 또한 많다. 난소에 이상이 있다거나, 자궁 내에 염증이 있다거나, 자궁이나 난소와 관련 없는 다른 부위에 이상이 있을 때도 월경 불순이 찾아올 수 있다.

여성들의 경우, 생리가 원활하면 몸이 건강하다고 표현해도 좋을 만큼 건강과 밀접하게 관계되는 것이므로 생리가 원활해질 수 있도록 항상 신경을 써야 한다.

뜸 뜨는 부위

기본혈
신궐, 중완, 관원 기본혈을 하루 석 장씩 1주일 정도 뜸을 뜬다. 증상이 가벼운 사람은 이 정도면 증상이 가벼워진 것을 느낄 수 있을 정도다.

치료혈
- **간수** | **위치** : 아홉번째 가슴등뼈에서 양쪽으로 1.5치 떨어진 곳
  효과 : 간장 질환, 위경련, 만성 위염, 노이로제
- **비수** | **위치** : 열한번째 가슴등뼈에서 양쪽으로 1.5치 떨어진 곳
  효과 : 소화 불량, 위하수, 위궤양, 당뇨병
- **신수** | **위치** : 두번째 허리뼈에서 양쪽으로 1.5치 떨어진 곳
  효과 : 신장염, 당뇨병, 소화기 장애, 호흡기 장애, 생식기 장애, 월경 불순

뜸 뜨는 자세
기본혈은 편안하게 누워서, 간수, 비수, 신수는 엎드려서 뜸을 뜨면 된다.

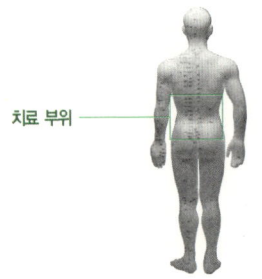

치료 부위

냉증

허리와 무릎이 시리고 저린다고 호소하는 여성들이 의외로 많다. 냉증이나 얼굴이 화끈하게 달아오르는 열감은 성호르몬의 불균형으로 찾아오는 경우가 많다. 또 저혈압이나 빈혈 등이 원인이 되는 경우도 많다.

다른 사람은 아무렇지도 않은데 자신만 오슬오슬 한기를 느끼는 것처럼 고통스러운 것은 없으므로 이런 증세를 보일 때는 가능한 한 빨리 원인을 찾아내 치료를 서두르는 것이 좋다.

요즘은 남성들도 허리와 무릎 등이 시리다고 호소하는 사람이 늘고 있다. 일상 생활을 할 때 몸이 찬 기운에 노출되지 않도록 하고, 특히 찬 물을 즐기는 사람은 습관을 바꾸는 것이 좋다.

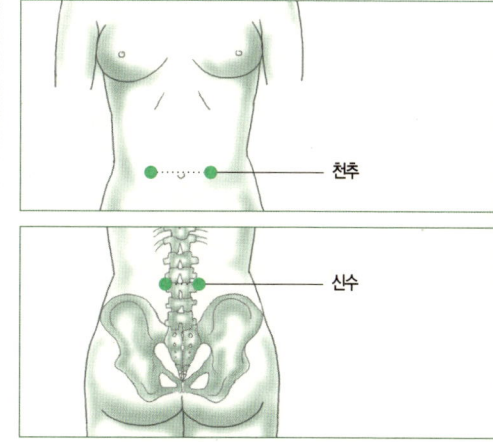

뜸 뜨는 부위

기본혈
신궐, 중완, 관원의 기본혈을 하루 석 장에서 다섯 장 정도 뜸을 뜬다.

치료혈
천추 | **위치** : 배꼽 정중앙에서 바깥쪽으로 2치 떨어진 곳
　　　　효과 : 만성 장염, 신장병, 자궁 내막염
신수 | **위치** : 두번째 허리뼈에서 양쪽으로 1.5치 떨어진 곳
　　　　효과 : 신장염, 당뇨병, 소화기 장애, 호흡기 장애, 생식기 장애, 월경 불순
＊기본혈과 더불어 치료혈을 1일 석 장씩 오랜 동안 뜸을 뜬다.

뜸 뜨는 자세
기본혈과 배꼽 양옆에 자리한 천추혈은 편안하게 누워서, 신수는 엎드려서 뜸을 뜬다.

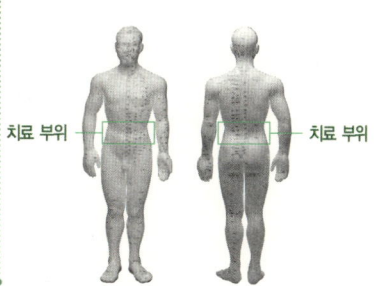

질염

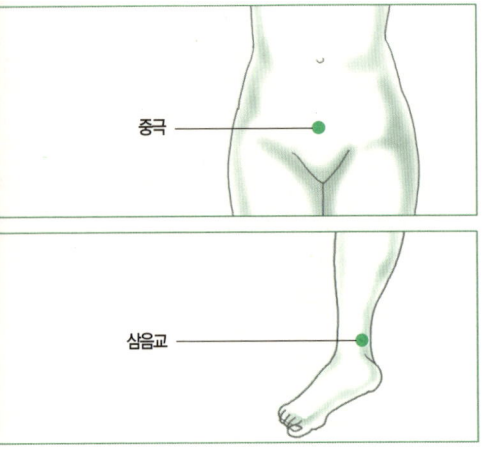

여성의 외성기인 질은 질구에서 자궁에 이르는 8~10센티미터 정도의 기관이다. 항상 분비물이 나와 적당한 습도를 유지하고 있어서 여러 가지 감염을 일으키기 쉬운 부위이다.

증상은 냉이 많아지는 것이 특징이다. 또 외음부에 가려움증이 나타나고 벌겋게 발적되기도 한다.

감염을 일으키는 병원균은 포도상구균, 연쇄상구균, 대장균, 임균 등의 세균과 트리코모나스, 칸디다 등이다.

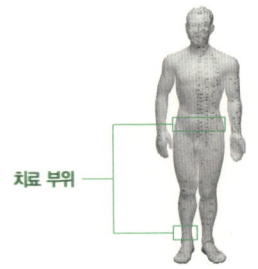

뜸 뜨는 부위

기본혈
신궐, 중완, 관원의 기본혈을 하루에 석 장씩 5일 정도 뜸을 뜬다.

치료혈
중극 | **위치** : 곡골에서 배꼽 쪽으로 1치 위쪽
　　　 효과 : 생리 불순, 불임증, 신장염, 좌골 신경통
삼음교 | **위치** : 안쪽 복사뼈에서 위로 3치 올라가 약간 뒤쪽
　　　　 효과 : 남녀 생식기 질환, 월경 과다, 자궁 출혈, 다리 무릎 통증
*기본혈과 더불어 치료혈을 1일 두 장 내지 석 장씩 한 달 이상 뜸을 뜬다.

뜸 뜨는 자세

기본혈과 중극은 편안하게 누워서 뜸을 뜬다. 삼음교는 편안하게 앉아서 발을 약간 비틀어 뜸을 뜬다.

불임증

정상적인 부부 관계를 맺고 있는데도 아이를 갖지 못하는 부부가 더러 있다. 불임은 결혼 후 1년이 지나도 아이를 갖지 못하는 경우를 말한다.

불임증은 원발성과 첫 아이를 낳고 아이를 갖지 못하는 속발성으로 구분한다. 여성측의 원인으로 인한 불임은 자궁과 난소, 난관 등에 이상이 있을 때, 지방이 과도하게 많을 때, 당뇨 질환이 있을 때 등 그 원인이 다양하다.

원하는 아이를 갖기 위해서 꾸준히 뜸을 뜨면서 몸 조절에 신경쓰도록 한다.

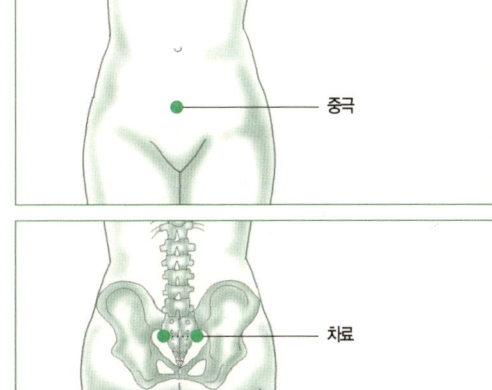

뜸 뜨는 부위

기본혈
신궐, 관원, 중완의 기본혈을 하루 석 장씩 꾸준하게 뜸을 뜬다.

치료혈
중극 | **위치** : 곡골에서 배꼽 쪽으로 1치 위쪽
　　　효과 : 생리 불순, 불임증, 신장염, 좌골 신경통
차료 | **위치** : 두번째 엉덩이뼈에서 양쪽으로 7, 8푼 떨어진 곳
　　　효과 : 생식기 질환, 불임증
*기본혈과 더불어 치료혈을 1일 3~5장씩 1백 일 이상 뜸을 뜬다.

뜸 뜨는 자세
기본 혈과 중극은 편하게 누워서, 차료는 엎드린 자세에서 뜸을 뜬다. 중극과 차료는 불임증 치료에 효과적인 경혈이므로 꾸준하게 뜸을 뜬다면 원하는 효과를 얻을 수 있을 것이다.

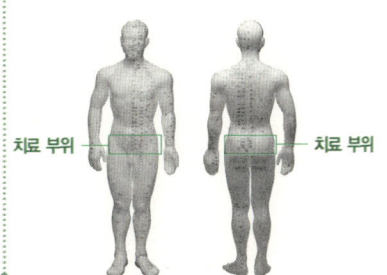

유선염

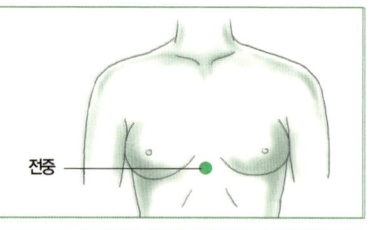

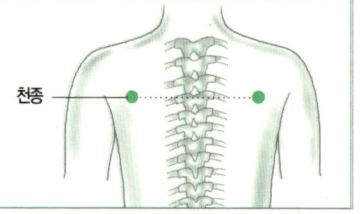

모체의 상징인 여성의 유방은 예술의 각 장르마다 중요한 표현 수단이 되고 있는 부위이다. 어린 생명을 건강하게 키워내는 유방은 그 자체로도 값진 것이지만 여성의 아름다움을 살리는 데 없어서는 안 될 인체 기관이다.

유선염은 유방의 질병 중에서 가장 흔한 것이다. 만성 유선염의 경우 손으로도 쉽게 멍울을 만질 수 있을 정도로 멍울이 자리 잡고 있다. 멍울은 물렁물렁하고 한쪽 유방에 생기는 것이 일반적이나 간혹 양쪽에 자리 잡고 있는 경우도 있다.

증상은 멍울이 자리 잡은 부위에 압통과 동통이 느껴지는데 특히 월경 직전에 통증이 더 심해지기도 한다.

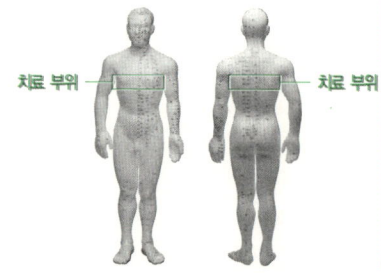

뜸 뜨는 부위

기본혈
신궐, 관원, 중완의 기본혈을 하루 석 장씩 3일 정도 뜸을 뜬다.

치료혈
전중 | **위치** : 양쪽 젖꼭지의 정중앙에 위치
　　　　효과 : 늑막염, 유방통, 천식, 심계항진
천종 | **위치** : 겨드랑이에서 어깻죽지 쪽으로 비스듬하게 2치 정도 떨어진 곳
　　　　효과 : 유방통, 심장병, 어깻죽지 신경통 개선
＊기본혈과 더불어 치료혈을 1일 두 장 내지 석 장씩 열흘 이상 뜸을 뜬다.

뜸 뜨는 자세

기본혈과 전중은 편하게 누운 자세에서, 어깻죽지 뒤편에 있는 천종은 엎드린 자세에서 뜸을 뜬다. 전중과 천종은 유방에 통증이 있을 때 뜸을 떠주면 좋은 효과가 나타나는 혈이다.

뜸을 떠서는 안 될 사람

제아무리 좋은 약도 자신에게 맞지 않으면 오히려 독이 될 수 있다. 약도 이런데 하물며 치료법인들 사람을 가리지 말란 법은 없을 것이다.

뜸 뜨는 것을 권하고 싶지 않은 사람은 다음과 같은 사람들이다.

임신부에게 배나 허리 등에 뜸을 떠서는 안 된다. 임신부에게 뜸을 뜨면 기운이 없어질 뿐만 아니라 기혈의 흐름이 왕성해져 뱃속의 태아도 태동을 더 심하게 한다. 자칫하면 유산을 할 위험도 있으므로 임신부가 뜸을 뜨는 것은 피해야 한다. 다음으로는 피부 알레르기가 심한 사람을 들 수 있다. 알레르기가 심한 사람은 뜸 뜬 혈자리뿐만 아니라 온몸이 가려워지는 고통을 받게 되므로 뜸 뜨는 일은 피해야 한다. 술 취한 상태에서 뜸을 뜨는 것도 피해야 할 일 가운데 하나이다. 술을 마시게 되면 혈행이 빨라진다. 여기다 또 뜸으로 자극을 주게 되면 가슴이 답답해질 수 있으므로 절대 뜸을 피해야 한다. 또 어린아이에게 심옹식 뜸을 떠서는 안 된다. 이 뜸은 일반 뜸에 비해 100배 이상 뜸기둥의 크기가 큰 뜸이므로 아이에게 지나친 부담을 줄 수 있다. 어린아이는 15세 이하로 보면 큰 무리가 없다. 식사를 한 직후에도 뜸을 뜨는 것은 피해야 할 일이다. 식사 직후 소화가 잘 안 된 상태에서 뜸을 뜨게 되면 몸에 무리를 주게 된다. 또 허기를 느끼는 공복 시에도 뜸 치료는 피하는 것이 좋다. 한편 몸에 지나치게 열이 많을 때는 뜸 치료를 피해야 한다. 그렇잖아도 고열로 고통을 받고 있는 사람에게 뜸으로 온열 자극을 가하면 불난 집에 기름을 끼얹은 것이나 다를 바 없기 때문이다.

뜸 뜨는 시간은 언제가 좋은가

뜸은 보통 한낮, 즉 정오가 지난 시간에 뜨는 것이 좋다고 『동의보감』은 밝히고 있다. 이 시간에 뜸을 뜨라고 하는 까닭은 한낮의 시간은 양의 기운이 성한 시간으로 음기가 없으며, 또 뜸기둥에 불이 잘 붙기 때문이다. 너무 이른 아침은 허기가 져 있는 상태이므로 이 시간에 뜸을 뜨게 되면 어지럼증이 날 수 있으므로 삼가는 것이 좋다 한다. 하지만 급한 병이 생겼을 때는 꼭 시간을 따져야 할 필요는 없다. 또 비가 오는 날이나 바람이 세찬 날, 눈이 내리는 날에도 가급적이면 뜸을 뜨지 않는 것이 좋다. 이렇게 고르지 않은 일기는 음기가 성해지기 쉬우므로 양의 밝은 기운을 받기 위해서는 날이 갠 다음에 치료를 하는 것이 좋다.

『동의보감』에서 밝힌 것을 더 인용해보면 술을 마신 뒤나, 찬 음식 혹은 지나치게 굳은 음식을 먹은 뒤, 너무 근심걱정을 많이 한 뒤, 지나치게 분노하고 한탄하는 마음이 가시지 않은 상태에서는 뜸 뜨는 일을 피하라고 적고 있다.

05 비뇨 생식기 질환
신염

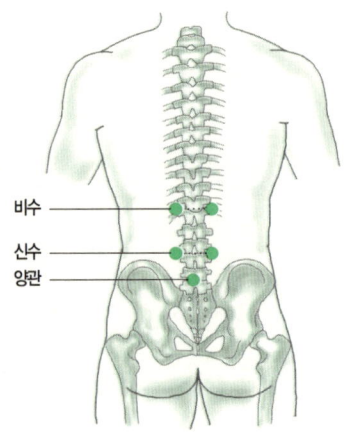

비수
신수
양관

얼굴이나 전신이 붓고, 심한 경우 소변에서 피까지 나오는 신염은 급성과 만성으로 구분된다.

발병의 주요 원인은 용혈성 연쇄상구균 등의 세균이나 바이러스에 의한 감염이다. 급성 신염은 어린아이에게 가장 많이 발병되며, 장년층이나 노인층에서도 발생한다. 특히 여성보다 남성의 발병률이 높다. 만성 신염은 신염 증상 중 어느 하나가 1년 이상 계속되는 경우로 급성 신염이 지속되는 경우와 원인 불명인 경우가 많다. 주요 증상은 몸이 붓고, 소변량이 줄어들면서 혈뇨가 나오고, 소변에 단백질이 유출된다. 또 혈압이 올라가 심계항진 증상이 나타나며, 호흡 곤란증을 겪기도 한다.

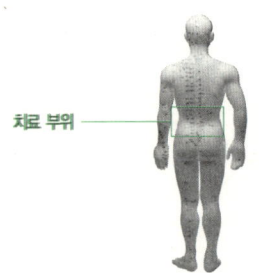

치료 부위

뜸 뜨는 부위
기본혈
신궐, 중완, 관원의 기본혈을 하루 석 장씩 1주일 정도 뜸을 뜬다.

치료혈
비수 | **위치** : 열한번째 가슴등뼈에서 양쪽으로 1.5치 떨어진 곳
　　　　효과 : 소화 불량, 위하수, 위궤양, 당뇨병
신수 | **위치** : 두번째 허리뼈에서 양쪽으로 1.5치 떨어진 곳
　　　　효과 : 신장염, 당뇨병, 소화기 장애, 호흡기 장애, 생식기 장애, 월경 불순
양관 | **위치** : 네번째 허리뼈 아래
　　　　효과 : 허리 통증, 무릎 신경통, 양기 부족, 하복부 냉증, 만성 장염
*기본혈과 더불어 치료혈을 1일 석 장씩 50일 이상 뜸을 뜬다.

뜸 뜨는 자세
기본혈은 편하게 누워서, 비수, 신수, 양관은 엎드려서 뜸을 뜬다.

신우신염

요도염이나 방광염이 원인의 대부분을 차지하는 신우신염은 남성보다 여성에게서 발병률이 높은 질환이다. 여성은 남성에 비해 요도가 짧기 때문에 신우신염이 자주 걸린다.

원인 병원균은 대장균이 가장 많은데 급성 때 충분하게 치료를 하지 않으면 만성이 되어 계속 고생을 하게 된다. 증상은 급성에서 고열, 요통, 소변 이상 등이 나타나며 만성은 자각 증상이 거의 없어 보통의 신염과 혼동하기 쉽다.

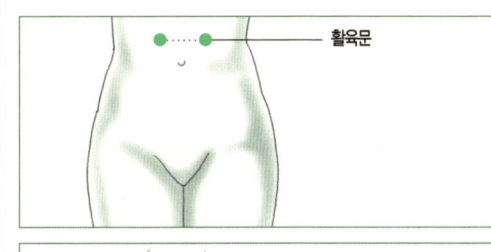

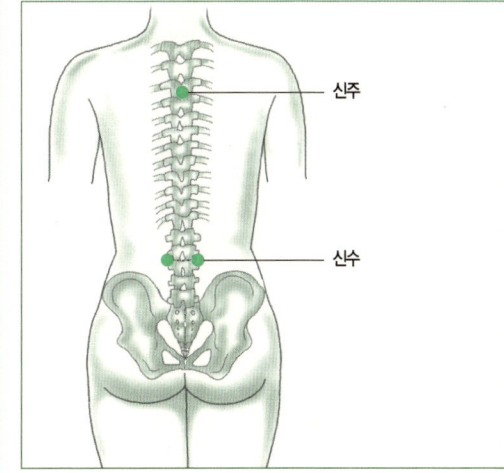

뜸 뜨는 부위

기본혈
신궐, 관원, 중완의 기본혈을 1주일 정도 뜸 뜬다.

치료혈
활육문 | 위치 : 배꼽에서 위로 1치 올라가 좌우로 두 치 떨어진 곳
　　　　효과 : 위통, 신장 질환, 중이염, 신경 쇠약
신주 | 위치 : 세번째 가슴등뼈 아래
　　　　효과 : 뇌척추 질환, 히스테리, 호흡기 질환, 소아 질병, 피로 회복
신수 | 위치 : 두번째 허리뼈에서 양쪽으로 1.5치 떨어진 곳
　　　　효과 : 신장염, 당뇨병, 소화기 장애, 호흡기 장애, 생식기 장애, 월경 불순
*기본혈과 더불어 치료혈을 1일 3~5장 씩 1백일 이상 뜸을 뜬다.

뜸 뜨는 자세
기본혈과 활육문은 편안하게 누워서, 신주와 신수는 엎드려서 뜸을 뜬다.

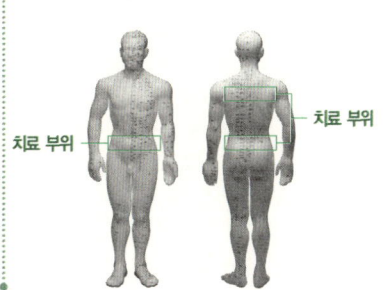

방광염

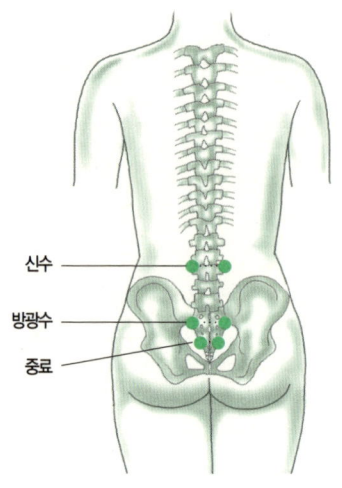

방광염은 요도가 세균 감염이 되어 일어나는 질환이다. 여성의 요도는 3~5센티미터 정도 크기로 방광에 직선으로 연결되어 있기 때문에 이 질환은 여성에게 많이 나타난다. 소변을 볼 때 통증이 있고, 오줌을 덜 눈 것 같은 잔뇨감, 하복부의 불쾌감, 소변을 자주 보고 싶은 증상 등이 나타난다.

급성인 경우, 오슬오슬 춥고 열이 나며, 입맛이 떨어지고 갈증이 심하게 난다.

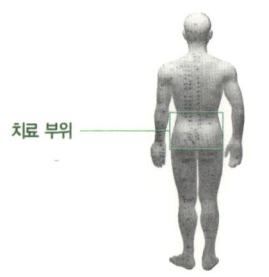

뜸 뜨는 부위

기본혈
신궐, 관원, 중완의 기본혈을 하루 석 장씩 3일 정도 뜸을 뜬다.

치료혈
신수 | 위치 : 두번째 허리뼈에서 양쪽으로 1.5치 떨어진 곳
　　　　효과 : 신장염, 당뇨병, 소화기 장애, 호흡기 장애, 생식기 장애, 월경 불순
방광수 | 위치 : 두번째 엉덩이뼈에서 양쪽으로 1.5치 떨어진 곳
　　　　효과 : 방광염, 요도염, 야뇨증, 요통
중료 | 위치 : 세번째 엉덩이뼈에서 양쪽으로 7~8푼 떨어진 곳
　　　　효과 : 생식기 질환, 좌골 신경통, 요통
＊기본혈과 더불어 치료혈을 1일 석 장씩 한달 이상 뜸을 뜬다.

뜸 뜨는 자세
기본혈은 편하게 누워서, 신수, 방광수, 중료혈은 엎드려서 뜸을 뜬다.

전립선염

이 병은 남성을 괴롭히는 질환이다. 요도염으로 인해 발병하는 것으로 심할 때는 정낭염, 부고환염 등의 합병증을 일으킬 수도 있다. 회음부에 가벼운 긴장감과 압박감이 있으며 이 증상이 서혜부까지 퍼져 나가기도 한다. 오래 앉아 있거나 차가운 곳에 있다 보면 통증이 심해지기도 한다. 동반되는 증상으로는 소변 보기가 어렵고, 발기부전, 성욕 감퇴, 전신 권태감 등에 시달리기도 한다.

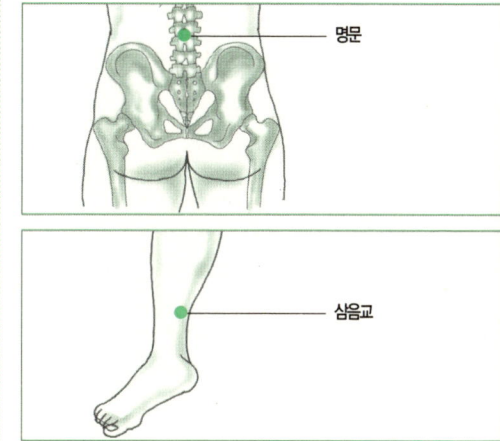

뜸 뜨는 부위

기본혈
신궐, 관원, 중완의 기본혈을 하루 석 장에서 다섯 장씩 1주일 정도 뜸을 뜬다.

치료혈
명문 | **위치** : 두번째 허리뼈 아래
　　　효과 : 요통, 비뇨 생식기 질환, 신장염, 자궁 염증, 이명증
삼음교 | **위치** : 안쪽 복사뼈에서 위로 3치 올라가 약간 뒤쪽
　　　　효과 : 남녀 생식기 질환, 월경 과다, 자궁 출혈, 다리 무릎 통증
*기본혈과 더불어 치료혈을 1일 두 장 내지 석 장씩 50일 이상 뜸을 뜬다.

뜸 뜨는 자세
기본혈은 편안하게 누워서, 명문혈은 엎드려서, 삼음교는 편안하게 앉은 다음 발을 옆으로 쭉 편 후 뜸을 뜬다.

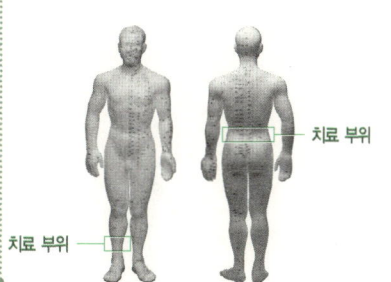

요도염

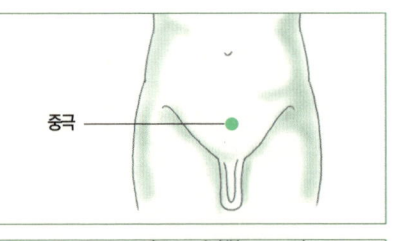

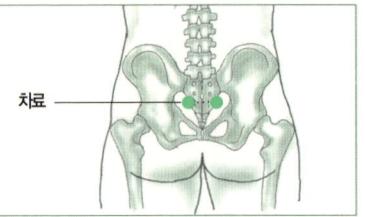

성관계를 맺을 때 외부에서 세균 감염이 되어 생기는 병이다. 원인균은 임균이 대부분을 차지한다. 만성이 되면 요도의 점막이 부풀어오르고, 요도가 좁아지면서 배뇨 장애를 일으킨다. 또 요도의 일부에 종기가 생기는데, 심해지면 요도에서 고름이 배출되기도 한다.

뜸 치료를 1주일 정도 해도 증상이 호전되지 않으면 치료를 중지하도록 한다. 염증성 질환의 경우, 뜸으로 온열 자극을 하면 오히려 증상을 악화시킬 수 있기 때문이다.

뜸 뜨는 부위

기본혈
신궐, 관원, 중완의 기본혈을 하루 석 장에서 다섯 장씩 뜸을 뜬다.

치료혈
중극 | 위치 : 곡골에서 배꼽 쪽으로 1치 위쪽
　　　　효과 : 생리 불순, 불임증, 신장염, 좌골 신경통
차료 | 위치 : 두번째 엉덩이뼈에서 양쪽으로 7~8푼 떨어진 곳
　　　　효과 : 생식기 질환, 불임증
*기본혈과 더불어 치료혈을 1일 두 장 내지 석 장씩 한 달 이상 뜸을 뜬다.

뜸 뜨는 자세
기본혈과 중극은 편안하게 누워서, 차료혈은 엎드려서 뜸을 뜬다.

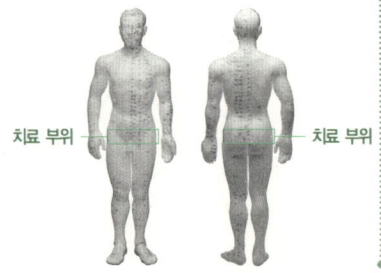

뜸 뜰 때는 이런 점을 지켜라

『동의보감』에 따르면 뜸을 뜨기 전에 환자는 열을 내는 음식, 즉 맵고 자극적이며 뜨거운 음식을 먹지 말아야 한다. 날것이나 찬 것, 기름진 것, 새우, 고사리 등도 피하는 것이 좋다. 또 뜸을 뜨고 난 후에는 돼지고기, 생선, 술, 국수 등 풍을 일으킬 염려가 있는 음식을 피해야 한다. 특히 날것과 찬 음식은 먹지 않아야 한다. 가능하면 닭고기를 먹는 것도 피해야 한다.

또 뜸을 뜨고 난 후에는 성관계를 맺는 것만큼 나쁜 일이 없으므로 뜸 치료를 받는 동안은 반드시 금욕을 해야 한다. 한편 뜸을 뜨고 난 후에 곧바로 찬물을 마시거나 찬물에 손발을 씻지 않도록 주의해야 한다. 뜸은 온열 자극을 주어 허약한 사람에게는 뜸의 불기운이 원기와 양기가 돋아나게끔 도와주며, 실한 사람에게는 실한 사기가 불기운을 따라 고루 퍼져 나가도록 하는 것이다. 차가운 한증에는 뜸으로 그 기운을 다시 덥게 해주며, 뜨거운 열증에는 뜸으로 몰려 있는 열기운이 밖으로 퍼져 나가도록 도와주는 것이니만큼 찬물을 마시거나 찬 기운에 접촉해서 이로울 것이 없다고 한다.

뜸기둥에 화상을 입지 않아야 하는 이유

환자의 몸에 직접적인 불자극을 주면 혈자리에 화상을 입어 피부의 모공이 막히기 쉽다. 이렇게 직접구로 화상을 입으면 위급한 순간의 구급 목적으로 1회성 치료 밖에 할 수 없다. 따라서 심주섭식 뜸으로 간접구를 뜨게 되면, 직접구처럼 강한 자극과 쑥뜸의 효과를 볼 수 있다.

그렇다면 쑥뜸이 타 들어갈 때 뜸기둥의 온도는 얼마나 될까? 담배를 제조하는 KT&G 연구소에 따르면 종이를 싼 궐련지에 불을 붙여서 담배를 피울 때 최고 온도는 무려 950℃에 이르고, 담배를 피우지 않는 상태에서는 700℃ 정도라고 한다. 또 담배재의 온도도 불똥이 있는 상태에서는 500℃, 불똥이 없는 상태의 재는 300℃에 이른다.

따라서 쑥뜸을 태울 때 뜸기둥이 타 들어가는 표면 온도는 800℃ 이상 되는 엄청나게 뜨거운 상태라고 생각하면 된다. 이 온도로 피부를 태우면, 뜸을 뜰 때 환자가 감수해야 하는 엄청난 고통과 화상의 정도를 쉽게 짐작해볼 수 있다.

치료 효과도 얻고, 환자가 느껴야 하는 엄청나게 뜨거운 고통도 덜어내 주는 심주섭식 간접구를 뜰 때는 앞서 설명했듯, 혈자리에 절대 화상을 입지 않도록 링 받침대를 적절히 활용하도록 해야 한다.

06 내분비 대사 이상 질환
당뇨병

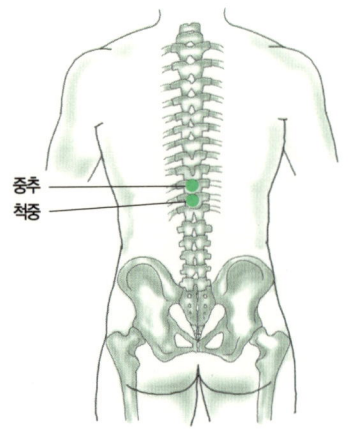

당뇨병은 대표적인 성인병 중 하나이다. 췌장에서 만들어지는 호르몬인 인슐린의 양과 기능이 부족해 생기는 질환으로 혈당이 늘어날 뿐만 아니라 소변에 포도당이 섞여 나온다. 40대에서 발병률이 높으며 최근에는 어린아이에게도 소아 당뇨병이 생길 정도로 발병률이 높아지고 있다.

증상은 전신이 나른해지는 권태감과 입안이 건조해지고, 소변을 자주 보며, 체중이 줄어드는 것 등이다. 이 병에 걸리면 치료 기간이 길뿐더러 적절한 치료 시기를 놓치면 여러 합병증을 일으키기도 하므로 정확한 원인을 찾아내 치료를 하는 것이 좋다.

뜸 뜨는 부위

기본혈
신궐, 중완, 관원의 기본혈에 하루 석 장씩 10일 정도 뜸을 뜬다.

치료혈
중추 | 위치 : 열번째 가슴등뼈 아래
　　　 효과 : 심한 요통, 시력 장애, 황달
척중 | 위치 : 열한번째 가슴등뼈 아래
　　　 효과 : 황달, 감기, 만성 장염
＊기본혈과 더불어 치료혈을 1일 3~5장 씩 1백 일 이상 뜸을 뜬다.

뜸 뜨는 자세
기본 혈은 편하게 누워서, 중추, 척중혈은 엎드려서 뜸을 뜬다.

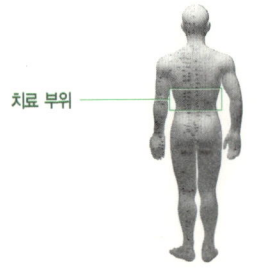

갑상선 기능 항진증

일명 바세도병이라고도 불리는 이 질환은 목 앞부분을 둘러싸고 있는 갑상선에 이상이 생겨 기능이 항진되는 증상을 말한다. 갑상선 호르몬의 분비가 지나치게 많아지면서 체내에서 화학 반응을 가속화시켜 신체적, 정신적인 장애를 일으킨다.

대사가 항진됨에 따라 많은 에너지가 필요해져 식욕이 왕성해지지만 체중은 오히려 감소된다. 운동을 하지 않는데도 심장 박동이 빨라지며, 가슴이 두근거리고 맥박이 불규칙해지기도 한다. 또 근육이 약해지면서 쉽게 피로감을 느끼며, 심부전 증상을 일으키기도 한다. 정신적인 기능도 항진증이 가속화되어 성격도 날카로워지기 쉬운 게 이 질환의 특징이다.

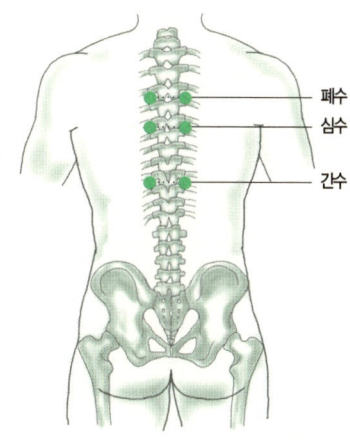

뜸 뜨는 부위

기본혈
신궐, 중완, 관원의 기본혈에 하루 석 장 정도 1주일간 뜸을 뜬다.

치료혈
폐수 | **위치** : 세번째 가슴등뼈에서 양쪽으로 1.5치 떨어진 곳
　　　　효과 : 폐결핵, 폐충혈, 기침, 가슴이 뭉치고 답답할 때, 허리와 등이 아플 때
심수 | **위치** : 다섯번째 가슴등뼈에서 양쪽으로 1.5치 떨어진 곳
　　　　효과 : 심장병, 협심증, 폐결핵, 위출혈, 신경 쇠약
간수 | **위치** : 아홉번째 가슴등뼈에서 양쪽으로 1.5치 떨어진 곳
　　　　효과 : 간장 질환, 위경련, 만성 위염, 노이로제
* 기본혈과 더불어 치료혈을 1일 석 장씩 두 달 이상 뜸을 뜬다.

뜸 뜨는 자세
기본혈은 편하게 누워서, 족태양방광경의 혈은 엎드린 다음 뜸을 뜬다.

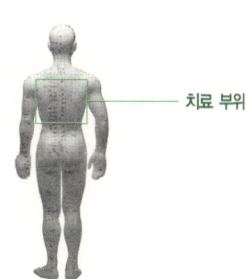

부신피질 기능 저하증

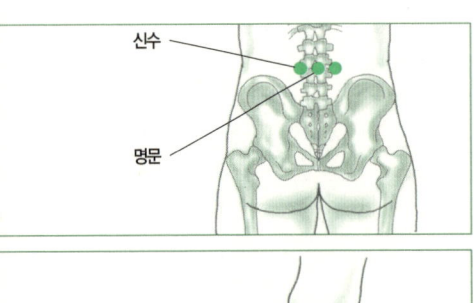

부신피질에서 분비되는 호르몬은 탄수화물과 무기질 대사에 도움을 주는 역할을 한다. 약 50여 종에 이르는 스테로이드가 분비된다고 한다.

부신피질 기능 저하증은 피질에서 분비되는 호르몬이 결핍되어 일어나는 질환으로 원인은 부신의 결핵 또는 암, 자가 면역 기전에 이상이 생겼을 때이다. 부신피질 기능이 저하되면 식욕 부진, 체중 감소, 피로감과 무력감, 저혈압, 복통, 설사 등의 증상이 나타난다.

기본혈을 꾸준히 뜸을 떠주면서 부신피질기능저하를 개선시키는 명문, 신수, 족삼리 등을 함께 뜸을 떠주면 증상이 호전된다.

뜸 뜨는 부위

기본혈
신궐, 중완, 관원의 기본혈에 하루 석 장씩 5일간 뜸을 뜬다.

치료혈
명문 | 위치 : 두번째 허리뼈 아래
　　　효과 : 요통, 비뇨 생식기 질환, 신장염, 자궁 염증, 이명증
신수 | 위치 : 두번째 허리뼈에서 양쪽으로 1.5치 떨어진 곳
　　　효과 : 신장염, 당뇨병, 소화기 장애, 호흡기 장애, 생식기 장애, 월경 불순
족삼리 | 위치 : 무릎에서 아래로 3치 내려간 곳
　　　　효과 : 소화 불량, 입안 염증, 팔다리 피곤증, 고혈압
*기본혈과 더불어 치료혈을 1일 석 장씩 두 달 이상 뜸을 뜬다.

뜸 뜨는 자세
기본혈은 편하게 누워서, 명문과 신수는 엎드려서, 족삼리는 편하게 앉은 다음 발을 쭉 편 상태에서 뜸을 뜬다.

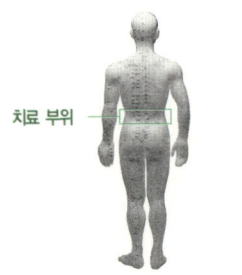
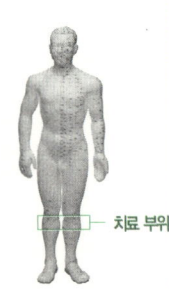

고지혈증

고지혈증은 혈액 속의 지방질이 증가하는 것이다. 중성 지방과 콜레스테롤 등의 지방대사가 제대로 이루어지지 않아서 혈액 속에 지방질이 쌓이게 된다.

서구식 육류 위주의 식생활을 즐기는 사람들이 늘어나면서 혈액 속에 콜레스테롤과 지방이 쌓여 여러 가지 장애가 일어난다. 발병 원인은 일반적으로 과식이나 포화 지방과 콜레스테롤의 과잉 섭취, 당뇨병에 의한 속발성이다.

고지혈증 증상에 나타나면 식생활을 채식 위주로 바꾸는 것이 중요하며, 음주 등의 몸에 이롭지 않은 생활 습관도 고쳐나가는 것이 좋다.

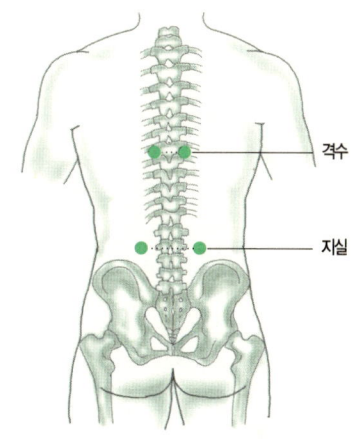

격수
지실

뜸 뜨는 부위

기본혈
신궐, 중완, 관원의 기본혈을 10일 정도 하루 석 장씩 뜸을 뜬다.

치료혈
격수 | **위치** : 일곱번째 가슴등뼈에서 양쪽으로 1.5치 떨어진 곳
       효과 : 천식, 위산과다, 빈혈, 신경성 구토
지실 | **위치** : 두번째 허리뼈에서 양쪽으로 3치 떨어진 곳
       효과 : 남녀 생식기 질환, 신장염, 요통
＊기본혈과 더불어 치료혈을 1일 3~5장씩 1백일 이상 뜸을 뜬다.

뜸 뜨는 자세
기본혈은 편하게 엎드려서, 격수혈과 지실혈은 엎드려서 뜸을 뜬다.

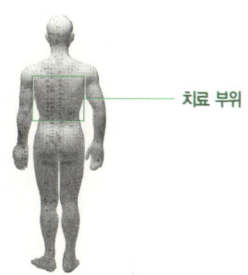

치료 부위

비만증

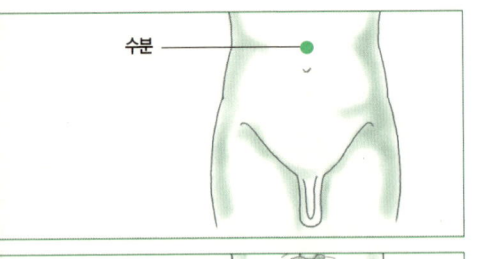

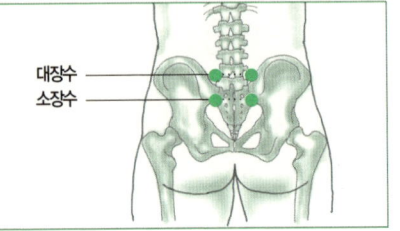

　식생활의 변화, 불규칙적인 생활 습관, 스트레스 등으로 비만증에 걸리는 사람들이 늘고 있는 추세다.
　비만이라고 할 때는 표준 체중보다 20퍼센트 이상 체중이 더 나갈 때를 말한다. 비만에도 여러 원인이 있다. 비만증에 걸리면 심장이나 관절, 호흡기 등에 무리가 오기 쉽고, 당뇨병, 뇌졸중, 협심증, 심근경색증 등에 걸리기 쉬우므로 가능한 한 빨리 조치를 취하는 것이 여러모로 이롭다.
　식생활을 먼저 점검해 필요한 열량보다 더 많은 음식 섭취를 하고 있는지 체크해보고, 적절한 운동으로 체내에 축적되기 쉬운 열량을 소모하는 것이 좋다.

뜸 뜨는 부위

기본혈
신궐, 중완, 관원의 기본혈을 하루 석 장 내지 다섯 장씩 뜸을 뜬다.

치료혈
수분 | 위치 : 배꼽 위 3센티미터 지점(1치)에 자리잡고 있다
　　　효과 : 복부팽창증, 설사, 복막염
대장수 | 위치 : 네번째 허리뼈에서 양쪽으로 1.5치 떨어진 곳
　　　효과 : 장질환, 설사, 변비, 요통
소장수 | 위치 : 첫번째 엉덩이뼈에서 양쪽으로 1.5치 떨어진 곳
　　　효과 : 장염, 생식기 질환, 자궁 내막염
＊기본혈과 더불어 치료혈을 1일 석 장씩 두 달 이상 뜸을 뜬다.

뜸 뜨는 자세
기본혈과 수분은 편하게 누워서, 대장수와 소장수는 엎드려서 뜸을 뜬다.

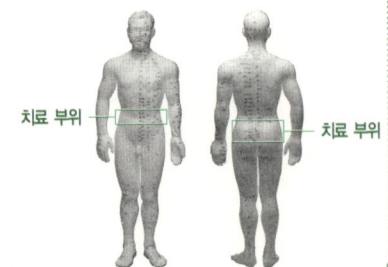

TIP

뜸을 뜨지 말아야 할 곳도 있다

『동의보감』에 보면, 뜸을 뜨지 말아야 할 곳을 기록한 대목이 있다. 예전에는 간접구보다 살을 태우는 직접구를 주로 떴으므로 이런 지적은 당연한 것이다. 하지만 심옹식 뜸은 직접구 효과를 내는 간접구이므로 뜸 뜨지 말아야 할 금기 부위가 그렇게 많은 것은 아니다.

심주섭식 뜸은 신체에서 털이 많은 부위인 머리나 얼굴, 국부를 제외하고는 웬만한 부위는 전부 뜸을 뜰 수 있는 장점이 있다. 하지만 마찰이 심한 부위인 손바닥이나 발바닥, 베개가 닿는 목 부위, 앉을 때 땅바닥에 닿는 둔부는 가급적이면 뜸을 뜨지 않는 것이 좋다. 심옹식 뜸도 자칫하면 물집이 잡힐 수 있고, 또 링 받침대를 놓기가 쉽지 않은 부위도 있으므로 이런 곳은 뜸을 뜨지 않는 것이 현명하다. 『동의보감』에서 밝힌 뜸을 뜨지 말아야 할 혈자리는 다음과 같다.

아문, 풍부, 천주, 승광, 임읍, 두유, 사죽, 찬죽, 정명, 소료, 화료, 영향, 권료, 하관, 인영, 천유, 천부, 주영, 연액, 유중, 구미, 복애, 견정, 양지, 중추, 소상, 어제, 경거, 양관, 척중, 은백, 누곡, 조구, 지오회, 독비, 음시, 복토, 비관, 신맥, 위중, 음릉천, 은문, 심유, 승부, 승읍, 계맥, 사죽공, 아문, 이문, 석문, 기충, 뇌호, 백환유

한편 금구혈가라 하여 뜸 뜨지 말아야 할 곳을 노래로 읊은 마지막 대목을 보면 "용의침구일제용(庸醫鍼灸一齊用), 도시환자포락형(徒施患者包烙刑)"이라고 하여 "뜸 뜨고 난 직후 침을 꽂는 일은 어리석은 의원이 하는 짓이며, 이것은 환자를 인두로 지지고 담금질하는 형벌을 가하는 것"이라고 경계하고 있다. 따라서 이를 기준으로 할 때 뜸을 뜬 다음 침을 놓거나, 침을 놓은 다음 뜸을 뜨는 것은 그만큼 어리석은 치료 행위이므로 이런 치료는 삼가야 할 일이다.

간혹 가려움증이 나타나기도 한다

뜸은 다른 치료 요법과 달라 부작용이 거의 없는 것이 장점이다. 하지만 이것도 엄연한 치료의 한 수단이니만큼 생각지 않은 신체 반응이 나타나 걱정을 하게 만들 때가 있다. 뜸을 뜨고 난 후, 뜸을 뜬 혈자리가 가렵다고 하는 사람들이 더러 있다. 이런 사람들의 경우 뜸쑥에 알레르기 반응을 일으키는 것이다.

이럴 때는 다음날은 뜸을 뜨지 말아야 한다. 대신 뜸을 뜬 후 만 48시간이 지난 뒤에 뜸을 뜨면 대부분 괜찮아진다. 그래도 뜸 뜬 자리가 가렵다면 역시 같은 방법으로 만 48시간이 지난 후 뜸을 떠본다. 이렇게 세 번 정도 뜸을 뜨고 나면 거의 대부분 가려운 증세가 사라진다. 하지만 이렇게 해봐도 뜸 뜬 자리가 가렵거나, 온몸이 가려워서 고통스러운 사람은 일단 뜸으로 자신의 병을 고치는 일은 포기하는 것이 좋다. 뜸쑥에 대한 알레르기가 심한 사람이기 때문이다.

07 정신 신경성 및 뇌신경계 질환
불안 신경증

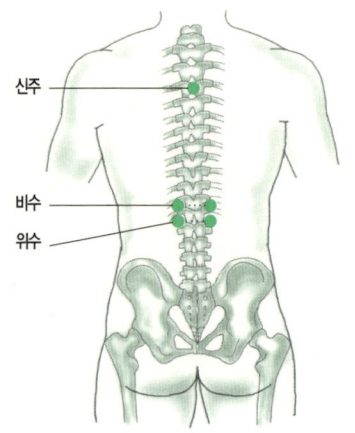

신주
비수
위수

불안 신경증에 시달리는 사람은 항상 불안과 걱정, 긴장, 초조감에 싸여 있는 증상을 보인다. 이런 까닭에 다른 사람으로 하여금 환자가 갈팡질팡하고 있다는 인상을 심어주게 된다. 증상은 집중력이 떨어지고, 항상 피로하며 잠들기가 어렵고 악몽에 잘 시달린다. 또 가슴이 두근거리고 숨이 가쁘며, 식은땀, 가슴의 통증, 설사, 변비 등의 신체적인 증상을 동반한다.

자율 신경계의 기능이 평형을 잃어 불안 신경증이 심해질 경우에는 이따금 불안 발작 증상이 일어나기도 하므로 초기에 치료를 하는 것이 좋다.

뜸 뜨는 부위

기본혈
신궐, 중완, 관원의 기본혈을 뜸 뜬다.

치료혈
신주 | **위치** : 세번째 가슴등뼈 아래
　　　　효과 : 뇌척추 질환, 히스테리, 호흡기 질환, 소아 질병, 피로 회복
비수 | **위치** : 열한번째 가슴등뼈에서 양쪽으로 1.5치 떨어진 곳
　　　　효과 : 소화 불량, 위하수, 위궤양, 당뇨병
위수 | **위치** : 열두번째 가슴등뼈에서 양쪽으로 1.5치 떨어진 곳
　　　　효과 : 위경련, 위궤양, 위암, 복부 팽창 증세
＊기본혈과 더불어 치료혈을 1일 석 장씩 한 달 이상 뜸을 뜬다.

뜸 뜨는 자세
기본혈은 편하게 누워서, 비수, 위수, 신주는 엎드려서 뜸을 뜬다.

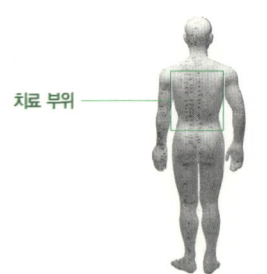

치료 부위

불면증

잠이 잘 안 오는 것처럼 괴로운 것도 드물다. 불면증은 신경증의 한 형태로 지나치게 예민한 사람에게 자주 찾아오는 질환이다. 불면증에 시달리는 사람들은 항상 수면 부족을 호소하기도 한다. 또 고혈압이나 위장병 등의 질환이 있을 때도 불면증에 시달릴 수 있다. 불면증에 시달릴 때는 억지로 잠을 청하면 더 고통스러우므로 그럴 땐 일어나서 다른 일에 몰두해보는 것이 더 현명하다.

또 불면증이 생길 때는 본인이 즐기는 커피나 홍차 등의 기호 식품 양을 줄여야 한다. 잠이 안 온다고 수면제를 복용하는 것은 해로우므로 전문가의 지시를 따르도록 한다.

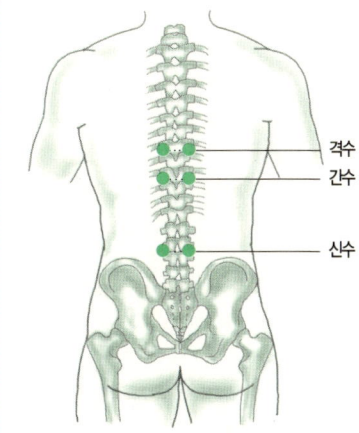

뜸 뜨는 부위

기본혈
신궐, 중완, 관원의 기본혈을 뜸을 뜬다. 대개 1주일 정도 기본혈을 뜨고 나면 호전된다.

치료혈
- **격수 | 위치** : 일곱번째 가슴등뼈에서 양쪽으로 1.5치 떨어진 곳
  - **효과** : 천식, 위산 과다, 빈혈, 신경성 구토
- **간수 | 위치** : 아홉번째 가슴등뼈에서 양쪽으로 1.5치 떨어진 곳
  - **효과** : 간장 질환, 위경련, 만성 위염, 노이로제
- **신수 | 위치** : 두번째 허리뼈에서 양쪽으로 1.5치 떨어진 곳
  - **효과** : 신장염, 당뇨병, 소화기 장애, 호흡기 장애, 생식기 장애, 월경 불순

*기본혈과 더불어 치료혈을 1일 석 장씩 한달 정도 뜸을 뜬다.

뜸 뜨는 자세
기본혈은 편하게 누워서, 격수, 간수, 신수는 엎드려서 뜸을 뜬다.

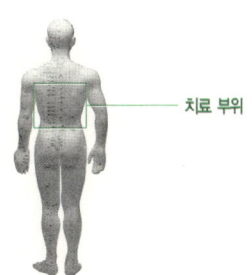

안면 마비

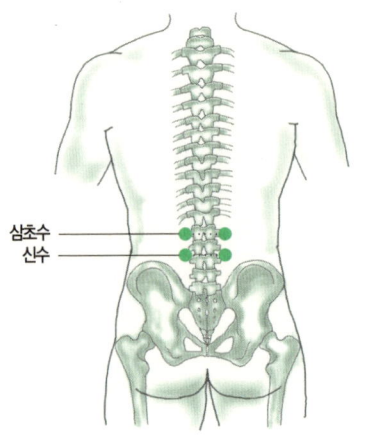

삼초수
신수

스트레스가 심할 때, 지나치게 신경을 썼을 때 얼굴 근육이 마비되는 사람들이 있다. 얼굴 근육이 마비되는 원인은 다양하다. 찬 기운에 오래 노출되었을 때, 몸과 마음의 피로가 오래 지속되었을 때 얼굴의 운동 신경 기능이 영향을 받아 이런 증상이 나타나는 것이다. 갑자기 얼굴 근육이 굳어지면 입을 벌리기조차 힘들어 말하는 것도 고통스럽기까지 하는데 대다수가 안면 어느 한쪽에서 마비증세가 나타나는 것이 특징이다.

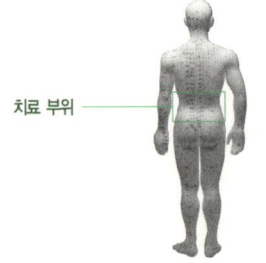

치료 부위

뜸 뜨는 부위

기본혈
신궐, 중완, 관원의 기본혈을 하루 석 장씩 1주일 정도 뜸을 뜬다.

치료혈
삼초수 | 위치 : 첫번째 허리뼈에서 양쪽으로 1.5치 떨어진 곳
　　　　효과 : 신경 쇠약, 장염, 신장 기능 이상증, 요통
신수 | 위치 : 두번째 허리뼈에서 양쪽으로 1.5치 떨어진 곳
　　　효과 : 신장염, 당뇨병, 소화기 장애, 호흡기 장애, 생식기 장애, 월경 불순
*기본혈과 더불어 치료혈을 1일 석 장씩 한달 이상 뜸을 뜬다.

뜸 뜨는 자세
기본혈은 편하게 누워서 족태양방광경의 혈은 엎드려서 뜸을 뜬다.

만성 두통

머리가 아픈 증상은 신경계의 기능에 장애가 생겼을 때 일어난다. 머릿속의 혈관이 비정상적으로 확장되거나 수축되어 생겨나는 혈관성 두통과, 스트레스 등으로 인해 머리와 목의 근육이 긴장되었을 때 나타나는 근육 긴장성 두통으로 구분할 수 있다. 아무튼 두통이 오래도록 지속되면 불편하기 짝이 없다. 어떻게 해서든 그 통증을 빨리 가시게 하는 것이 좋다.

또 머리의 한쪽만 아픈 편두통을 호소하는 사람도 많은데, 심할 경우 구토, 눈물, 콧물이 나기도 한다. 편두통은 혈관성 두통의 하나로 가족 중에 같은 병을 호소하는 사람들이 많은 편이다.

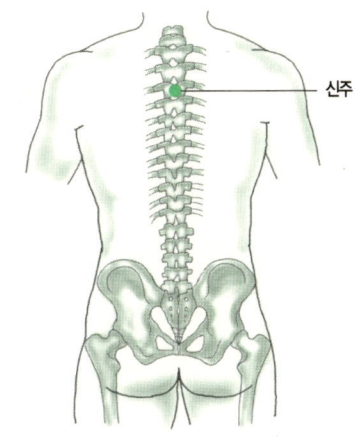
신주

뜸 뜨는 부위

기본혈
신궐, 중완, 관원의 기본혈을 하루 석 장씩 3, 4일 정도 뜸을 뜬다.

치료혈
신주 | **위치** : 세번째 가슴등뼈 아래
　　　　효과 : 뇌척추 질환, 히스테리, 호흡기 질환, 소아 질병, 피로 회복
＊기본혈과 더불어 치료혈을 1일 석 장씩 한달 정도 뜸을 뜬다.

뜸 뜨는 자세
기본혈은 편하게 누워서, 신주혈은 엎드려서 뜸을 뜬다.

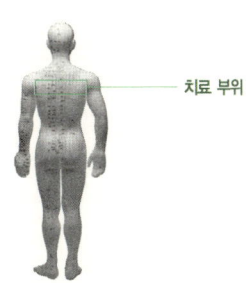
치료 부위

신경통

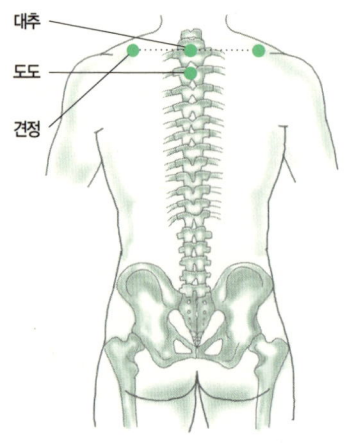

어깨와 팔이 저리고 손가락에 쥐가 나고, 목부터 어깨와 팔까지 뻐근하고 무거운 신경통은 갱년기 이후에 자주 나타나는 증상이다. 특히 날씨가 흐리거나 몸이 피곤할 때 이런 증상이 더 자주 나타난다. 이런 증상이 나타나는 이유는 목에서 어깨를 거쳐 팔로 흐르는 혈관이나 신경이 압박을 받고 있기 때문이다. 좌우 뒷머리에서 양쪽 어깨 쪽으로 가볍게 문지르거나 습포를 해주면 증상이 가벼워진다.

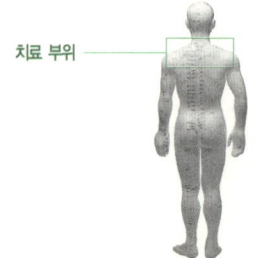

뜸 뜨는 부위

기본혈
신궐, 관원, 중완의 기본혈을 하루 석 장씩 10일 정도 뜸을 뜬다.

치료혈
견정 | 위치 : 목과 어깨 끝 사이의 중간 지점
　　　효과 : 두통, 어깨 통증, 이명증
대추 | 위치 : 일곱번째 목뼈 아래, 목 뒤편 큰 뼈 바로 밑
　　　효과 : 만성 감기, 인후염, 목 신경통, 두드러기, 치질, 위장병
도도 | 위치 : 첫번째 가슴등뼈 아래
　　　효과 : 두통, 신경 쇠약, 목 경련, 고혈압
＊기본혈과 더불어 치료혈을 1일 석 장씩 1백 일 이상 뜸을 뜬다.

뜸 뜨는 자세
기본혈은 편하게 누워서, 견정과 대추, 도도혈은 엎드려서 뜸을 뜬다.

오십견

오십대가 많이 걸리는 병이라 하여 오십견이라 이름 붙은 이 병은 심하면 팔을 어깨 위로 올릴 수도 없을뿐더러 뒤로 돌릴 수도 없다. 이 증상은 어깨 관절 주위의 인대, 근육 등의 이상으로 염증이 생겨 일어나는 경우가 많다. 대부분 인체의 노화가 그 원인이지만 요즘에는 컴퓨터 사용이 보편화되면서 자세가 나빠진 젊은 사람들이나 팔을 많이 사용하는 주부들 중에서도 이런 증상에 시달리는 경우가 많다.

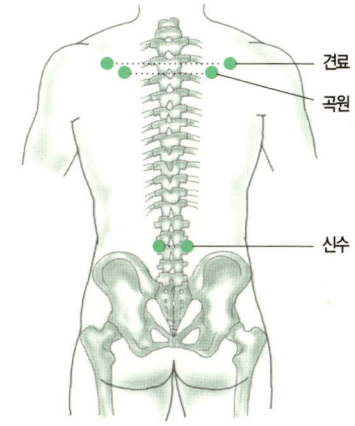

뜸 뜨는 부위

기본혈
신궐, 관원, 중완의 기본혈을 하루 석 장 내지 다섯 장씩 10일 정도 꾸준히 뜸을 뜬다.

치료혈
견료 | **위치** : 어깻죽지 뼈 사이에 있는 곳
　　　　효과 : 견비통, 중풍, 고혈압
곡원 | **위치** : 견료에서 척추 등뼈 쪽으로 2치 떨어진 곳
　　　　효과 : 어깨가 저리고 아플 때, 척골 신경통
신수 | **위치** : 두번째 허리뼈에서 양쪽으로 1.5치 떨어진 곳
　　　　효과 : 신장염, 당뇨병, 소화기 장애, 호흡기 장애, 생식기 장애, 월경 불순

*기본혈과 더불어 치료혈을 1일 석 장씩 50일 이상 뜸을 뜬다.

뜸 뜨는 자세
기본혈은 편하게 누워서, 나머지 혈은 엎드려서 뜸을 뜬다.

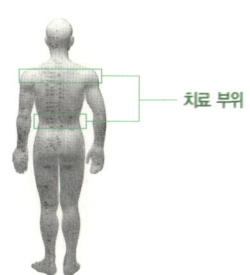

좌골 신경통

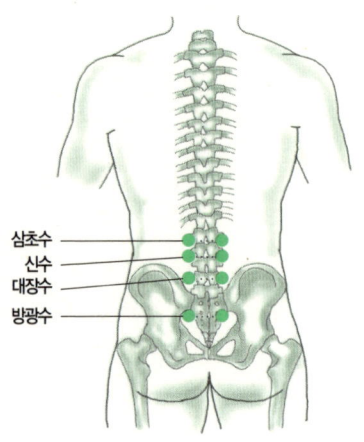

좌골 신경은 허리에서 양쪽 다리로 뻗어 나가는 굵고 긴 신경으로 이곳에서 이상이 생기면 허리에서 대퇴부까지 당기거나 저려온다. 또 다리를 편 상태에서 위로 뻗어 올리면 대퇴부 뒤쪽이 몹시 아프다. 여러 가지 원인으로 나타나는데 척추나 척수에 이상이 있거나 당뇨병, 부인병 등으로 인해 이런 증상을 보일 수 있다.

뜸으로 치료를 할 때는 오래도록 공을 들여야 하는 만성 질환이므로 그만큼 낫기가 힘들다.

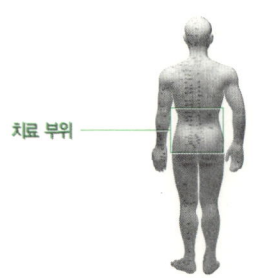

뜸 뜨는 부위

기본혈
신궐, 관원, 중완의 기본혈을 하루 석 장씩 10일 정도 꾸준히 뜸을 뜬다.

치료혈
삼초수 | **위치** : 첫번째 허리뼈에서 양쪽으로 1.5치 떨어진 곳
　　　　효과 : 신경 쇠약, 장염, 신장 기능 이상증, 요통
신수 | **위치** : 두번째 허리뼈에서 양쪽으로 1.5치 떨어진 곳
　　　효과 : 신장염, 당뇨병, 소화기 장애, 호흡기 장애, 생식기 장애, 월경 불순
대장수 | **위치** : 네번째 허리뼈에서 양쪽으로 1.5치 떨어진 곳
　　　　효과 : 장 질환, 설사, 변비, 요통
방광수 | **위치** : 두번째 엉덩이뼈에서 양쪽으로 1.5치 떨어진 곳
　　　　효과 : 방광염, 요도염, 야뇨증, 요통
*기본혈과 더불어 치료혈을 1일 3~5장씩 1백 일 이상 뜸을 뜬다.

뜸 뜨는 자세
기본혈은 편하게 누워서, 나머지 혈은 엎드린 자세에서 뜸을 뜬다.

중풍

중풍은 뇌에 영양분과 산소를 보내는 경동맥이나 추골 동맥이 파열되거나 막혀서 생기는 질병이다. 갑자기 의식이 몽롱해지거나, 의식을 잃고 쓰러지는 경우가 많다. 거의 대부분 운동 마비나 지각 이상 등의 신경 증상을 함께 보인다.

대표적인 증상은 언어 장애, 기억력 장애, 감정 장애, 방광이나 배변의 장애 등이다. 우리나라 사람들에게 발병 빈도가 높은 질환이므로 건강할 때 뇌 건강 관리에 많은 신경을 쓰는 것이 좋다.

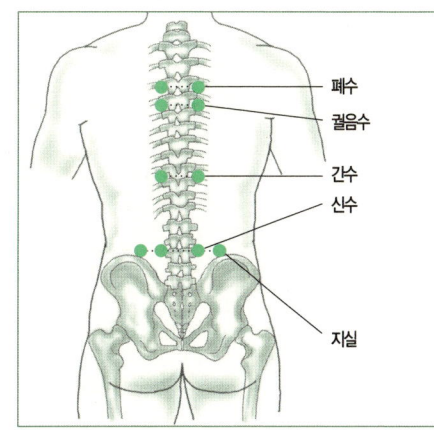

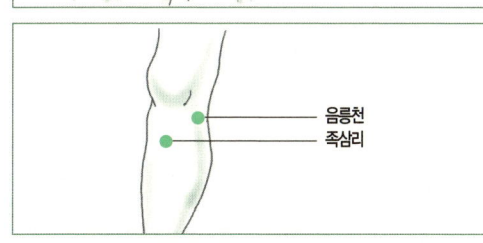

- 기본혈 신궐, 관원, 중완을 1일 석 장씩 3일 정도 뜸을 뜬 다음, 치료혈에 뜸을 뜬다.
- 치료혈에 뜸을 뜰 때도 반드시 기본혈을 1일 석 장씩 자극한 다음에 1백 일 이상 뜸을 떠야 한다. 추가혈을 함께 뜸을 떠주면 치료 효과가 빨라진다.

뜸 뜨는 부위

치료혈
폐수 | **위치** : 세번째 가슴등뼈에서 양쪽으로 1.5치 떨어진 곳
　　　　효과 : 폐결핵, 폐충혈, 기침, 가슴이 뭉치고 답답할 때
궐음수 | **위치** : 네번째 가슴등뼈에서 양쪽으로 1.5치 떨어진 곳
　　　　　효과 : 호흡기 질환, 심장 비대증, 기력 쇠약, 노이로제
간수 | **위치** : 일곱번째 가슴등뼈에서 양쪽으로 1.5치 떨어진 곳
　　　　효과 : 간장 질환, 위경련, 만성 위염, 노이로제
신수 | **위치** : 두번째 허리뼈에서 양쪽으로 1.5치 떨어진 곳
　　　　효과 : 신장염, 당뇨병, 소화기 · 호흡기 · 생식기 장애, 월경 불순
지실 | **위치** : 두번째 허리뼈에서 양쪽으로 3치 떨어진 곳
　　　　효과 : 남녀 생식기 질환, 신장염, 요통

추가혈
음릉천 | **위치** : 무릎 안쪽에서 2치 아래 지점
　　　　　효과 : 복막염, 월경 불순, 무릎 통증
족삼리 | **위치** : 독비에서 아래로 3치 내려간 곳
　　　　　효과 : 소화 불량, 입안 염증, 팔다리 피곤증, 고혈압

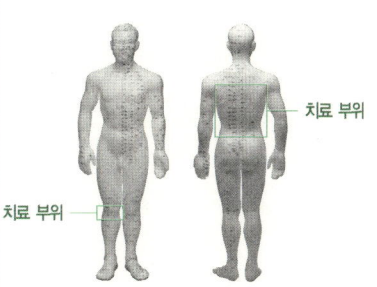

디스크

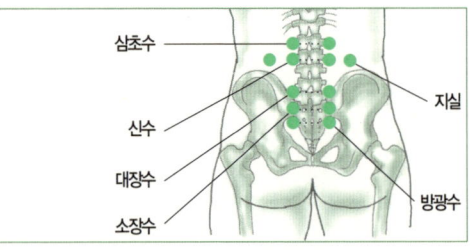

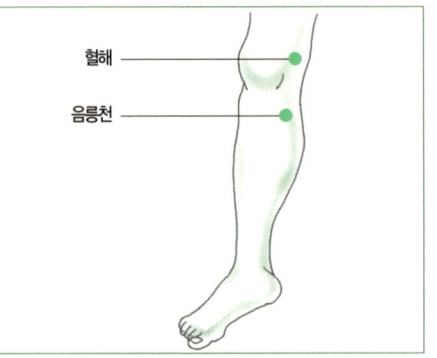

- 기본혈 신궐, 관원, 중완을 1일 석 장씩 3일 정도 뜸을 뜬 다음, 치료혈에 뜸을 뜬다.
- 치료혈에 뜸을 뜰 때 반드시 기본혈을 1일 석 장씩 자극한 다음 1백 일 이상 뜸을 뜬다. 추가혈을 함께 자극하면 치료 효과가 빨라진다.

추가혈
혈해 | **위치** : 안쪽 무릎에서 2치 위쪽.
　　　　 효과 : 늑막염, 월경 불순, 자궁 출혈.
음릉천 | **위치** : 무릎 안쪽에서 2치 아래.
　　　　　 효과 : 월경 불순, 무릎 통증.

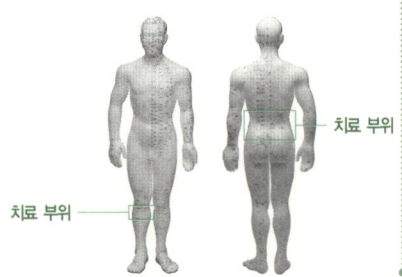

디스크의 정확한 병명은 요추 추간판 탈출증이다. 즉 이 병은 요추를 감싸고 있는 둥근 형태의 간판 속에 들어 있는 수핵이 외상이나 기타 원인 등으로 파열되어 신경을 압박하기 때문에 요통과 좌골 신경통을 유발시킨다. 여성보다 남성에게 많은 질환이며, 제 4, 5요추 간에 이런 증상이 잘 나타난다. 통증은 요추 부위에 비교적 넓게 나타나기도 하고, 무릎 관절 이하의 국소 부위에서만 통증이 나타나기도 한다. 허리를 움직일 때, 자세가 나쁠 때, 기침이나 재채기를 했을 때, 배변을 볼 때, 허리를 구부려 물건을 들어올릴 때, 오랜 시간 걸을 때, 의자에 오래 앉아 있을 때 통증이 심해진다.

뜸 뜨는 부위

치료혈
삼초수 | **위치** : 첫번째 허리뼈에서 양쪽으로 1.5치 떨어진 곳
　　　　　 효과 : 신경쇠약, 장염, 신장 기능 이상증, 요통
신수 | **위치** : 두번째 허리뼈에서 양쪽으로 1.5치 떨어진 곳
　　　　 효과 : 신장염, 당뇨병, 소화기 장애, 호흡기 장애, 생식기 장애
대장수 | **위치** : 네번째 허리뼈에서 양쪽으로 1.5치 떨어진 곳
　　　　　 효과 : 장질환, 설사, 변비, 요통
소장수 | **위치** : 첫번째 엉덩이뼈에서 양쪽으로 1.5치 떨어진 곳
　　　　　 효과 : 장염, 생식기 질환, 자궁내막염
방광수 | **위치** : 두번째 엉덩이뼈에서 양쪽으로 1.5치 떨어진 곳
　　　　　 효과 : 방광염, 요도염, 야뇨증, 요통
지실 | **위치** : 두번째 허리뼈에서 양쪽으로 3치 떨어진 곳
　　　　 효과 : 남녀 생식기 질환, 신장염, 요통

뜸 뜨는 자세
기본혈은 편하게 누워서, 족태양방광경의 혈은 엎드려서, 혈해와 음릉천은 앉은 자세에서 다리를 모로 쭉 편 다음 뜸을 뜬다.

쥐가 자주 날 때

쥐가 나는 것은 일종의 근육 마비 증상이다. 밤에 자다가, 수영을 하다가, 앉았다가 일어날 때 갑자기 팔이나 다리가 오그라드는 마비 증세가 나타나 고생하는 사람들이 많다. 이런 증상은 몸이 약한 사람뿐만 아니라 건강한 사람에게도 일어날 수 있다.

쥐가 자주 날 경우에는 신궐, 관원, 중완 등의 기본혈과 승근, 승산 등의 발 뒤쪽 정혈에 뜸을 떠주면 좋다. 수시로 승근과 승산혈에 지압을 해주면 쥐가 나는 증상을 줄일 수 있다.

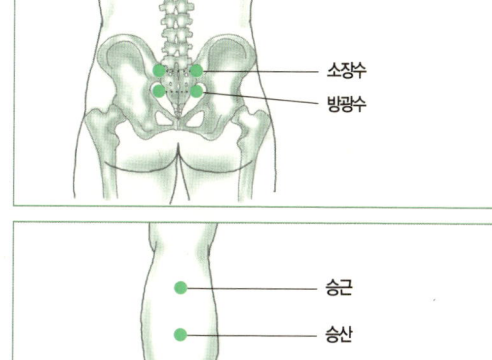

뜸 뜨는 부위

기본혈
신궐, 관원, 중완의 기본혈을 하루 석 장씩 1주일 정도 뜸을 뜬다.

치료혈
소장수 | **위치** : 첫번째 엉덩이뼈에서 양쪽으로 1.5치 떨어진 곳
  효과 : 장염, 생식기 질환, 자궁 내막염
방광수 | **위치** : 두번째 엉덩이뼈에서 양쪽으로 1.5치 떨어진 곳
  효과 : 방광염, 요도염, 야뇨증, 요통
승근 | **위치** : 뒷다리 무릎 오금살 중앙에서 3치 아래
  효과 : 요통, 치질, 곽란, 발뒤꿈치가 아플 때
승산 | **위치** : 승근 아래에 있는 혈 자리로 장딴지 힘살 바로 아래
  효과 : 요통, 치질, 무릎 관절통, 설사
*기본혈과 더불어 치료혈을 1일 두 장 내지 석 장씩 열흘이상 뜸을 뜬다.

뜸 뜨는 자세
기본혈은 편하게 누워서, 족태양방광경의 혈은 엎드려서 뜸을 뜬다.

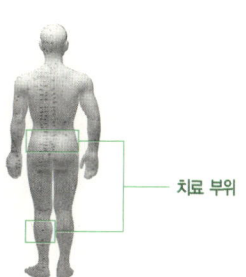

류머티스성 관절염

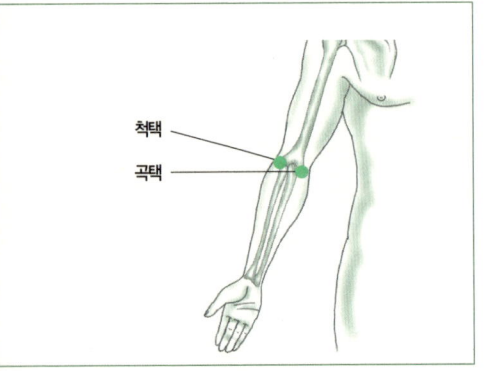

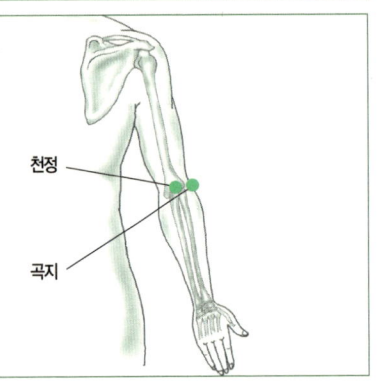

- 기본혈 신궐, 관원, 중완을 1일 석 장씩 3일 정도 뜸을 뜬 다음, 치료혈에 뜸을 뜬다.
- 치료혈에 뜸을 뜰 때도 반드시 기본혈을 1일 석 장씩 자극한 다음에 뜸을 떠야 한다.

관절을 둘러싼 연골과 주위의 조직이 파괴되어 일어나는 질환으로 초기에는 관절이 붓고 통증이 나타난다. 병이 점차 진행되면 관절이 파괴되거나 변형이 일어나고 전신적인 쇠약증도 나타난다. 여성이 남성보다 발병 확률이 3배 이상 된다.

증상은 아주 다양한데 갑자기 시작되기도 하고, 몇 개월에 걸쳐 서서히 진행되기도 한다. 대부분 관절 양측에서 통증이 오며, 관절 주위가 붓고, 관절을 움직이기가 어렵다. 손가락 마디부터 시작해 차츰 큰 관절로 옮아가는 것이 특징이다. 특히 계절이 바뀌는 환절기나 기압이 낮은 흐린 날 고통이 심해진다.

뜸 뜨는 부위

치료혈
척택 | 위치 : 상완과 하완이 접혀지는 부위에서 엄지손가락 쪽으로 움푹 패인 곳.
　　효과 : 팔이 아프거나 저릴 때, 기침, 천식, 폐결핵, 팔의 통증 등이 있을 때
곡택 | 위치 : 상완과 하완이 연결되는 오목한 부위의 정중앙
　　효과 : 심장병, 기관지염, 수전증
천정 | 위치 : 뒷 팔꿈치에서 위쪽으로 1치 올라간 곳
　　효과 : 기관지염, 기침, 편도선염, 편두통, 팔, 어깨, 목, 통증
곡지 | 위치 : 팔을 구부렸을 때 팔꿈치 위쪽으로 우묵하게 들어간 곳.
　　효과 : 설사, 두통, 고혈압, 피부병, 두통
＊기본혈과 더불어 치료혈을 1일 석 장씩 1백일 이상 뜸을 뜬다.

뜸 뜨는 자세
기본혈은 편하게 누워서, 척택과 곡택은 손바닥이 위로 향하게 쭉 펴서, 천정과 곡지는 손등이 위로 향하게 쭉 편 후 뜸을 뜨면 된다.

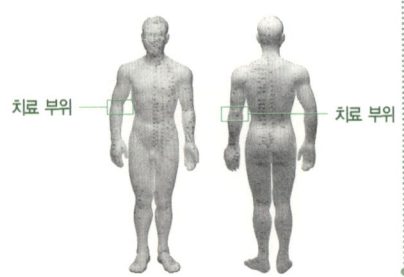

계절에 따라 뜸 뜨는 요령

우리 조상들은 옛부터 동서남북 중앙 등 다섯 방향을 오행이라고 하여 생활의 근간으로 삼았다. 동쪽, 서쪽, 남쪽, 북쪽, 중앙 등은 그 방위에 따라 색깔과 맛, 의미하는 것이 각각 다르다.

동쪽 | 파랑색으로 생명이 움터 오르는 봄을 상징한다. 맛으로는 신맛이 이에 해당되며, 오장 중에서는 간이 여기에 속해 있다. 또 오관으로는 눈이 동쪽에 속하며 혼(魂)을 지배한다.

남쪽 | 빨강색으로 생명이 왕성한 여름을 상징한다. 맛으로는 쓴맛이 해당되며, 오장 중에서 심장이 여기에 속해 있다. 오관으로는 혀가 해당되며, 신(神)을 지배한다.

서쪽 | 백색으로 오곡백과를 거두어들이는 가을을 상징한다. 맛으로는 매운맛이 해당되며, 오장 중에는 폐가 여기에 속해 있다. 오관으로는 코가 해당되며, 백(魄)을 지배한다.

북쪽 | 흑색으로 겨울을 상징한다. 맛으로는 짠맛이 해당되며, 오관 중에 귀가 속해 있으며 지(志)를 지배한다.

가운데 | 황색으로 계절이 바뀌는 환절기를 상징한다. 맛으로는 단맛이 해당되며, 오장 중에 비장이 속해 있다. 오관으로는 입이 여기에 해당되며 의(意)를 지배한다.

따라서 봄에는 새콤한 나물무침이 입맛을 살리고, 여름에는 쓴맛이, 가을에는 매운맛이, 겨울에는 짠맛이 입에 당기는 이유를 알 수 있다. 또 계절이 바뀌는 환절기에는 가급적이면 단것을 많이 섭취하는 것이 건강에 도움이 된다는 것도 바로 이런 오행 사상과 밀접한 관계가 있는 것이다. 이렇듯 오행 사상에 대해 남다른 관념을 갖고 있던 우리네 조상들이 뜸을 뜰 때 앉는 자리도 신경을 쓰지 않았을 턱이 없다.
『동의보감』의 「침뜸편」에 보면 뜸 뜨는 자리와 방향을 정하는 좌향법이 나온다.
봄에는 동쪽에 앉아서 서쪽으로 향하고, 여름에는 남쪽에 앉아서 북쪽을 향하며, 가을에는 서쪽에 앉아서 동쪽을 향해, 겨울에는 북쪽에 앉아서 남쪽을 향해 뜸을 뜨는 것이 좋다고 한다.
이 역시 앞에 말했듯 음양의 보충을 통해 몸의 건강을 단련시키려는 의지로, 즉 여름에는 왕성한 양의 힘에 북쪽의 음의 기운을 끌어들여 인체를 화평한 상태로 유지시키려는 깊은 뜻이 있음을 짐작해볼 수 있는 것이다.

08 이비인후과 질환
중이염

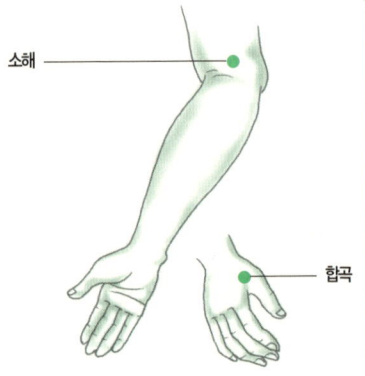

귀에 염증이 생기는 이 질환은 감기로 인해 염증이 생기는 급성과 중이염이 장기화되어 고막에 구멍이 생긴 만성으로 구분된다. 만성은 감기뿐만 아니라 귀에 물이 들어가 감염을 일으켰을 때도 발생한다.

증상은 귀에 충만감과 통증이 나타나며 열이 나기도 한다. 난청을 일으킬 수 있으므로 초기에 치료를 하는 것이 좋다.

급성 중이염은 뜸 치료를 하면 더 악화될 수 있으므로 뜸 요법을 사용하지 않도록 한다.

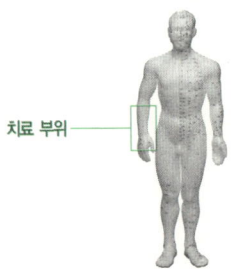

뜸 뜨는 부위

기본혈
신궐, 중완, 관원의 기본혈을 하루 석 장씩 3일 정도 뜸을 뜬다.

치료혈
소해 | **위치** : 팔꿈치 안쪽에 있는 혈
        효과 : 어지럼증, 심장병, 눈 충혈, 비 곡만증
합곡 | **위치** : 엄지손가락과 둘째손가락을 맞붙이면 불룩 튀어나오는 곳의 중앙
        효과 : 두통, 귀가 멍할 때, 콧물이 날 때, 신경 쇠약, 각종 급성 질환

*기본혈과 더불어 치료혈을 1일 두 장 내지 석 장씩 열흘 정도 뜸을 뜬다.

뜸 뜨는 자세
기본혈은 편하게 누워서, 소해는 손바닥이 하늘을 보게 쭉 편 다음, 합곡은 손등이 하늘을 보게 쭉 편 후 뜸을 뜬다.

편도선염

목 안에 둥그런 형태로 여러 개 자리 잡고 있는 편도선은 표면이 요철상으로 되어 있어 평상시에도 세균이 많이 서식한다. 감기, 피로 등으로 전신의 저항력이 떨어져 있으면 염증이 생기기 쉽다. 특히 목 안 양쪽에 있는 구개 편도가 염증이 많이 생긴다.

증상은 발열감, 목의 심한 통증, 두통, 관절통 등이며 통증이 심하므로 음식을 삼키기가 특히 어렵다. 급성 편도선염을 계속 방치하면 만성 편도선염으로 변해 관절염, 심내막염, 신사구체염의 원인이 되기도 하므로 주의를 기울여야 하는 병이다.

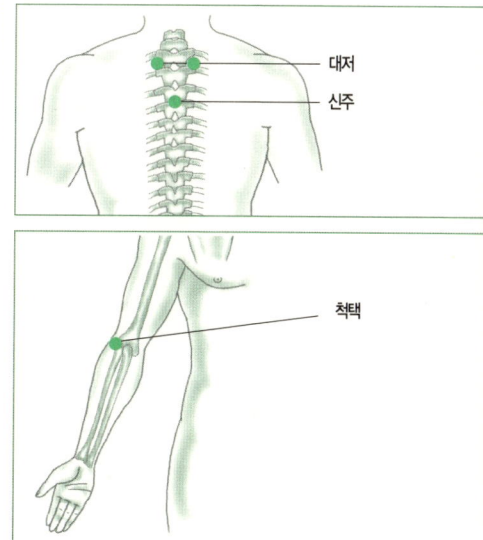

뜸 뜨는 부위

기본혈
신궐, 중완, 관원의 기본혈을 하루 석 장씩 뜸을 뜬다. 열이 심하게 날 때는 뜸 치료는 금하는 것이 좋다.

치료혈
대저 | **위치** : 첫번째 가슴등뼈에서 양쪽으로 1.5치 떨어진 곳
　　　　효과 : 감기로 인한 열과 기침, 기관지염, 두통, 어깨 신경통
신주 | **위치** : 세번째 가슴등뼈 아래
　　　　효과 : 뇌척추 질환, 히스테리, 호흡기 질환, 소아 질병, 피로 회복
척택 | **위치** : 상완과 하완이 접혀지는 부위에서 엄지손가락 쪽으로 움푹 패인 곳
　　　　효과 : 팔이 아프거나 저릴 때, 기침, 천식, 폐결핵, 팔의 통증
*기본혈과 더불어 치료혈을 1일 두 장 내지 석 장씩 1주일 정도 뜸을 뜬다.

뜸 뜨는 자세
기본혈은 편하게 누워서, 신주와 대저혈은 엎드려서, 척택은 손바닥이 하늘을 향하게 손을 쭉 뻗은 다음 뜸을 뜬다.

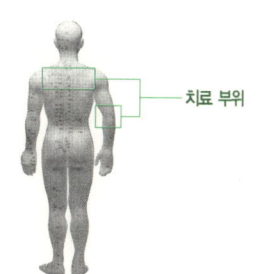

알레르기성 비염

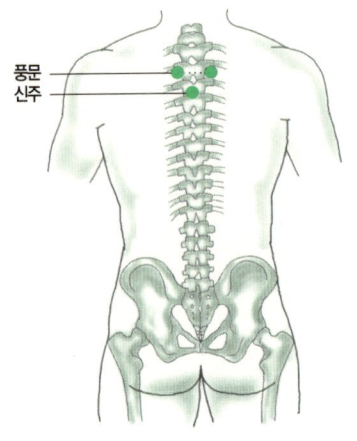

풍문
신주

공기 오염 등 환경이 악화되면서 알레르기성 비염에 시달리는 사람이 점차 늘고 있다. 이 병의 원인은 균에 의한 것은 아니다. 항원이라 불리는 꽃가루나 먼지, 식물·동물의 털 등에 의해 일시적으로 일어나는 염증이다.

증상은 콧속이 간질간질하고 재채기를 심하게 하게 되며, 그 후 맑은 콧물이 많이 나와 코를 막히게 만든다. 체질 개선이 필요한 질환이다.

뜸 뜨는 부위

기본혈
신궐, 중완, 관원의 기본혈을 하루 석 장씩 뜸을 뜬다.

치료혈
신주 | **위치** : 세번째 가슴등뼈 아래
　　　　효과 : 뇌척추 질환, 히스테리, 호흡기 질환, 소아 질병, 피로 회복
풍문 | **위치** : 두번째 가슴등뼈에서 양쪽으로 1.5치 떨어진 곳
　　　　효과 : 기관지염, 폐렴, 늑막염, 감기, 심계항진
*기본혈과 더불어 치료혈을 1일 석 장씩 1백 일 이상 뜸을 뜬다.

뜸 뜨는 자세
기본혈은 편하게 누워서 신주와 풍문은 엎드려서 뜸을 뜬다.

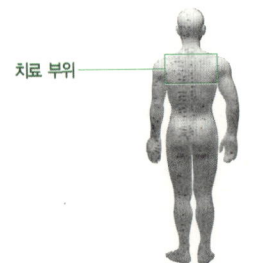

치료 부위

이명증

아무 소리가 나지 않는데도 환자의 귓속에서 휘파람 소리, 바람 소리, 벌레 우는 소리 같은 것이 나는 증상으로 청각 신경이 흥분되어 일어나는 질환이다. 일시적인 이명증의 경우 대다수의 사람들이 경험하는 것으로 크게 걱정할 필요가 없다. 또 동맥경화증, 중이염 등의 질환이 원인이 되어 이런 소리가 나기도 한다. 이명증이 심할 때는 큰 소음에 노출되는 것을 피하고, 스트레스에 빠지지 않도록 마음을 편하게 갖는 것이 중요하다.

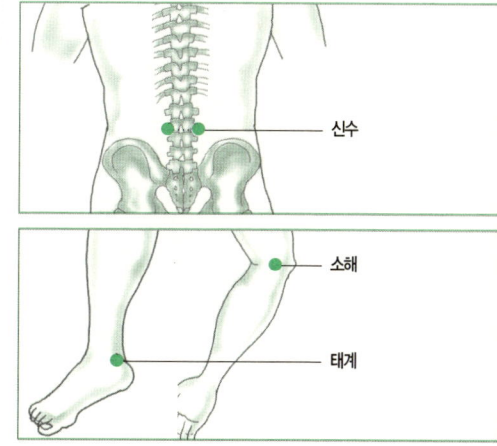

뜸 뜨는 부위

기본혈
신궐, 중완, 관원의 기본혈을 하루 석 장에서 다섯 장씩 뜸을 뜬다.

치료혈
신수 | **위치** : 두번째 허리뼈에서 양쪽으로 1.5치 떨어진 곳
　　　　효과 : 신장염, 당뇨병, 소화기 장애, 호흡기 장애, 생식기 장애, 월경 불순
소해 | **위치** : 팔꿈치 안쪽에 있는 혈
　　　　효과 : 어지럼증, 심장병, 눈 충혈, 비 곡만증
태계 | **위치** : 안쪽 복숭아뼈 뒤쪽
　　　　효과 : 신장 질환, 정력 증진, 인후염, 월경 불순
＊기본혈과 더불어 치료혈을 1일 석 장씩 한달 정도 뜸을 뜬다.

뜸 뜨는 자세
기본혈과 태계는 편하게 누워서, 신수는 엎드려서, 소해는 손바닥이 하늘을 향하게 쭉 뻗은 다음 뜸을 뜬다.

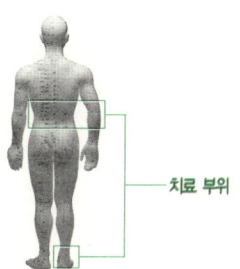

후두염

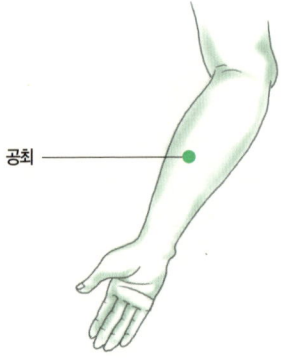

공최

후두에 세균이나 바이러스가 침범해 일어나는 질환이다. 감기나 인두염과 함께 일어나는 경우가 많다. 지나친 흡연이나 음주, 목을 심하게 사용하였을 때도 이 질환이 생긴다.

후두 부위에 작열감, 가려움증, 바짝바짝 말라붙는 느낌, 막히는 감이 있으며 기침이 자주 나오고, 목소리가 잘 나오지 않고, 목쉰 소리를 하게 된다.

기본혈과 공최에 뜸을 뜨도록 하고, 초기에 증상이 완화되지 않으면 뜸을 중지하는 것이 좋다.

뜸 뜨는 부위

기본혈
신궐, 중완, 관원의 기본혈을 하루 석 장씩 뜸을 뜬다.

치료혈
공최 | **위치** : 손목과 팔꿈치 안쪽 중간 지점, 손목에서 위쪽으로 7치 위
효과 : 치질이나 팔꿈치 관절염, 폐렴, 편도선염, 늑막염
*기본혈과 더불어 치료혈을 1일 두 장 내지 석 장씩 한달 정도 뜸을 뜬다.

뜸 뜨는 자세
기본혈은 편하게 누워서, 공최혈은 손바닥이 하늘을 향하게 쭉 뻗은 다음 뜸을 뜬다.

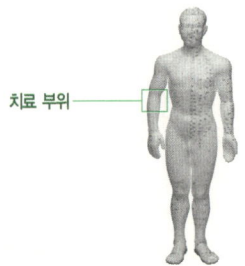

치료 부위

TIP

적절한 보사법을 사용하라

보사 요법(補瀉療法)이란 인체의 어느 한 기능이 지나치게 항진된 것은 덜어주고, 반대로 약한 것은 메워주는 것이다. 『동의보감』〈침뜸편〉에 "뜸을 뜰 때 보하는 것은 그 불을 불지 않고 반드시 저절로 타서 꺼지게 해야 하며, 사하는 것은 그 불을 불어서 타도록 해야 한다"라며 뜸을 이용한 보사 요법이 소개된다.

보법은 뜸기둥의 불이 저절로 타도록 하고, 뜸을 여러 장 뜰 때는 다 탄 뜸쑥 재를 그대로 혈자리에 올려 뜨며, 뜸기둥을 뭉칠 때 평소보다 더 단단하게 만든다.

반대로 사법은 뜸기둥의 불이 더 빨리 탈 수 있도록 바람을 불어주고, 뜸기둥의 불이 다 탈 무렵 손끝으로 눌러 불을 끄며, 여러 장 뜸을 뜰 때는 다 탄 뜸쑥 재를 불어버린 다음 새로운 뜸기둥을 올리며, 뜸기둥을 뭉칠 때 약간 헐렁하게 만든다. 하지만 이러한 보사법은 살갗을 직접 태우는 직접구에 해당하는 것이다.

심옹식 뜸을 뜰 때는 링 받침대 위에 올려진 뜸기둥의 불을 저절로 타게 하면 보법이 되고, 입으로 불을 불어서 뜸기둥을 빨리 태우면 사법이 된다. 일반적으로 보법은 만성 질환이나 허약한 사람에게 사용하고, 사법은 급성 질환이나 몸이 실한 사람에게 사용한다.

해풍 받은 약쑥이 좋다

약쑥이 많은 지역은 경기도 서해안 도서 지방이다. 그 중 강화도의 약쑥이 유명하다.

그 정확한 까닭은 아직 밝혀진 것이 없으나 염기가 많이 섞여 있는 바닷바람을 충분히 받고 자랐기 때문에 특유의 자극적인 냄새가 없어져 향기 좋은 쑥이 되었을 뿐만 아니라, 염풍에 섞여 있는 몸에 좋은 여러 성분들이 쑥에도 듬뿍 배어 있기 때문일 것이다. 실제로 같은 강화도에서도 마리산 서쪽 바닷가인 화도면 내리 쪽에 약쑥이 많이 자란다. 또 생약 수집상들이 이쪽에서 난 약쑥을 다른 약쑥보다 더 후한 값을 쳐주는 것을 보면 무엇이 달라도 다르기 때문 아니겠는가.

요즘 들어 인천 앞 바다에 떠 있는 자월도에서 난 약쑥도 많이 이용되는 것을 보면 서해안 쪽의 개펄과 해풍, 조수 간만의 차와도 관계가 있지 않나 짐작되기도 한다. 실제로 같은 화도면에서도 집 근처의 밭에 옮겨 심은 싸자리쑥과, 갯벌을 메워 만든 땅에 옮겨 심은 싸자리쑥을 비교해 보면, 갯벌 쪽에 옮겨 심은 것이 훨씬 더 잘 자랄 뿐 아니라 향기도 좋다고 한다.

09 피부 미용을 위한 뜸 요법
피부를 곱게 하는 뜸

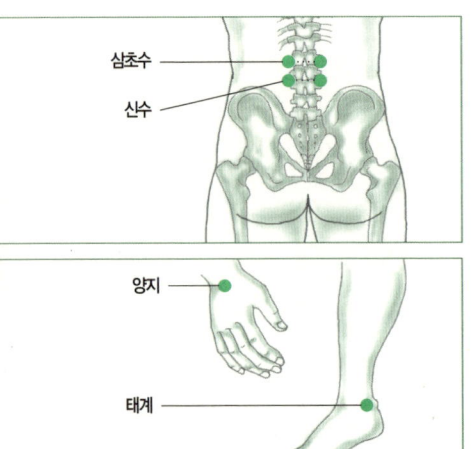

피부가 고우면 그저 그런 보통 얼굴이라도 미인처럼 보인다. 고운 피부를 간직하려면 내장의 기능이 원활해야 한다. 또 대사가 좋아야 하므로 내분비선을 관장하는 부신의 기능도 좋아야 한다. 따라서 고운 피부를 간직하려면 피부를 지속적으로 관리하면서 뜸으로 피부 자극을 해주면 뽀얗고, 고운 피부를 만들 수 있다.

기본혈만 꾸준히 뜸을 떠도 혈행이 좋아져, 피부가 고와진다.

- 기본혈 신궐, 관원, 중완을 1일 석 장씩 3일 정도 뜸을 뜬 다음, 치료혈에 뜸을 뜬다.
- 치료혈에 뜸을 뜰 때도 반드시 기본혈을 1일 석 장씩 자극한 다음에 뜸을 떠야 한다. 추가혈을 함께 뜸을 뜨면 빨리 효과를 볼 수 있다.

뜸 뜨는 부위

치료혈
삼초수 | **위치** : 첫번째 허리뼈에서 양쪽으로 1.5치 떨어진 곳
　　　　 효과 : 신경 쇠약, 장염, 신장 기능 이상증, 요통
신수 | **위치** : 두번째 허리뼈에서 양쪽으로 1.5치 떨어진 곳
　　　 효과 : 신장염, 당뇨병, 소화기 장애, 호흡기 장애, 생식기 장애, 월경 불순
＊기본혈과 더불어 치료혈을 1일 두 장 내지 석 장씩 한 달 정도 뜸을 뜬다.

추가혈
양지 | **위치** : 손등 쪽 손목 관절 정중앙
　　　 효과 : 손목 통증, 팔 신경통, 당뇨병, 견비통
태계 | **위치** : 안쪽 복숭아뼈 뒤쪽
　　　 효과 : 신장 질환, 정력 증진, 인후염, 월경 불순

뜸 뜨는 자세
기본혈은 편하게 누워서, 족태양방광경은 엎드려서, 양지는 손등이 하늘을 향하게 쭉 뻗은 다음, 태계는 편하게 앉아서 발을 비스듬하게 튼 다음 뜸을 뜬다.

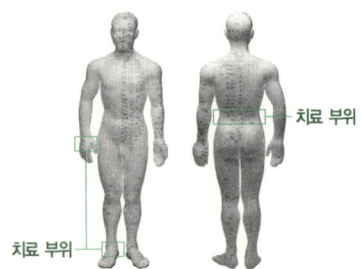

기미를 없애주는 뜸

기미는 많은 여성들에게 콤플렉스를 안겨주는 증상이다. 기미가 생기는 원인은 다양하다. 자외선을 많이 쐬었을 때, 정신적·육체적인 피로, 임신, 간장 질환 등이다.

따라서 기미를 제거하기 위해서는 원인을 찾아내 근본 치료를 하는 것이 좋다. 일반적으로 신수, 명문, 삼초수, 전중 등이 주 치료혈로 사용된다.

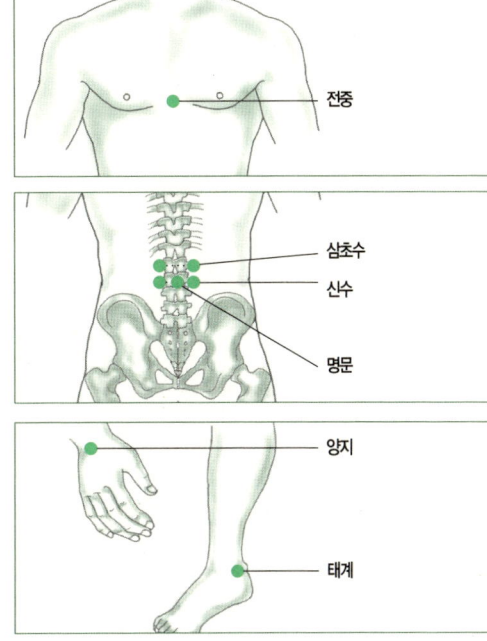

· 치료혈에 뜸을 뜰 때도 반드시 기본혈을 1일 석 장씩 자극한 다음에 뜸을 떠야 한다. 추가혈을 함께 뜸을 뜨면 효과가 빨라진다.

뜸 뜨는 부위

치료혈
삼초수 | **위치** : 첫번째 허리뼈에서 양쪽으로 1.5치 떨어진 곳
　　　효과 : 신경 쇠약, 장염, 신장 기능 이상증, 요통
신수 | **위치** : 두번째 허리뼈에서 양쪽으로 1.5치 떨어진 곳
　　　효과 : 신장염, 당뇨병, 소화기·호흡기·생식기 장애, 월경 불순
명문 | **위치** : 두번째 허리뼈 아래
　　　효과 : 요통, 비뇨 생식기 질환, 신장염, 자궁 염증, 이명증
전중 | **위치** : 양쪽 젖꼭지의 정중앙
　　　효과 : 늑막염, 유방통, 천식, 심계항진
＊기본혈과 더불어 치료혈을 1일 석 장씩 한달 정도 뜸을 뜬다.

추가혈
양지 | **위치** : 손등 쪽 손목 관절 정중앙
　　　효과 : 손목 통증, 팔 신경통, 견비통
태계 | **위치** : 안쪽 복숭아뼈 뒤쪽
　　　효과 : 신장 질환, 정력 증진, 인후염

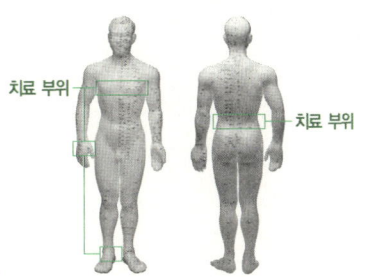

뜸 뜨는 자세
기본 혈은 편하게 누워서, 족태양방광경의 혈은 엎드려서, 양지는 손등이 하늘을 향하게 쭉 뻗은 다음, 태계는 편하게 앉아 발을 약간 비틀어 뜸을 뜬다.

눈을 맑게 하는 뜸

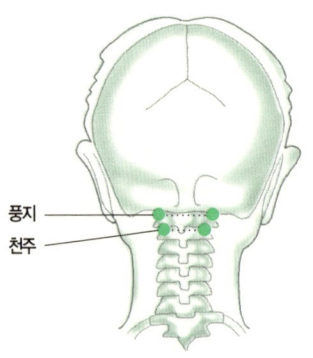

풍지
천주

눈은 피로해지기 쉬운 부위이다. 미인은 맑은 눈을 갖고 있어야 아름다움이 돋보인다. 눈의 피로를 덜기 위해서는 규칙적인 생활이 필요하고 특히 밤에 신경을 쓰는 일은 가급적 피하는 것이 좋다.

눈이 피로할 때는 눈을 지그시 감고 양 손바닥을 30초 정도 비빈 다음 10초쯤 눈을 가볍게 눌렀다가 떼는 동작을 다섯 차례 정도 반복하면 좋아진다.

뜸을 뜰 때 자칫하면 머리카락을 태울 수 있으므로 반드시 머리카락을 잘 추스린 다음에 뜸을 뜨도록 해야 한다.

뜸 뜨는 부위

기본혈
신궐, 중완, 관원의 기본혈을 하루 석 장씩 3일 정도 뜸을 뜬다.

치료혈
풍지 | **위치** : 앞머리에서, 옆머리, 뒷머리에 이르기까지 산재
　　　　효과 : 두통, 귓병, 눈병
천주 | **위치** : 목덜미의 머리털이 나기 시작한 곳에서 5푼쯤 올라간 곳
　　　　효과 : 두통, 불면증, 목이 뻣뻣하게 굳었을 때
＊기본혈과 더불어 치료혈을 1일 두 장 내지 석 장씩 열흘 정도 뜸을 뜬다.

뜸 뜨는 자세

기본혈은 편하게 누워서, 풍지와 천주는 엎드려서 뜸을 뜬다. 풍지와 천주는 머리카락이 있는 부위이므로 불이 붙지 않도록 각별히 주의해야 한다.

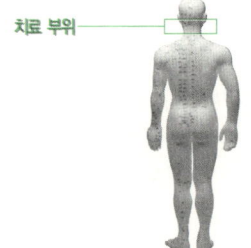

치료 부위

배의 군살을 빼주는 뜸

중년 여성들의 경우, 나이만큼이나 늘어가는 뱃살 때문에 적잖이 고민을 한다. 이런 경우도 뜸으로 해결을 할 수 있다.

배에 군살이 붙는 것은 피하 지방이 늘어나기 때문이므로 적절한 운동과 몸매 유지를 위한 여러 노력을 미리 기울여 살이 찌지 않도록 습관을 들이는 것이 좋다. 뜸의 온열 자극으로 뱃속의 피하지방을 뺄 수 있으므로 쑥뜸이 효과적이다.

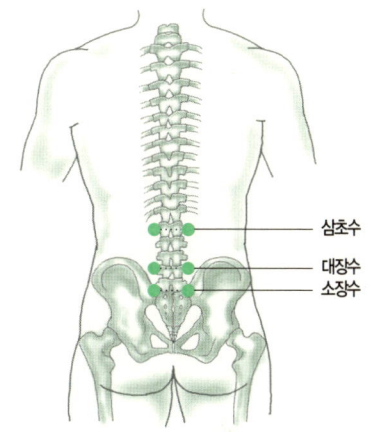

뜸 뜨는 부위

기본혈
신궐, 중완, 관원의 기본혈을 하루 석 장에서 다섯 장까지 오래도록 뜸을 뜬다.

치료혈
삼초수 | **위치** : 첫번째 허리뼈에서 양쪽으로 1.5치 떨어진 곳
　　　　효과 : 신경 쇠약, 장염, 신장 기능 이상증, 요통
대장수 | **위치** : 네번째 허리뼈에서 양쪽으로 1.5치 떨어진 곳
　　　　효과 : 장질환, 설사, 변비, 요통
소장수 | **위치** : 첫번째 엉덩이뼈에서 양쪽으로 1.5치 떨어진 곳
　　　　효과 : 장염, 생식기 질환, 자궁 내막염
*기본혈과 더불어 치료혈을 1일 두 장 내지 석 장씩 한 달 정도 뜸을 뜬다.

뜸 뜨는 자세
기본혈은 편하게 누워서, 족태양방광경의 혈은 엎드려서 뜸을 뜬다.

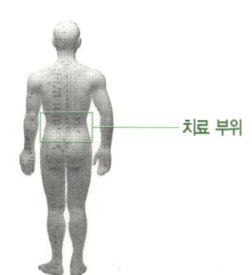

여드름을 없애주는 뜸

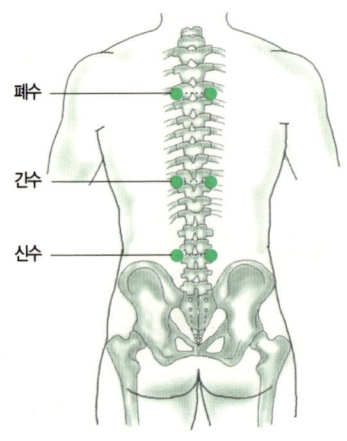

여드름은 청춘의 심벌이라고 하지만 당사자로서는 고민스러운 피부 트러블이다. 여드름이 생기는 원인은 호르몬이나 비타민이 부족하거나 과잉되었을 때, 소화 기계의 이상, 자율 신경계의 이상, 지성 피부 등 다양하다.

여드름을 다스리기 위해서는 몸의 체질을 조절해주는 것이 무엇보다 중요하다. 또 살결과 근육에 생기를 돋워주는 노력도 기울여야 한다.

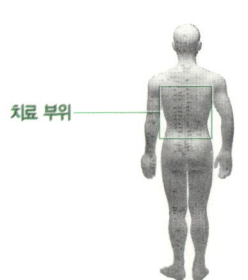

뜸 뜨는 부위

기본혈
신궐, 중완, 관원의 기본혈을 하루 석 장씩 뜸을 뜬다.

치료혈
폐수 | 위치 : 세번째 가슴등뼈에서 양쪽으로 1.5치 떨어진 곳
　　　효과 : 폐결핵, 폐충혈, 기침, 가슴이 뭉치고 답답할 때, 허리와 등이 아플 때
간수 | 위치 : 일곱번째 가슴등뼈에서 양쪽으로 1.5치 떨어진 곳
　　　효과 : 간장 질환, 위경련, 만성 위염, 노이로제
신수 | 위치 : 두번째 허리뼈에서 양쪽으로 1.5치 떨어진 곳
　　　효과 : 신장염, 당뇨병, 소화기 장애, 호흡기 장애, 생식기 장애, 월경 불순
＊기본혈과 더불어 치료혈을 1일 석 장씩 보름 정도 뜸을 뜬다.

뜸 뜨는 자세

기본혈은 편하게 누워서, 족태양방광경의 혈은 엎드려서 뜸을 뜬다.

머릿결에 윤기를 주는 뜸

윤기 있는 머리카락은 미인이 갖추어야 할 기본 조건이다. 요즘은 칠흑처럼 검은 머리보다 갈색 머리를 선호해 일부러 염색도 한다지만, 어찌 됐건 머리카락은 윤기가 나야 보기 좋다.

머리카락에 윤기가 없어지는 원인은 체질이나 체력이 감퇴된 것에서 찾을 수 있다. 머리카락 역시 손톱처럼 피부가 변해서 생겨난 것이기 때문이다. 머리카락을 윤기나게 하기 위해서는 체질이나 체력을 보강할 필요가 있다.

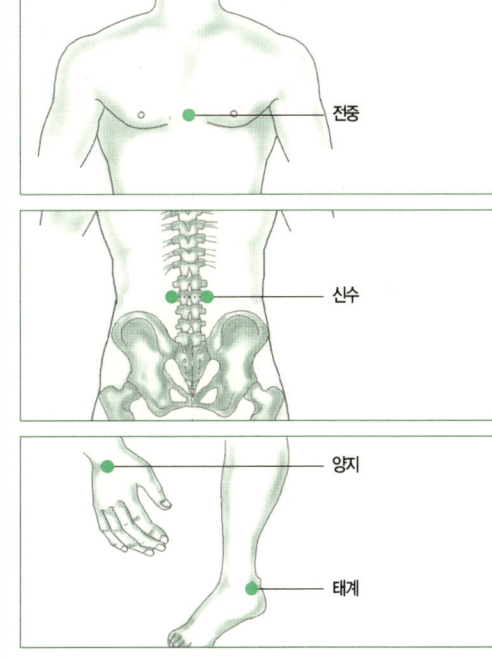

- 기본혈 신궐, 관원, 중완을 1일 석 장씩 3일 정도 뜸을 뜬 다음, 치료혈에 뜸을 뜬다.
- 치료혈에 뜸을 뜰 때도 반드시 기본혈을 1일 석 장씩 자극한 다음에 뜸을 떠야 한다. 추가혈을 함께 뜸을 뜨면 효과가 빨라진다.

뜸 뜨는 부위

기본혈
신궐, 중완, 관원의 기본혈을 하루 석 장 뜸을 뜬다.

치료혈
전중 | **위치** : 양쪽 젖꼭지의 정중앙
      효과 : 늑막염, 유방통, 천식, 심계항진
신수 | **위치** : 두번째 허리뼈에서 양쪽으로 1.5치 떨어진 곳
      효과 : 신장염, 당뇨병, 소화기 장애, 호흡기 장애, 생식기 장애
태계 | **위치** : 안쪽 복숭아뼈 뒤쪽
      효과 : 신장 질환, 정력 증진, 인후염, 월경 불순
양지 | **위치** : 손등 쪽 손목 관절 정중앙.
      효과 : 손목 통증, 팔 신경통, 당뇨병, 견비통

뜸 뜨는 자세
기본혈과 전중은 편하게 누워서, 신수는 엎드려서, 태계는 편하게 앉아 발을 쭉 뻗은 상태에서, 양지는 손등이 하늘을 향하게 쭉 편 자세에서 뜸을 뜬다.

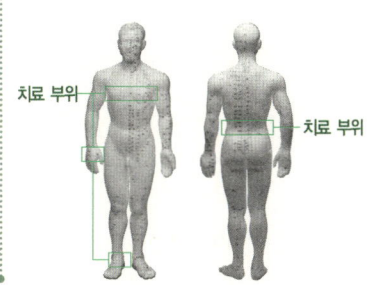

쑥뜸으로 병을 고친 사람들 1

난소암 후유증을 쑥뜸으로 이겨냈다
한정미 (55세, 서울시 송파구 오륜동)

7년 전 난소암으로 수술을 하고 난 후 항암 치료를 하는 도중에 심주섭 쑥뜸 링 치료법을 알게 되었다. 항암 치료 환자들이 가장 고통스러워 하는 것이 구토 증상인데, 나는 쑥뜸 치료를 한 덕분에 한 번도 구토 증상을 겪어보지 않았다. 나와 같이 항암 치료를 하는 다른 사람들은 구토 증상으로 고생하고, 식욕도 떨어져 기운을 차리지 못하는데 나는 정상인과 다름 없이 일상 생활을 씩씩하게 잘해내고 있다. 이런 나의 모습을 의료진들도 아주 신기한 눈으로 쳐다 볼 정도다.

내가 처음 쑥뜸을 뜬 것은 7년 전 난소암 수술을 한 다음 2년 정도 지나서였다. 처음에 뜸을 뜰 때는 정말 뜸이 암 치료에 도움을 줄까 미덥지 않았다. 하지만 쑥뜸을 뜨는 다른 암 환자들 중에서 병원에서 2개월 생존 진단이 나온 사람이 4년 이상 건강하게 살고 있고, 심한 통증이 없어졌다는 사람, 허리가 심하게 아파서 움직이지도 못하던 사람이 3개월 정도 뜸을 뜨고 좋아지는 모습을 보면서 확신을 갖게 되었다.

1주일에 3번 정도 뜸을 뜨고 나면 기분이 좋아져 혼자서 운전도 할 수 있고, 또 병원에 가서 수시로 하는 혈액 검사에서도 암 수치가 거의 나오지 않을 정도로 혈액 상태가 깨끗했다.

그러다가 2년 전 집 수리를 하느라 스트레스를 심하게 받은 이후 병원에 가서 검사를 해보니 난소암이 다시 재발을 했다. 그 이후 다시 정성껏 매일 쑥뜸을 뜨고 있는데, 지금은 암 크기가 모래알 보다 작다고 한다. CT 촬영을 해 보면 거의 암 세포가 나오지 않는다. 그만큼 쑥뜸의 효능이 좋다고 할 수 있다. 그래서 나는 몸이 안 좋은 사람들을 보면 쑥뜸 뜨기를 적극적으로 권한다. 하루 두세 시간씩 쑥뜸을 뜨는 일이 건강한 사람에게는 쉬운 일이 아니지만, 중병으로 목숨이 경각에 달린 사람이라면 이보다 더 믿을만한 요법이 없다고 생각하기 때문이다.

또 하나 나는 암으로 투병을 하면서도 쑥뜸을 뜨고 나면 골프를 치러 나갈 정도로 체력이 좋아졌다. 골프를 열심히 치면서 기분 전환을 하다 보면 재발한 난소암도 거뜬히 이겨낼 수 있을 것이라는 자신감이 생긴다.

쑥뜸으로 병을 고친 사람들 2

쑥뜸은 암 치료 보조 요법으로 으뜸이다
윤미희 (48세, 경기도 성남시 분당구)

유방암을 진단 받고 5년 전 수술을 했다. 유방암은 5년이 지나면 재발 위험이 높다는데, 나는 다행히 건강하게 생활하고 있다. 이렇게 건강을 유지할 수 있는 비결은 쑥뜸 덕분이라고 믿고 싶다. 암 수술 후에 비염 증상이 나타나서 뜸을 뜨기 시작했는데, 석 장 쯤 뜸을 뜨면 코막힘 증상이 사라지고, 호흡이 상쾌해지면서 소화가 잘 되었다.

암이 발병하면 쑥뜸을 보조 요법으로 반드시 사용하는 것이 좋다고 생각한다. 특히 항암 치료를 하다 보면 어쩔 수 없이 정상 세포까지 함께 죽여야 하는 치료를 하는데, 이 때 뜸을 뜨게 되면 혈액순환이 잘 되면서, 혈액 속에 있는 암 수치를 줄이는데 도움을 주는 것 같다.

질병에 걸리면 완치를 한다는 것은 쉽지 않다. 그래서 나는 건강한 사람들이 암에 걸리기 전에 꾸준히 쑥뜸을 뜨면서 자신의 몸 상태를 건강하게 유지하는데 신경을 쓰라고 권하고 싶다. 나의 경우 암 수술 후 1주일에 2~3회씩 꾸준히 뜸을 뜬 덕분인지 3년 전 오른쪽 유방에 섬유선종이 발견되었는데, 아직까지 커지지 않고 그 상태를 유지하고 있어 고마울 뿐이다.

뜸을 뜨면서 병원에서 치료를 포기한 분들이 뜸을 떠서 증상을 개선시키는 경우를 눈으로 지켜보기도 했다. 말기 위암 환자 한 분이 뜸을 꾸준히 떠서 암 세포가 사라진 경우도 보았다. 이런 것을 보면 뜸이 갖고 있는 항암 치유력이 우수하다고 생각된다.

또 뜸 요법과 더불어 식이요법을 잘 하는 것도 중요하다. 나는 주로 통곡식 식사와 푸른잎 채소와 녹즙을 자주 먹는다. 유기농으로 재배된 채소를 고집하는데, 이런 건강한 식습관이 몸 컨디션을 좋게 하는데 많은 도움을 주었다고 믿는다.

쑥 뜸으로 병을 고친 사람들 3

뜸으로 냉증과 자궁근종을 개선시켰다

서영주 (40세, 전북 익산시 남중동)

나는 발과 무릎이 시린 냉증으로 오랫동안 고생을 했다. 우연히 찾아간 한의원에서 좌욕과 뜸을 권해 1주일에 두 번씩 좌욕과 뜸을 떴다. 처음에는 별 기대 없이 집에서 한 달 이상 자가 치료를 했었다. 어느 정도 시간이 지나자 차츰 발이 시리고, 코가 막히는 비염 증상이 많이 좋아지는 것을 느낄 수 있었다.

그 이후로 꾸준히 쑥뜸을 뜨면서 가장 좋았던 것은 냉습한 내 몸이 덥혀졌다는 느낌이 드는 것이었다. 나는 원래 논리적이고 이성적인 사람이었지만, 뜸과 좌훈으로 내 몸이 달라지는 것을 확실히 느낀 이후로 이제는 민간요법 전도사가 되었다.

5년 전 자궁근종 진단을 받았지만 폐경이 될 때까지 별다른 치료 방법이 없다고 했다. 늘 허리가 아프고 생리 때가 되면 생리통이 심해서 고생을 했는데 뜸을 뜨고 난 뒤로는 생리통이 3분의1로 줄어들어 예전보다 훨씬 즐거운 마음으로 생리 기간을 넘기고 있다.

또 하나 뜸을 뜨고 난 후에 달라진 점을 들자면, 지구력이 많이 좋아졌다는 것이다. 예전에는 오랫동안 하는 일은 힘이 들어서 도중에 포기하곤 했는데, 뜸을 뜨기 시작한 이후로는 그런 증상이 거의 사라졌다.

뜸 뜨는 시간이 오래 걸려 번거롭기는 해도 나처럼 냉증이나 자궁근종으로 고생하는 사람들은 꾸준히 매달려 뜸 요법을 실시하면 몸이 가벼워지고, 매사에 활력이 생기는 것을 느낄 수 있을 것이라고 믿는다.

심주섭식 쑥뜸 요법으로 단전과 중완, 신궐을 뜸을 계속 떠주는 것만으로도 병원에 찾아가는 횟수를 확실히 줄일 수 있을 것이라고 확신한다.

쑥뜸으로 병을 고친 사람들 4

신부전증을 쑥뜸으로 극복했다
이성철(47세, 남양주시 별내변 청학리)

나는 8년째 뜸을 뜨고 있다. 뜸을 뜨다 보면 몸이 편안해져서 깜박깜박 졸기도 한다. 또 거북한 속이 편해지면서 뱃속이 시원하게 뚫린 것 같은 느낌이 들기도 한다.

은행원이었던 나는 99년, 신부전 초기 증상이 나타났다. 병원에서 이 증상이 한 달 정도 더 진행되면 투석을 해야 한다고 할 정도로 몸 상태가 안 좋았다. 어쩔 수 없이 휴직을 하고 기공 치료, 요가 등의 이런저런 요법으로 치료를 하기 시작했다.

그런 상황에서 알게 된 것이 쑥뜸 요법이다. 뜸을 뜨고 나면 차가운 뱃속이 따뜻해지고, 몸 상태가 가벼워져서 좋았다. 처음에는 《뜨겁지 않은 쑥뜸 치료법》 책을 사서 혼자 책에 소개된 내용대로 뜸을 떴었다. 하지만 쑥뜸 받침대가 굴러서 이불을 태우기도 하고, 몸에 화상을 입기도 해서 심재천 원장에게 찾아가 다시 뜸 뜨는 법을 익힌 다음 1년6개월 정도 매일 떴다. 이곳저곳 알려준 치료혈을 날마다 뜸 뜨기가 어려워서 신궐, 중완, 관원 기본혈만 1주일에 두 번 정도 떴다. 링을 갈아주는 것이나 연기가 나서 힘든 것이 귀찮기는 했지만 이렇게 꾸준히 뜸을 뜬 뒤로 배의 냉증이 사라지고 신장 기능도 좋아졌다. 더러는 뜸을 뜨고 나면 심박동이 빨라져서 1시간 정도 누워있다가 일어날 정도로 뜸은 혈행을 참 좋게 했다.

이런 덕분에 요즘에는 일상 생활을 즐거운 마음으로 하고 있다. 요즘 야생화 농장을 운영하는 것을 거들면서 공기 좋은 시골로 귀농해서 살아갈 새로운 인생 설계를 하느라 바쁘게 시간을 보낸다.

몸에 활력이 없어서 힘든 사람들은 기력 보강을 위해 일주일에 두세 번씩 기본혈에만 뜸을 떠도 눈에 띄게 달라지는 자신의 모습을 발견할 수 있을 것으로 믿는다.

쑥뜸으로 병을 고친 사람들 5

전립선암을 개선시켰다
황복선 (77세, 서울시 강동구 둔촌동)

2008년 12월 병원에서 검사한 결과 전립선암 진단이 나왔다. 하루에 화장실을 20번 이상 씩 가야 할 정도로 소변을 자주 볼 뿐만 아니라, 어지러워서 중심을 잡고 일어서기도 힘들었다.
예전부터서 심주섭 쑥뜸의 효과를 알고 있어서 나는 수술을 포기하고, 뜸을 뜨기 시작했다. 1주일에 2~3회씩 한 달 정도 뜸을 뜨고 난 후 검사 결과 암 수치가 놀라울 정도로 줄어들었다. 처음 병원에 갔을 때는 암 수치가 100이었는데 놀랍게도 4 이하로 나왔다. 나는 그 결과를 보면서, 그동안 쑥뜸이 몸에 좋다는 것을 익히 알고 있었지만 이 정도로 효과를 나타내리라고는 전혀 기대하지 않았기에 더 쑥뜸 치료에 매달렸다. 예전에는 요의 때문에 버스를 타고 5분 거리를 가기도 힘들었는데, 지금은 2시간 거리도 아무 걱정 없이 움직일 수 있다.
지금은 전반적으로 몸 컨디션이 좋아져서 가벼운 등산도 할 수 있고, 음식도 가리지 않고 아무것이나 잘 먹을 수 있다.
이런 치료 효과를 경험하면서 나는 지금은 더 자신있게 주변 사람들에게 쑥뜸 요법을 권한다. 무릎이 아프거나, 소화가 잘 안 되는 사람들은 쑥뜸을 뜨면 바로 효과를 보는 것 같다. 물론 우리 집에서 함께 사는 손자나 며느리에게도 뜸을 뜨게 한다. 매우 간단한 치료법으로 건강하게 생활할 수 있는 방법이 있는데, 그것을 마다할 이유가 전혀 없기 때문이다.
나이가 있어서 앞으로 얼마나 더 오래 살아갈 수 있을지 모를 일이지만, 나는 계속 쑥뜸을 뜨면서 내 생명이 다하는 날까지 지금처럼 건강한 상태로 살아갈 수 있도록 노력할 생각이다.

PART 04

쑥을 활용하는 생활법

인체에 미치는 강력한 효과 때문에 쑥은 예로부터 다양하게 활용되었다. 쑥으로 만든 음식과 쑥을 이용한 무좀, 배앓이 등의 민간 치료법 및 쑥뜸과 비슷한 효과를 내는 돌을 이용한 온열 자극법 등을 소개한다.

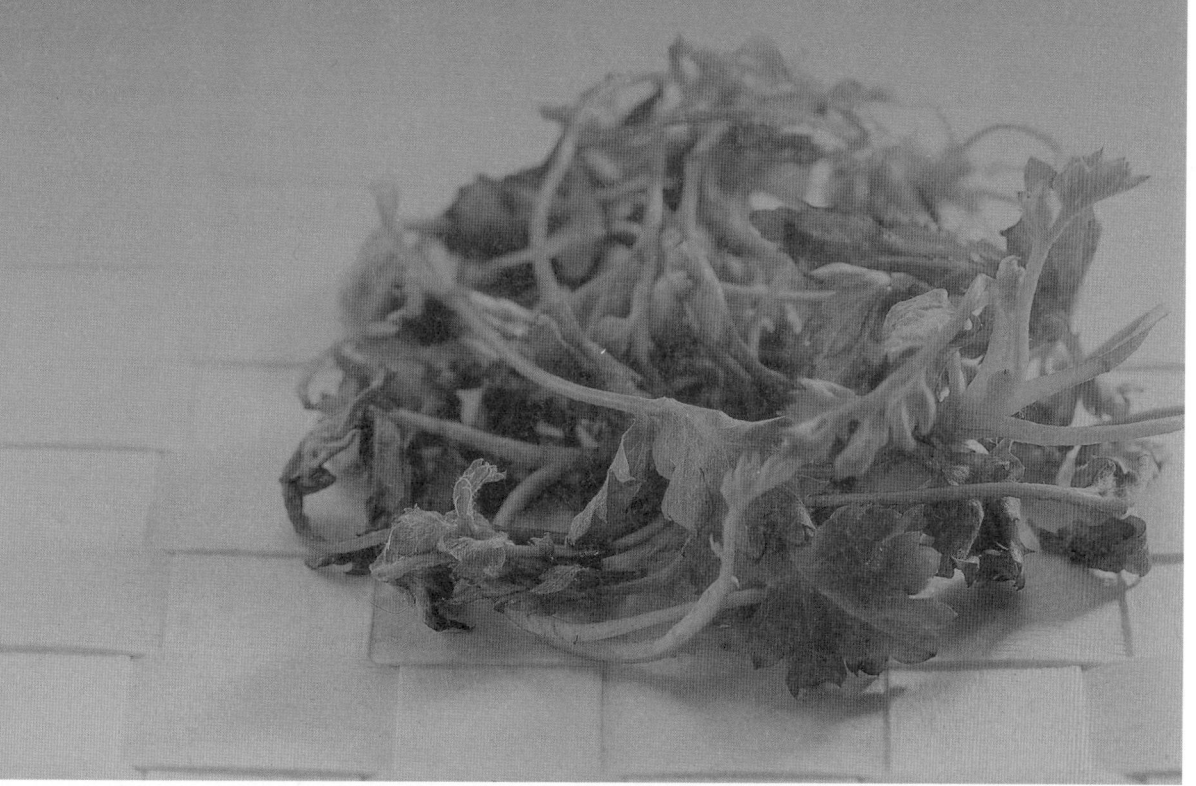

다양하게 이용되었던 쑥

　우리들이 흔하게 쓰는 이야기 중에 쑥맥이라는 말이 있다. 이 말은 순하고 착한 사람에게도 사용하고, 사리 분별이 어두워 어리숙한 사람에게도 즐겨 쓰는 말이다. 이 나라 어느 지역에서든 잘 자라는 흔하는 식물이기에 이런 말이 나오지 않았을까 여겨진다.
　쑥은 그 종류에 관계없이 다양하게 이용되었다. 약쑥은 뜸을 뜨는 쑥솜을 만들거나, 물에 달여 그 물을 먹거나, 환을 지어 병을 고치는 치료약으로 쓰기도 했다. 또 참쑥은 떡을 해 먹거나 국을 끓여 먹고, 뺌대라 불리는 쑥은 문에 치는 발을 만들 때 사용하기도 했다.
　이런 이용법 외에도 쑥은 다양한 먹거리와 민간요법의 재료로 널리 이용되었다. 우리 곁에서 흔한 식물이니 그 이용법이 사람에 따라, 지역에 따라 다양하게 변화되었던 것이다.
　또 불과 몇 십년 전만 해도 춘궁기 보릿고개를 넘기 위해서는 쑥을 먹지 않고서는 견딜 수 없을만큼 쑥은 구황식품으로 그 이용가치가 높았다. 봄철 연한 쑥잎을 뜯어다 뜨거운 물에 데친 다음 물에 하루 저녁 담가 쓴 물을 빼낸 후 밥을 지어 먹는 쑥밥을 나이 지긋하게 드신 분 치고 먹어 보지 않은 사람은 드물 정도다.
　오죽하면 조선 후기의 실학자이자 대 사상가인 다산 정약용 선생이 민초들이 쑥을 뜯는 가슴 아픈 모습을 「채호」(采蒿)라는 시로 옮겨 놓았을까.

다북쑥을 캐네,다북쑥을 캐네/다북쑥이 아니라,새발쑥이네/양떼처럼 떼를 지어/저 산등성이 넘어 가네/푸른 치마 붉은 머리/허리 굽혀 쑥을 캐네/다북쑥 캐어 무얼 하나/눈물만이 쏟아지네/쌀독엔 쌀 한 톨 없고/들엔 벼싹 다 말랐네/다북쑥 캐어다가/둥글게 넓적하게/말리고 또 말려서/데치고 소금 절여/죽 쑤어 먹을 밖엔 또 무얼하리

'밥보다는 떡이다' 는 이야기처럼 우리네에게 떡은 별식으로 대접을 받는 먹거리다. 집안에 궂은 일이 있건, 경사가 났건 간에 그 상차림에 빠지지 않는 것이 떡이다. 이렇듯 떡은 음식을 차려낸 상의 격을 갖춰 주는 먹거리였다.

쑥을 이용해 만든 떡은 쑥인절미, 쑥무리, 수리치떡, 쑥경단 등 다양하다. 또 좁쌀이나 밀가루를 넣어 만든 개떡에도 쑥은 꼭 들어간다.

쑥이 이처럼 다양한 떡의 소재로 들어갔던 것은 빛깔이나 향기를 즐기기 위한 까닭도 있었지만, 그보다는 떡에 쑥을 넣으면 주로 탄수화물로 구성된 떡의 산성을 중화시켜 주고, 비타민이나 단백질 등 쑥이 품고 있는 유효한 성분을 효과적으로 섭취하기 위한 하나의 방편이었다.

즉 떡을 만들 때, 쑥을 넣어 그 속에 들어 있는 무기질과 비타민을 쉽게 섭취할 수 있도록 했던 것이다.

01. 쑥을 넣어 만든 떡

쑥구리 단자

찹쌀 가루에 데친 쑥을 넣고 만든 떡으로 씹히는 맛도 좋고, 한 입 크기로 동글동글하게 만들므로 모양 또한 좋다. 아이들 간식용으로도 좋은 떡이다.

준비할 재료
찹쌀 가루 4컵
데친 쑥잎 40그램
물 1/2큰술
단자 고물 (거피팥 1컵, 소금 1작은술)
단자 소(거피팥 으깬 고물 1컵, 꿀 2큰술, 계핏가루 1/2작은술)
꿀 1/2컵

이렇게 만드세요
1. 찹쌀을 6시간 정도 불린 다음 곱게 빻아 체에 내린다.
2. 연한 쑥잎(말린 쑥잎)을 소금을 약간 넣은 물에 데친 다음 곱게 치댄다.
3. 팥을 잘 불려 껍질을 제거한 다음 푹 무르게 쪄낸다. 이 팥을 체에 걸러 소금을 약간 넣어 곱게 으깬다.
4. 앞에 만들어놓은 팥고물 중 1컵 분량을 따로 덜어내 꿀 2큰술과 계핏가루 1/2 작은술을 넣고 고루 섞은 다음 지름 2센티미터 정도의 막대 모양으로 만든다.
5. 찹쌀 가루에 데친 쑥을 넣고 잘 비빈 다음 찜통에 젖은 행주를 깔고 찐다.
6. 쪄낸 떡을 절구나 분마기에 넣고 끈적끈적한 기운이 날 때까지 잘 치댄다.
7. 도마나 편편한 나무 판자에 꿀을 바른 다음, 잘 치댄 떡을 쏟아 두께 1센티미터, 폭 6센티미터로 편편하게 편다.
8. 편편하게 펴놓은 떡 가운데에 지름 2센티미터 두께로 만든 팥고물 소를 얹은 다음 김밥을 말듯 동그랗게 만다.
9. 동그랗게 말아둔 떡을 3센티미터 길이로 썬 다음, 새알 모양으로 만들어 꿀을 바른 다음 팥고물에 굴린다.

쑥인절미

쫄깃쫄깃한 인절미는 입안에서 씹히는 맛이 일품이다. 떡 중의 떡이라 불려도 좋을 만큼 많은 이들에게 사랑받는다. 위장병이 있거나 아침 출근 준비에 쫓기는 사람들 사이에서 아침 식사 대용으로 인기 높은 음식이다. 인절미에 묻히는 고물은 대체로 콩고물이 주를 이루나 깨고물이나, 팥고물을 묻혀도 맛이 좋다.

준비할 재료
찹쌀 10컵
쑥 1컵
소금 약간
콩가루 2컵
설탕 적당량

이렇게 만드세요
1. 찹쌀을 잘 씻어 6시간 정도 불린 다음 물기를 잘 빼낸 후 곱게 빻는다.
2. 떡가루에 삶은 쑥을 넣어 고루 비빈 다음 젖은 행주를 깐 찜통에 넣어 푹 찐다.
3. 절구나 분마기에 넣고 쪄낸 떡을 잘 치댄다.
4. 도마나 넓은 쟁반에 콩가루를 골고루 뿌린 다음 떡을 막대 모양으로 길게 편다. 그 위에 콩가루를 뿌리고 적당한 크기로 썬다. 이때 콩고물에 설탕을 약간 넣어 체에 한 번 내리면 달콤한 고물을 만들 수 있다.

쑥버무리

이른 봄, 봄의 미각을 느끼기 좋은 떡이다. 멥쌀 가루에 새 쑥을 넣어 찐 떡으로 그윽한 향기와 약간 쌉싸름한 맛이 일품이다. 백설기에 쑥을 넣은 것이므로 만들기 손쉽다.

준비할 재료
멥쌀 5컵
소금 1컵
쑥 50그램
설탕 약간

이렇게 만드세요
1. 쌀을 잘 씻어 6시간 정도 불린 다음 물기를 빼낸 후 소금을 조금 넣고 곱게 빻는다.
2. 잘 빻은 쌀가루에 설탕을 약간 넣어 체에 내린다.
3. 쌀가루에 쑥을 넣어 고루 섞는다.
4. 시루나 찜통 밑에 한지나 베 보자기를 깐 다음 떡가루를 고루 펴서 넣는다. 이때 떡가루 위에 베 보자기를 덮어놓는다.
5. 시루나 찜통을 불 위에 올려 떡을 찐다. 시루 위에서 김이 오르면 뚜껑을 덮고 30분 정도 더 쪄낸다.
6. 대꼬챙이나 젓가락으로 떡을 찔러보아 흰 가루가 묻어나지 않으면 잘 익은 것이다.
7. 떡을 도마나 나무 쟁반에 쏟고 떡이 식으면 적당한 크기로 썬다.

쑥편

쌀가루에 쑥을 넣은 다음 팥고물 한 켜, 쌀가루 한 켜씩 쌓아올려 쪄낸 떡으로 팥고물과 쑥이파리가 함께 씹히는 맛이 일품이다. 쑥버무리에 비해 떡 모양이 얌전하므로, 품위 있는 상차림에 내놓으면 좋다.

준비할 재료
멥쌀 5컵
쑥 40그램
팥고물 3컵
소금 1큰술
설탕 약간

이렇게 만드세요
1. 쌀을 깨끗하게 씻어 6시간 정도 불린 다음 물기를 잘 뺀 후 곱게 빻는다.
2. 쌀가루에 설탕을 약간 넣은 다음 체에 곱게 내린다.
3. 쑥이파리는 잘 씻어 물기를 빼놓는다.
4. 팥은 물에 잘 불려 껍질을 제거한 다음 푹 삶은 다음 소금을 약간 넣어 곱게 고물을 만든다.
5. 시루나 찜통에 한지나 베 보자기를 깐 다음 팥고물 한 켜, 쑥잎을 섞은 쌀가루 한 켜씩 번갈아 안친다.
6. 시루나 찜통을 불 위에 올려 떡을 찐다. 김이 한참 오르게 한 다음 대꼬챙이나 젓가락으로 찔러보아 흰 가루가 묻어나지 않으면 떡이 잘 익은 것이다.
7. 나무 쟁반이나 도마에 떡을 쏟아 한참 식힌 다음 적당한 크기로 썰어낸다.

쑥경단

경단은 찹쌀 가루나 수수 가루를 익반죽하여 끓는 물에 익힌 떡이다. 쑥경단은 향기와 맛이 뛰어나고 소화가 잘되므로 아이들 간식으로 좋은 떡이다.

준비할 재료
찹쌀 가루 3컵
콩가루 1/2컵
흑임자 가루 1/2컵
소금 약간
뜨거운 물 약간

이렇게 만드세요
1 소금을 약간 넣은 뜨거운 물로 찹쌀 가루를 반죽한다.
2 잘 치댄 반죽으로 동그랗게 경단을 빚는다.
3 냄비에 뜨거운 물을 끓여 빚은 경단을 넣고, 휘휘 저으며 삶는다.
4 경단이 끓어오르면, 건져내 찬물에 살짝 담근 다음 재빨리 건져 물기를 뺀다.
5 넓은 접시에 고물을 뿌린 다음 경단을 넣어 고물이 골고루 묻게 한다.

쑥굴래

찹쌀떡을 쪄낸 다음 쑥이파리를 넣고 다시 쳐대 단자를 만든 다음, 단자 양쪽으로 거피 팥고물을 묻힌 떡으로 모양도 예쁘고 맛 또한 좋다.

준비할 재료
찹쌀 1되
팥 1되
쑥 100그램
꿀 약간
소금 약간

이렇게 만드세요
1 찹쌀을 잘 씻어 물기를 뺀 다음 잘 빻는다.
2 찜통에 찹쌀 가루를 넣고 떡을 쪄낸 다음 끓는 물에 파랗게 데친 쑥이파리를 섞어 분마기나 절구에 넣어 쑥이파리가 보이지 않을 때까지 잘 쳐댄다.
3 물에 불려 껍질을 벗긴 팥을 잘 삶아 곱게 고물을 만든 다음 고물에 꿀을 넣어 촉촉하게 버무려 놓는다.
4 잘 쳐댄 찹쌀떡을 밤톨만큼 떼낸 다음 떡 양쪽에 꿀을 넣어 버무린 팥고물을 묻혀 경단 모양을 만든다.
5 쑥인절미 양쪽에 팥고물이 묻어 있는 모양이 앙증맞아 먹음직스럽게 보인다.

쑥절편

이 떡은 음력 오월 단옷날 해 먹는 떡으로 지방에 따라 수리취를 넣기도 해, 수리취떡으로 불린다. 또는 절편의 모양이 수레바퀴 같다고 하여 수리취떡이라고 한다.

준비할 재료
쑥 300그램
멥쌀 5되
소금 약간
참기름 약간

이렇게 만드세요
1 멥쌀을 깨끗이 씻어 6시간 정도 불린 다음 물기를 빼낸 후 곱게 빻는다.
2 생쑥은 데칠 때 소다를 약간 넣으면 색이 파랗게 살아난다. 잘 데친 다음 물기 없이 꼭 짜놓는다.
3 멥쌀 가루에 쑥을 넣고 시루에 푹 찐 다음 절구나 분마기에 넣고, 쑥이파리가 보이지 않을 때까지 쳐댄다.
4 잘 쳐낸 떡을 동그랗게 만들어, 한쪽으로는 떡을 굴리고 다른 쪽은 비스듬하게 세워 손등으로는 떡을 썰어 동그랗게 만든 다음 절편으로 누르면 수레바퀴 모양의 떡이 완성된다.

02. 쑥을 이용한 요리

쑥된장국

쑥국은 그 향기가 뛰어나 이른 봄, 냉이와 더불어 식탁에 자주 올려지는 국이다. 입맛 떨어지기 쉬운 이른 봄철에 즐겨 먹으면 효과적으로 비타민을 보충할 수 있다. 냉이에 비해 비타민 A는 세 배, 비타민 C는 두 배나 많이 들어 있다. 옛말에 정월 대보름이 되기 전 쑥국을 세 번 이상 먹으면 문턱을 넘을 수 없을 정도로 살이 찐다고 한다.

준비할 재료
여린 쑥이파리
된장 적당량
멸치 국물 다시용 약간
대파
마늘
쌀뜨물

이렇게 만드세요
1 쑥을 깨끗하게 손질한 다음 흐르는 물에 살살 씻는다.
2 쌀뜨물에 물을 적당량 보충해 국물 다시용 멸치를 몇 마리 넣고 한참 끓인다.
3 국물에 된장을 곱게 풀고, 마늘을 짓찧어 넣는다.
4 한소끔 끓어오르면 쑥과 대파를 넣어 끓여낸 다음 그릇에 옮겨 담는다. 쑥을 너무 많이 넣으면 맛이 써지므로 적당량 넣는 것이 좋다.

날콩가루 쑥국

쑥의 향기로움과 콩의 고소한 맛을 함께 느낄 수 있는 국이다. 국물에 콩가루가 둥둥 떠 있어 지저분해 보이기는 하나 콩의 효능과 쑥의 효능을 동시에 섭취할 수 있으므로 영양가 높은 반찬이 된다. 된장을 풀어서 끓인 쑥국에 비해 맛이 담백하다.

준비할 재료
여린 쑥이파리
날콩가루 적당량
멸치 국물 다시용 약간
대파
굴 약간
마늘
쌀뜨물
소금 약간

이렇게 만드세요
1 쑥에는 검불이나 흙이 많이 묻어 있으므로 잘 손질한 다음 흐르는 물에 살살 씻는다. 박박 씻게 되면 쑥이파리가 짓이겨진다.
2 쌀뜨물에 물을 적당량 섞어 국물 다시용 멸치를 몇 마리 넣고 한참 끓인다.
3 물기가 살짝 남아 있는 쑥이파리에 콩가루를 묻힌다.
4 국물에 굴과 대파, 콩가루 묻힌 쑥, 마늘을 넣고 한소끔 끓어오르면 불을 끄고 소금으로 간을 맞춘다.
5 이 국은 많이 먹으면 속이 아릴 수 있으므로 여러 끼니를 먹으려면 된장을 약간 풀어 넣는 것이 더 좋다.

애탕

쑥의 향기와 고기의 단백질을 효과적으로 섭취할 수 있는 국이다. 옛부터 애탕은 반찬용보다 술안주로 내놓던 음식이다. 쑥을 데친 다음 쇠고기를 곱게 갈아 완자를 빚어 끓여낸 국이므로 모양이 정갈해 품위가 있는 음식이다.

준비할 재료
쇠고기 200그램
쑥 60그램
완자용 양념-
(소금 1작은술,
참기름 1작은술,
후춧가루 약간,
마늘 다진 것 1작은술)
국간장 약간
국물용 양념-
(소금 1작은술,
참기름 1작은술,
다진 파 2작은술,
다진 마늘 1작은술,
후춧가루 약간)
밀가루 2큰술, 달걀 1개

이렇게 만드세요
1 준비한 쇠고기의 절반 분량은 납작납작하게 썬 다음 국물용 양념으로 간을 한 뒤 물을 부어 놓는다.
2 연한 쑥이파리를 끓는 물에 살짝 데친 다음 찬물에 헹구어 물기를 꼭 짜서 곱게 다져놓는다.
3 남은 쇠고기 절반을 곱게 다져 물기를 짜놓은 쑥과 합한 다음 완자용 양념을 넣고 끈기가 날 정도로 잘 치댄다.
4 잘 치댄 쇠고기를 살구만 하게 완자를 빚은 다음 밀가루를 고르게 묻히고, 달걀 푼 물에 담가 옷을 입힌다.
5 미리 물을 부어놓은 국물을 펄펄 끓인 다음 완자를 넣어, 완자가 국물 위로 떠오르면 그릇에 담아 내놓는다.

쑥밥

쑥밥은 보릿고개가 있던 어려운 시절, 끼니를 늘려 먹기 위한 수단으로 이용되었던 요리다. 쑥에 보리나 조 등의 잡곡을 섞어 먹던 그 음식은 먹을 것 흔한 오늘날, 그 시절 어려움을 간접적으로 체험해본다는 뜻에서도 가끔 해 먹을 필요가 있지 않을까 싶다.

준비할 재료
쌀
보리쌀과 조 등의
잡곡 각각 쌀과
같은 분량
쑥 적당량

이렇게 만드세요
1 쌀과 보리쌀, 조 등을 잘 씻어 물에 불린다.
2 불린 쌀로 밥을 짓는다.
3 쑥은 삶아서 물기를 꼭 짜둔다.
4 밥이 한소끔 끓어오르면 한 번 휘저은 다음 쑥을 넣는다.
5 밥을 뜸을 들인다.

쑥튀김

쑥튀김은 쑥갓이나 깻잎 튀김처럼 상큼한 야채의 맛을 즐길 수 있는 음식이나 맛이 향기로워 아이들 간식 대용이나, 밥반찬용으로도 권할 만하다.

준비할 재료
여린 쑥 약간
밀가루와 전분 가루
같은 분량

이렇게 만드세요
1 여린 쑥이파리를 잘 다듬은 다음 흐르는 물에 씻는다. 다듬을 때 줄기도 전부 제거한다.
2 밀가루와 전분을 고루 섞어 튀김옷 반죽을 한다.
3 기름 온도를 낮게 해 천천히 튀겨낸다.

쑥된장 장아찌

장아찌는 입맛이 없을 때 식탁에 올리면 여러 번 젓가락이 가는 반찬이다. 쑥으로도 장아찌를 만들 수 있다. 쑥된장 장아찌는 맛이 두릅과 비슷하다.

준비할 재료
묵은 된장 적당량
쑥

이렇게 만드세요
1 쑥을 깨끗하게 손질해 이파리 30장 정도를 한 묶음으로 실로 묶은 다음 물기를 쭉 뺀다.
2 그늘에서 이틀쯤 잘 말려 꾸득꾸득해지면 삼베 수건이나, 거즈에 싸서 된장에 박는다.
3 1개월 정도 지나면 먹을 수 있다. 오래된 것일수록 감칠맛이 난다.

쑥고추장 장아찌

간장에 양념을 해 푹 끓인 국물에 쑥을 며칠 담갔다가 고추장에 박아놓는 장아찌로 간장의 맛과 고추장의 맛, 쑥 특유의 향이 어우러져 색다른 맛을 즐길 수 있다.

준비할 재료
간장
쑥
양념 (식초, 청주, 멸치액젓, 물엿)
고추장

이렇게 만드세요
1 쑥은 깨끗하게 손질해 이파리 30장 정도를 한 묶음으로 실로 묶은 다음 물기를 쭉 뺀다.
2 쑥을 재워둘 간장을 만든다. 이 간장은 간장 한 국자에 물을 두 국자 부은 다음 식초는 두 큰술, 청주는 세 큰술, 물엿은 반 국자 비율로 넣어 은근한 불에서 오래도록 끓인다.
3 끓여서 식혀놓은 양념 간장 국물에 물기를 뺀 쑥을 사흘 정도 담가둔다.
4 사흘 후 간장에서 쑥을 건져 간장 국물을 쭉 뺀 다음 삼베나 망사에 싸서 고추장에 박아둔다.
5 한 달 정도 지나면 꺼내 먹을 수 있다.

03. 쑥으로 만든 기호 식품

쑥차

쑥차를 장기간 복용하여 위장병을 고쳤다는 사람, 변비를 고쳤다는 사람, 냉증을 없앴다는 사람 등 쑥차의 활용도는 높다. 또 꼭 병을 고치겠다는 생각을 떠나 새로운 맛을 즐기고 싶을 때, 쑥 향기 그윽한 쑥차를 끓여 마신다면 생활이 그만큼 넉넉해질 것이다.

준비할 재료
생쑥 또는
말린 쑥 10그램
결명자 5~8그램
(석 잔 분량)

이렇게 만드세요
1 쑥을 흐르는 물에 깨끗하게 씻는다.
2 물 600밀리리터에 쑥과 결명자를 함께 넣고 센불로 한소끔 끓인다.
3 한소끔 끓어오르면 불을 약하게 줄여 물이 3분의 2분량으로 졸아들 때까지 끓인다.
4 따뜻할 때 마신다. 설탕이나 꿀 등의 단맛을 가미하지 않는 것이 좋다.

쑥미숫가루

미숫가루에 쑥가루를 넣은 것으로, 식사 대용이나 간식용으로 권할 만하다. 특히 쑥의 상큼한 향기가 어우러지므로 맛이 향기롭다. 쑥에 함유된 비타민이나 무기질을 효과적으로 섭취할 수 있다.

준비할 재료
찹쌀
흑임자
콩, 보리, 쑥 등을
기호에 따라 적당한
비율로 준비한다

이렇게 만드세요
1 쑥을 제외한 다른 재료를 깨끗하게 씻어 잘 말린 다음 살짝 볶아 가루를 낸다.
2 쑥은 잘 씻어 물기를 완전히 말린 다음 따로 가루를 낸다.
3 다른 곡류의 가루와 쑥가루를 잘 혼합해 기호에 따라 타 마신다.
4 가급적 단맛을 가미하지 않는 것이 좋으나, 식성에 따라 설탕이나 꿀을 넣어 마신다.

쑥다식

다식은 차와 어울리는 간식이다. 다담상이라고 하여 끼니때가 지난 후 손님이 찾아오면 차와 함께 내가는 음식으로 귀한 먹거리 중의 하나다. 아이들 간식거리로 과자 대신 제공할 만하다.

준비할 재료
쑥가루 1컵
꿀 또는 조청 1/3컵

이렇게 만드세요
1 쑥가루에 꿀이나 조청을 넣고 약간 되직하게 반죽을 한다.
2 다식판에 쑥가루를 슬슬 뿌린 다음 쑥반죽을 꼭꼭 눌러 넣고 찍어낸다.
3 굳지 않도록 비닐이나 면수건을 위에 덮어놓는다.

쑥술

주흥을 돋우는 술이라기보다 보건용으로 애용되는 술이다. 위장병이 있는 사람, 손발이 시리고 찬 사람, 부인병, 기관지염 등을 앓는 사람이 마시면 좋다. 약간 맛이 쓴 것이 흠이라면 흠이다. 생쑥을 사용하면 두통과 복통을 일으키는 등 뒤끝이 깨끗하지 않으므로 반드시 물에 데친 쑥을 이용해야 한다.

준비할 재료
쑥 30그램
술 1되

이렇게 만드세요
1. 쑥을 끓는 물에 살짝 데친 다음 물기를 꼭 짜 그늘에 완전히 말린다.
2. 독한 술이나 탁주 원액에 쑥을 넣고 완전히 밀봉해 2, 3개월 보관한다.
3. 3개월이 지나면 술을 걸러, 쑥잎 찌꺼기는 버리고 술만 따로 냉암소에 보관해 둔다.
4. 약용으로 한 잔씩 마신다.

쑥유과

유과는 잘 말린 찹쌀떡을 기름에 튀겨낸 과자로 큰 상차림에 빼놓을 수 없는 음식이다. 입에서 바삭거리는 맛이 일품이다.

준비할 재료
찹쌀
설탕 또는 집청
기름
쑥가루
세반 가루
흰깨
검정깨

이렇게 만드세요
1. 찹쌀을 하룻밤 불려 물기를 뺀 다음 곱게 빻는다.
2. 찹쌀 가루에 쑥가루를 넣고 잘 섞어 시루나 찜통에 넣고 찐다.
3. 쪄진 떡을 절구나 분마기에 넣고 잘 쳐댄다.
4. 도마에 녹말 가루를 뿌린 다음 떡을 쏟아 0.5센티미터 두께로 얇게 편 다음, 산자용은 사방 10센티미터 폭으로, 강정용은 가로 0.5 세로 3센티미터 폭으로 썬다.
5. 원하는 크기대로 썬 떡을 따뜻한 방바닥에 한지를 펴놓은 다음 뒤집어가며 잘 말린다.
6. 설탕에 불을 부어 끓여낸 다음 꿀을 섞어 유과를 바를 집청꿀을 만든다.
7. 150도의 기름에 잘 말린 떡을 넣고 튀겨낸다.
8. 튀겨낸 유과를 집청꿀에 담갔다가 건져내 세반 가루나 볶은 흰깨, 검정깨에 넣고 옷을 입힌다.

04. 쑥을 이용한 미용 요법

쑥화장수

해열, 소염 작용이 있는 쑥을 달여 그 물을 화장수로 이용하므로 피로한 피부를 효과적으로 개선시킬 수 있다. 또 쑥의 향이 피부에 오래도록 남아 상쾌한 기분이 유지된다.

준비할 재료
약쑥 10그램
레몬 1조각

이렇게 만드세요
1 약쑥 10그램을 물 600밀리리터에 넣어 3분의 2분량으로 졸아들 때까지 끓인다.
2 달인 쑥물을 삼베 수건이나 체에 걸러 물만 따로 받아낸다.
3 레몬즙을 한 조각 분량 넣어 고루 섞어 냉장고에 보관해둔 다음 화장수로 사용한다.

쑥세안수

얼굴이 화끈거리거나 가려울 때는 쑥 삶은 물로 얼굴을 씻어내는 것이 좋다. 소염, 항균 작용이 뛰어난 쑥 성분이 피부를 안정시키기 때문이다.

준비할 재료
쑥 10그램
레몬 한 조각

이렇게 만드세요
1 말린 약쑥 10그램을 물 600밀리리터에 넣고 3분의 2분량으로 졸아들게 끓인다.
2 차갑게 식힌 다음 레몬 한 조각을 짜서 즙을 넣는다.
3 쑥물로 얼굴을 여러 번 씻어낸다.

쑥세안제

요즘 여성들은 세수를 할 때도 다양한 미용제를 사용한다. 쑥으로 세안용 미용제를 만들어 쓸 수 있다. 날콩가루와 쑥가루, 밀가루를 섞어 만든 세안제로 세수를 하면 피부의 수렴 작용이 좋아져 항상 촉촉한 피부를 간직할 수 있다.

준비할 재료
쑥가루
날콩가루
밀가루 동일 분량

이렇게 만드세요
1 쑥가루와 날콩가루, 밀가루를 잘 섞어 분쇄기에 다시 한 번 간다.
2 갈아둔 재료를 발이 가는 체에 다시 한 번 내린다.
3 습기가 차지 않게 잘 보관해놓고, 세수를 할 때 밤톨만큼씩 손바닥에 덜어 물에 잘 푼 다음 얼굴에 고루 발라 마사지하듯 가볍게 문질러 씻어낸다.

쑥팩

팩은 피부의 신진대사를 좋게 하는 미용제이다. 다양한 팩제가 시중에 많지만 값도 비싸고 만드는 과정에서 화학 첨가제가 들어가므로 스스로 만들어 쓰는 것도 좋은 방법이다. 쑥으로 팩을 하면 쑥의 항균 소염 작용, 수렴 작용 등의 효능을 쉽게 얻을 수 있어 피부를 탄력 있게 만들 수 있다.

준비할 재료
쑥 10그램
밀가루 30그램

이렇게 만드세요
1 생쑥은 즙을 내고, 말린 쑥은 곱게 갈아 가루를 낸다.
2 생쑥일 때는 즙을 내어 밀가루를 넣고 질척하게 개고, 말린 쑥인 경우 가루에 물을 적당량 타서 밀가루를 넣어 역시 질척하게 개어놓는다.
3 질척하게 갠 밀가루를 얼굴에 골고루 펴 바른 후 랩을 씌워 10~20분 정도 둔다.
4 미지근한 물로 부드럽게 씻어낸 다음 찬물로 헹궈 피부에 탄력을 유지시킨다.

쑥린스

머리를 감고 난 후, 모발을 윤기나고 부드럽게 해주는 린스제를 쑥으로도 만들 수 있다. 또 쑥의 향기가 모발에 남아 있으므로 기분도 산뜻해진다.

준비할 재료
쑥 10그램
레몬 한 조각

이렇게 만드세요
1 약쑥 10그램을 물 600밀리리터에 넣고 3분의 2분량으로 졸아들게 끓인다.
2 레몬 한 조각을 즙을 짜서 넣는다.
3 냉장고에 보관해두었다가 머리를 헹굴 때 서너 방울 떨어뜨린다.

쑥즙

마시는 쑥즙은 다양한 병을 치료해주기도 하지만, 쑥즙을 즐겨 마시면 피부도 좋아진다. 단 위장이 약한 사람은 배앓이를 하거나 설사를 할 수 있으므로 피하는 것이 좋다.

준비할 재료
생쑥 30그램
흑설탕이나 꿀 약간

이렇게 만드세요
1 생쑥 30그램에 물을 조금씩 치면서 짓찧어 즙을 낸다.
2 그 즙을 그냥 마신다. 비위가 약한 사람은 물에 희석해 설탕이나 꿀을 가미해 먹어도 된다.

05. 쑥을 이용한 민간 요법

무좀 | 말린 약쑥을 태운 재를 무좀이 있는 발에 바른 뒤 한참 두었다가 물에 씻는 일을 여러 번 하고 나면 좋아진다.

간염 | 잘 말린 약쑥의 줄기와 잎사귀를 다섯 줄기 정도 물에 삶아 매일 한 번씩 4, 5일쯤 마시면 효과를 볼 수 있다.

고혈압 | 생쑥잎으로 만든 쑥즙을 마시면 효과가 있다. 쑥즙은 생쑥잎에 물을 조금씩 부어가며 절구에 짓찧은 다음 삼베 수건에 꼭 짜면 된다.

냉증 | 말린 약쑥이나 참쑥을 달여서 차 마시듯 마시면 효과가 있다. 적당한 분량은 물 1리터에 쑥 20그램 정도이다.

대하증 | 말린 쑥잎과 마늘, 말오줌나무를 삼베 수건이나 망사에 싸서 뜨거운 물을 받아둔 욕조에 넣은 다음 목욕을 하면 좋다. 이때 쑥잎과 마늘, 말오줌나무는 반 줌 정도가 적당량이다.

디스크 | 말린 쑥잎과 마늘, 말오줌나무를 삼베 수건이나 망사에 싸서 뜨거운 욕조에 넣고 목욕을 하면 좋아진다.

배앓이 | 말린 약쑥이나 참쑥 10그램 정도에 물 3컵을 부은 다음 절반 정도로 졸여 두어 번 나눠 마신다.

부스럼 | 약쑥잎을 태워 재로 만들어 부스럼이 난 자리에 뿌린 다음 붕대로 감아둔다. 또 약쑥을 물에 넣고 삶아 부스럼이 난 자리를 그 물로 씻어내도 된다.

산후 하혈 | 말린 약쑥과 말린 생강을 각 10그램 정도 준비해 살짝 볶은 다음 물 한 되를 붓고 달인다. 절반 정도로 졸아들면 세 번에 걸쳐 나눠 먹는다.

산후 조리 | 물 반 말에 약쑥 한 근을 넣고 푹 끓여, 입이 오목한 튼튼한 그릇에 그 물을 부은 다음 산모가 옷을 벗고 걸터앉아 쑥김을 쐬면 산후 회복과 후유증이 없어 좋다. 훈증을 하기 좋은 그릇은 요강이다.

습진 | 말린 약쑥 줄기와 홍고추를 태워 가루로 만든 다음 참기름으로 개어 습진이 난 곳을 서너 번 발라준다. 또는 약쑥 잎과 홍고추를 함께 넣고 삶아 그 물로 씻어낸다.

땀띠 | 여름에 땀띠가 많이 나는 아이는 약쑥잎을 약간 넣고 달인 물로 씻어주면 괜찮아진다.

신경통 | 약쑥잎을 진하게 달여, 뜨겁게 한 다음 수건을 그 물에 적셔 아픈 곳을 찜질해주면 좋다. 말오줌나무 3, 쑥잎 2, 마늘 1의 비율로 헝겊에 싸서 뜨거운 물을 받아둔 욕조에 넣은 다음 그 물에 목욕을 하면 좋다.

여드름 | 약쑥잎에 물을 붓고 연하게 달여 그 물로 자주 씻어내면 좋아진다.

위장병 | 쑥차를 오래도록 마시면 증상이 가벼워진다.

인후염 | 목이 아파 쉰소리가 날 때 생쑥에 식초를 약간 넣고 짓찧어 목에 붙인 다음 헝겊으로 감싸놓으면 아픈 증상이 가벼워진다.

자궁염 | 약쑥잎을 넣고 끓인 물을 그릇에 옮긴 다음 그 위에 걸터앉아 김을 쐬거나, 쑥차를 오래도록 마시면 좋다.

중풍 | 뜸과 병행해 쑥차를 오래도록 마시면 쾌유가 빨라진다.

코피 | 코피가 자주 나면 쑥차를 연하게 끓여 1주일 정도 마시면 괜찮아진다.

타박상 | 말린 약쑥잎과 마늘, 말오줌나무를 동일 분량으로 거즈나 망사에 싸서 욕조에 넣은 다음 그 물로 목욕을 하면 빨리 낫는다.

토사곽란 | 약쑥잎을 진하게 달여 마시게 한다.

편도선염 | 생쑥잎을 짓찧어 편도선이 부어 있는 곳에 붙여놓는다.

해열 | 열이 심하게 날 때, 생쑥잎으로 즙을 내어 한 컵 마시게 하면 열이 내려간다.

구충 작용 | 빈속에 약쑥즙 한 되를 마시면 회충이 죽는다.

PART 05

쑥뜸 요법에 꼭 필요한 경혈도

우리의 몸은 음양오행의 법칙이 존재하는 하나의 소우주이다. 경맥은 각 장기와 연결되어 있어 이를 효과적으로 다스리면 인체의 컨디션을 최상으로 만들 수 있다. 이 장에서는 12경맥과 기경 팔맥 중 임맥, 독맥을 포함한 14경맥의 혈 위치와 치료 효과를 일목요연하게 보여준다.

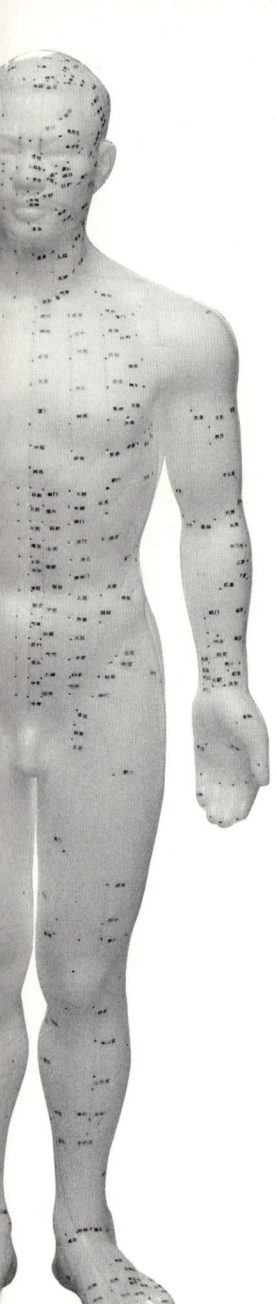

14경맥의 순환과 주요 혈자리

인체는 우주를 축소해놓은 소우주의 결정체다

우리가 쉼 호흡을 하며 살아가는 지구라는 땅덩어리도 우주라는 거시적인 안목에서 본다면 사실 티끌만큼이나 작은 존재에 불과하다. 하지만 이 작은 땅덩어리도 길어야 1백 년 이상을 살지 못하는 인간의 눈과 셈으로는 무한히 크고 방대한 것으로 여겨질 뿐이다. 욕심을 부리면 그만큼 얻어낼 것이 많아지는 '약속의 땅'으로 보여진다는 이야기이다.

우리가 속해 있는 우주에는 매 순간 끊임없는 사건이 벌어진다. 새로운 별이 태어나고 사라져간다. 우리가 발을 딛고 있는 지구에서도 마찬가지이다. 어느 한쪽에서는 새로운 생명의 탄생을 기뻐하고, 어느 한쪽에서는 한 생명이 사라져간다.

그러나 우주 속에서 벌어지는 이런 갖가지 사건들은 엄연한 질서 속에서 이루어진다. 해가 뜨면 달빛이 힘을 잃고, 달이 뜨면 해가 사라지듯 음양이라는 질서 속에서 갖가지 일들이 꼬리에 꼬리를 물고 생겨난다.

사람의 몸속에서 벌어지는 생명 활동 역시 우주 속의 질서에서 벗어날 수 없다. 인체는 음양오행의 정연한 법칙 아래에서 움직이는 소우주인 것이다. 사람이 어머니의 뱃속에서 태어나는 것이나, 한 줌 흙으로 사라져가는 그 모든 것들이 그만한 까닭이 있기 때문에 벌어지는 일들이다.

인간이 생명을 부여받는 것은 남성과 여성의 성적인 결합을 통해 정자와 난자라는 물질이 만나기 때문이요, 사람이 죽는 것 또한 몸의 기능이 전부 소진되어 더 이상 생명 유지 활동을 할 수 없기 때문에 빚어지는 일이다. 몸이 병드는 것도 마찬가지이다. 피로가 쌓여 몸에 이상이 오거나, 인체 밖에서 나쁜 병균이 몸속에 들어와 기승을 부려 그 위력에 효과적으로 대항할 수 없을 때 병적인 상태에 빠져들게 되는 것이다.

우주 속에 존재하는 모든 것들, 삼라만상 억조창생들은 모두 이런 인과 법칙 아래에서 태어나고 소멸해가는 것이다.

음양오행의 상생·상극 작용이 생명 활동의 원천이다

한의학은 인체를 우주 속에 자리 잡은 또 하나의 작은 우주, 즉 소우주로 여기는 것에서 출발한다. 즉 모든 생리 현상이 음양오행의 법칙 아래에서 이루어진다는 것이다. 음식을 섭취하니까 배변 활동이 이루어지는 것이며, 음양의 평형이 깨지니까 병이 든다는 것이다.

이런 원리 아래 체계화시킨 이론이 경락론이다. 경락론은 한의학의 특징적인 치료법 중의 하나로 침이나 뜸 치료를 하는 데 기본이 되는 것이다. 경락을 제대로 알지 못하면 제아무리 좋은 뜸이나 침을 갖고 있다 해도 그 효과를 흡족할 만큼 볼 수 없다.

그렇다면 경락이란 무엇인지 알아볼 필요가 있다. 우리의 몸속에는 음양을 주관하는 경맥이 고루 분포하는데, 이 경락은 인체의 오장육부와 긴밀하게 연결되어 인체 각 부분이 상호 유기적인 관계를 맺을 수 있도록 도와준다.

경락을 이해하려면 먼저 경맥이 무엇인지 알아두어야 한다. 경맥은 1년 열두 달로 이루어진 자연계의 섭리를 본떠 만든 것으로 각 경맥은 인체 내의 오장육부와 밀접하게 관련되어 제각기 짝을 맺고 일정한 조절 및 유지 작용을 담당한다. 이 또한 음과 양으로 구분되어 있다.

간장, 심장, 비장, 폐장, 신장 등을 포함한 오장과 심포경은 몸속에 필요한 물질을 저장한다고 여겨 음이 주관하는 장기로 구분을 해놓고 있으며, 대장, 방광, 담, 소장, 위, 삼초 등의 기관, 즉 육부는 인체 내에서 소화 배설 등의 역할을 담당하는 곳으로 여겨 양이 주관하는 기관으로 구분해놓았다.

따라서 인체의 어느 특정한 부위에 문제가 발생하면 그 장기나 기관의 치료와 기능 개선에만 치료의 중점을 두지 않고, 그와 연결된 각 경맥을 조화롭게 만드는 데 심혈을 기울인다.

특히 이들 경맥을 중요한 치료 방법으로 여길 때는 인체에 직접적인 자극을 주는 뜸과 침 요법을 사용할 때이다. 이들 치료법은 각 장기와 연결되어 있는 경맥을 효과적으로 다스려 인체가 항상성을 유지할 수 있도록 도와준다.

또 이와 별도로 기경팔맥이란 경맥이 인체 내에 흐르는데 이들 경맥 중 독맥과 임맥은 자기 본연의 혈위(혈자리 또는 경혈)를 가지고 있고, 나머지 충맥, 대맥, 양교맥, 음교맥, 음유맥, 양유맥 등의 6개 경맥은 독립된 혈자리가 없다.

이 중 독맥은 뒷머리, 목, 등뼈 등을 따라 흐르면서 인체의 모든 양의 경맥을 감독하고 있으며, 음맥은 인체의 앞쪽 정중앙 가슴, 배꼽, 단전 등을 흐르면서 인체의 모든 음의 경맥을 담당해주므로 '음경의 바다'로 꼽힌다.

이런 까닭에 12경맥과 기경팔맥 중 임맥, 독맥을 합해 14경맥으로 통칭하기도 한다. 각각의 경맥이 음양오행의 이치에 따라 상생과 상극 작용이 서로 원활하게 이루어져 평형 상태가 되면 건강한 인체를 유지하게 되는 것이고, 어느 한쪽이 성하거나 쇠퇴해지면 병적인 상태가 되는 것이다.

때문에 각 경맥이 상생과 상극 작용, 즉 서로 활동을 촉진시키고, 활동을 억제시키는 힘이 균형을 이룰 수 있도록 평소 건강 관리에 힘써야 한다. 또 몸에 이상이 생기면 부족하고, 넘쳐나는 부분을 적절히 가감해 인체의 상생 상극 작용이 평형을 이룰 수 있도록 적절한 치료를 하는 지혜를 발휘해야 한다.

경맥의 이름은 부르기 좋으라고 붙인 것이 아니다

각 경맥은 제각기 인체의 사지 말단에서부터 내장 깊숙한 곳까지 순환을 한다. 하지만 경맥 위에 1년 365일과 똑같은 숫자로 분포되어 있는 그 많은 경혈을 일일이 자극하기란 상당히 어려운 일이 아닐 수 없다.

따라서 12경맥의 그 많은 경혈을 효과적으로 다스리기 위해 각 경맥마다 짝을 맺고 있는 기관의 이름을 붙여 병 치료를 좀더 수월하게 할 수 있도록 해놓았다. 예를 들어 폐 기능이 좋지 못할 때 제일 먼저 점검해보는 곳은 수태음폐경의 경맥을 흐르는 혈자리다.

그렇다면 수궐음심포경이니, 족소양담경이니, 수소음심경이니 하는 각 경맥을 우리 몸 어디에서 찾아내야 할 것인가. 그 경맥에 자극을 주려고 할 때마다 경맥이 그려진 그림을 찾아내 일일이 대조해가면서 시술을 해야 하는 것인가.

물론 각 경맥이 흐르고 있는 혈자리는 반드시 머릿속에 넣고 있는 것이 원칙이다. 하지만 제아무리 전문가라 해도 365개나 되는 혈자리를 전부 머릿속에 넣고 있기란 어려운 일이다. 이런 까닭에 지혜로운 조상들은 각 경맥의 이름을 붙일 때 일정한 원칙을 적용했다. 이름만 들어도 누구나 쉽게 경맥의 흐름을 찾아낼 수 있도록 과학적으로 자리를 매겨두었다. 결코 부르기 좋으라고 붙여놓은 이름이 아니라는 이야기이다.

그 과학적인 이름 붙이기 내용을 알아보면 이렇다.

각 경맥에는 수태음이니 족태음이니 수양명이니 족양명이니 하는 이름이 붙어 있다. 이들 경맥에 붙어 있는 이름을 따라 경맥의 흐름을 찾아보면 음의 경맥은 음의 경맥대로, 양의 경맥은 양의 경맥대로 공통적으로 적용되는 원칙이 있다는 사실을 알게 된다. 즉 음의 경맥은 대부분 몸의 안쪽 부위를 따라 흐르고 있고, 양의 경맥은 몸의 바깥쪽을 따라 흐르고 있다. 이렇듯 인체를 기준으로 하여 몸의 내측은 음, 외측은 양의 세계가 주관하는 영역으로 구분을 지어놓았던 것이다.

또한 인체의 안쪽과 바깥쪽을 흐르는 음양의 경맥들은 어느 위치를 흐르느냐에 따라 제각기 다른 이름을 갖고 있다. 음과 양의 경맥은 각각 세 개로 나누어지는데 태음, 궐음, 소음과 양명, 소양, 태양으로 구분을 하고 있다.

먼저 음의 경맥의 흐름을 알아보자. 수태음은 팔의 안쪽 면 중에서도 가장 앞쪽, 즉 손바닥을 바닥과 수직이 되게 똑바로 폈을 때 하늘을 향하는 가장 위쪽을 가리킨다. 그 아래 팔의 중간 부분을 흐르는 경맥은 수궐음, 맨 밑쪽 바닥과 가까운 부위를 지나는 경맥은 수소음으로 불린다. 즉 맨 윗부분을 지나는 경맥은 태음, 가운데는 궐음, 아래쪽은 소음이라는 규칙을 세워둔 것이다.

양의 경맥의 흐름도 마찬가지이다. 수양명은 팔의 바깥쪽 면 중에서도 가장 앞쪽, 즉 손바닥을 바닥과 수직이 되게 똑바로 폈을 때 하늘을 향하는 가장 위쪽을 일컫는 말이다. 그 아래 팔의 중간 부분을 흐르는 경맥은 수소양, 바닥과 가까운 부위를 지나는 경맥은 수태양으로 불린다. 즉 양명, 소양, 태양의 순서로 흐르고 있는 것이다.

경맥의 발원지와 흐름까지 쉽게 알려주는 경맥의 이름

경맥의 이름만 들어도 그 경맥이 어디에서 발원해, 어느 방향으로 흘러가는지 알 수 있다.

먼저 음의 경맥부터 살펴보자. 손의 삼음, 즉 수태음, 수소음, 수궐음은 경맥의 발원지가 가슴이다. 이들 수삼음(手三陰) 경맥은 가슴에서 손으로 순환한다.

똑같은 음이라도 발의 음경맥은 발원지와 경맥이 흘러가는 방향이 다르다. 발의 삼음, 즉 족태음, 족소음, 족궐음은 경맥의 발원지가 발이며, 경맥의 순환은 발에서 가슴으로 이어진다.

양의 경맥은 반대로 흐른다. 수삼양, 즉 수소양, 수양명, 수태양은 경맥의 발원지가 손이다. 경맥의 순환은 손에서 머리로 이어진다.

발의 양경맥 역시 족삼음 경맥과 발원지나 경맥의 흐름이 반대다. 족삼양, 즉 족양명, 족소양, 족태양 경맥은 머리에서 발원해 그 흐름은 발로 이어진다.

예를 들어 족양명위경의 경맥 상에 자리 잡고 있는 혈자리를 찾아낸다고 생각해보자. 앞에서 살펴보았듯 이 경맥은 족양명이므로 경맥의 발원지는 머리이며 그 흐름은 발로 이어진다는 것을 알 수 있다. 또 양은 몸의 바깥을 흐르는 경맥에 붙이는 이름이므로 이 경맥은 몸의 바깥쪽을 흐르고 있음을 쉽게 알 수 있다. 또한 양명은 몸의 바깥쪽에서도 맨 위쪽에 자리 잡고 있는 경맥에 붙이는 이름이므로 이를 종합해보면 족양명위경은 몸의 맨 바깥쪽에 자리 잡고 있으면서 머리에서 발원해 발로 흘러가는 경맥이라는 것을 알 수 있다. 실제로 이 경맥은 눈꺼풀 아래쪽 승읍이라는 혈자리에서 시작해 바깥 허벅지의 비관이라는 혈자리를 거쳐 둘째 발가락 발톱 아래에 자리 잡은 여태라는 혈자리에서 그 흐름이 끝난다.

한편 각 경맥은 각각 따로 분리되어 활동을 하는 것이 아니라 서로 긴밀한 협조 관계를 유지한다. 예를 들어 손과 발을 흐르는 양명 경맥, 즉 수양명대장 경맥과 족양명위경맥은 코 옆에서 서로 연결되며, 수태음폐 경맥은 손끝에서 수양명대장 경맥과 연결된다. 따라서 각 경맥은 서로 꼬리에 꼬리를 물고 긴밀하게 연결되어 서로 주고받는 상호 작용을 끊임없이 하고 있는 것이다.

경맥의 기혈 순환 순서

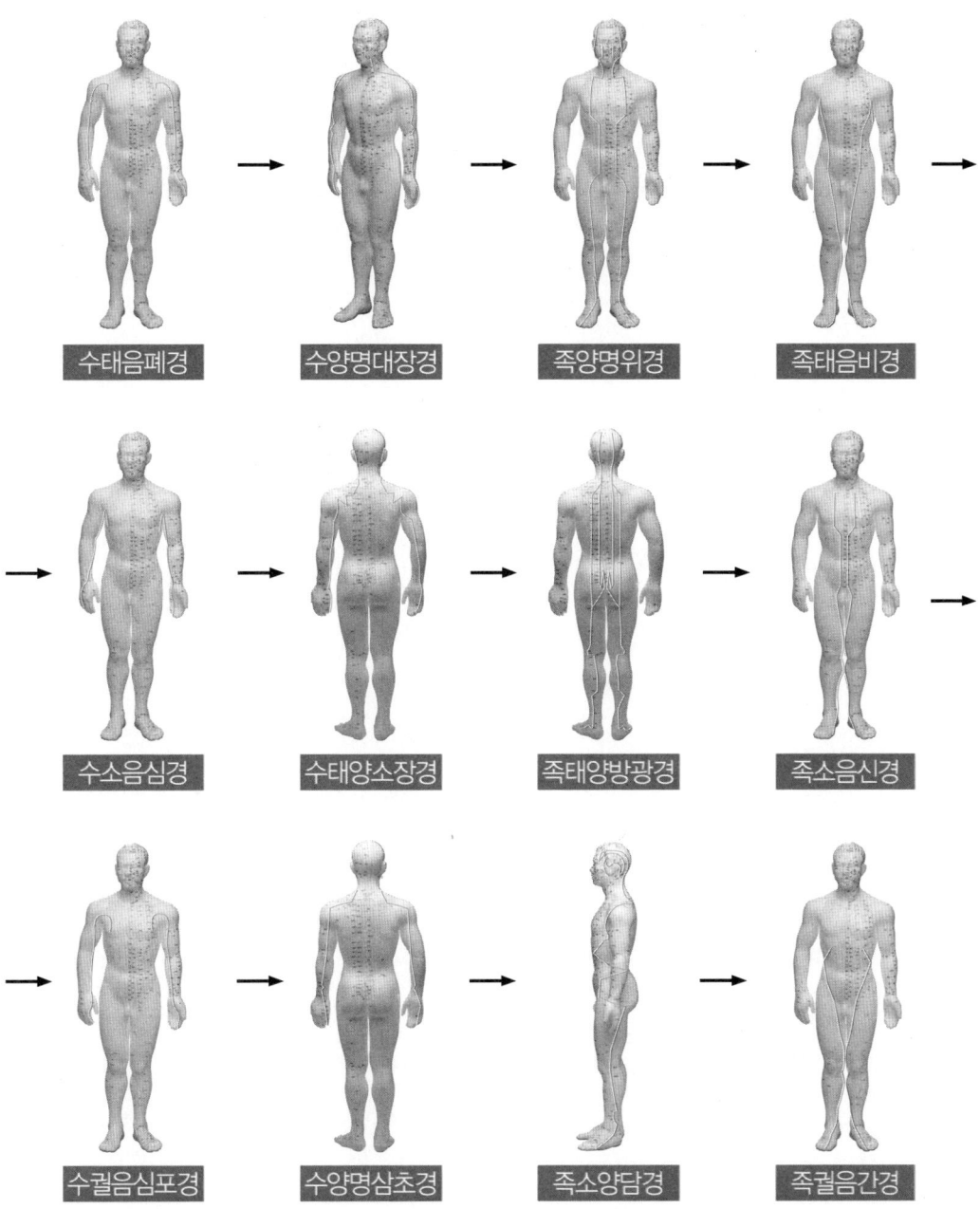

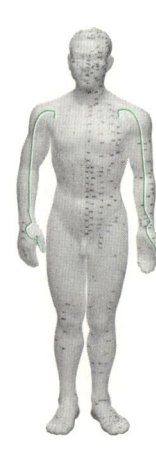

수태음폐경

가슴에서 시작해 팔과 손바닥으로 내려가 엄지손톱 밑에 이르기까지 11개의 혈자리를 갖고 있다. 따라서 좌우 양쪽 손을 합하면 22개의 혈자리를 갖고 있는 셈이다. 가슴과 폐, 기관지, 인후 등이 아플 때 자극하면 효과를 볼 수 있다.

중부
- **위치** : 첫째 갈비뼈와 두번째 갈비뼈 사이, 가슴 정 중앙에서 옆구리 쪽으로 6치(15~18센티미터) 떨어진 곳.
- **효과** : 폐의 기능을 조절해주는 역할을 하는 혈로 가슴이 답답하고, 숨이 차거나 기침이 날 때 이곳을 자극하면 좋다. 어깨가 결리고 아프거나 감기 기운이 있을 때도 자극할 만한 곳이다.

운문
- **위치** : 중부에서 똑바로 위쪽으로 1.5치(3~4.5센티미터) 올라간 곳.
- **효과** : 기침이 나거나 편도선이 아플 때, 오십견, 폐결핵 치료를 위해 주로 자극하는 혈이다.

천부
- **위치** : 겨드랑이 안쪽 끝에서 팔 쪽으로 3치(7~9센티미터) 떨어진 곳.
- **효과** : 고혈압 치료에 좋은 혈로 뇌출혈이나 코피가 자주 날 때 자극해준다.

협백
- **위치** : 천부에서 곧장 아래로 1치(2.5~3센티미터) 떨어진 곳.
- **효과** : 심장병이나 가슴이 심하게 뛸 때, 기침이 날 때 자극하는 혈이다.

척택
- **위치** : 상완과 하완이 접혀지는 부위에서 엄지손가락 쪽으로 움푹 패인 곳.
- **효과** : 팔이 아프거나 저릴 때 지긋이 눌러주면 상당한 효과를 본다. 기침, 천식, 폐결핵, 팔의 통증 등이 있을 때 주로 자극하는 곳이다.

공최
- **위치** : 척택과 손목 중간쯤 되는 곳에 자리 잡은 혈로 정확하게 손목에서 위쪽으로 6~7치(15~20센티미터) 위쪽.
- **효과** : 치질이나 팔꿈치 관절염, 폐렴, 편도선염, 늑막염 등의 치료에 주로 이용되는 혈자리다.

열결
- **위치** : 엄지손가락 쪽 손목에서 위로 1.5치(3~4.5센티미터) 떨어져 있다.
- **효과** : 편두통, 편도선염, 반신불수의 질환 등이 있을 때 주로 자극하는 혈이다.

경거
- **위치** : 맥을 짚을 때 가운뎃손가락이 닿는 부위로 열결에서 손목 중앙 쪽으로 비스듬하게 떨어진 곳.
- **효과** : 편도선염이나 구토증, 기관지염 등이 있을 때 자극한다.

태연
- **위치** : 손목에 있는 혈로 경거혈에서 0.5치(1~1.5센티미터) 떨어져 있다.
- **효과** : 결막염이나 폐렴, 숨이 찰 때, 손목에 관절염이 있을 때 주로 자극해준다.

어제
- **위치** : 엄지손가락 첫째 마디와 손목 사이의 두툼한 손바닥에 있는 혈.
- **효과** : 두통이나 기침, 설사, 가슴이 답답할 때 주로 자극해준다.

소상
- **위치** : 엄지손가락 손톱 끝부분에서 손목 쪽으로 2밀리미터쯤 떨어진 곳.
- **효과** : 중풍, 황달, 가슴이 답답할 때 주로 자극한다.

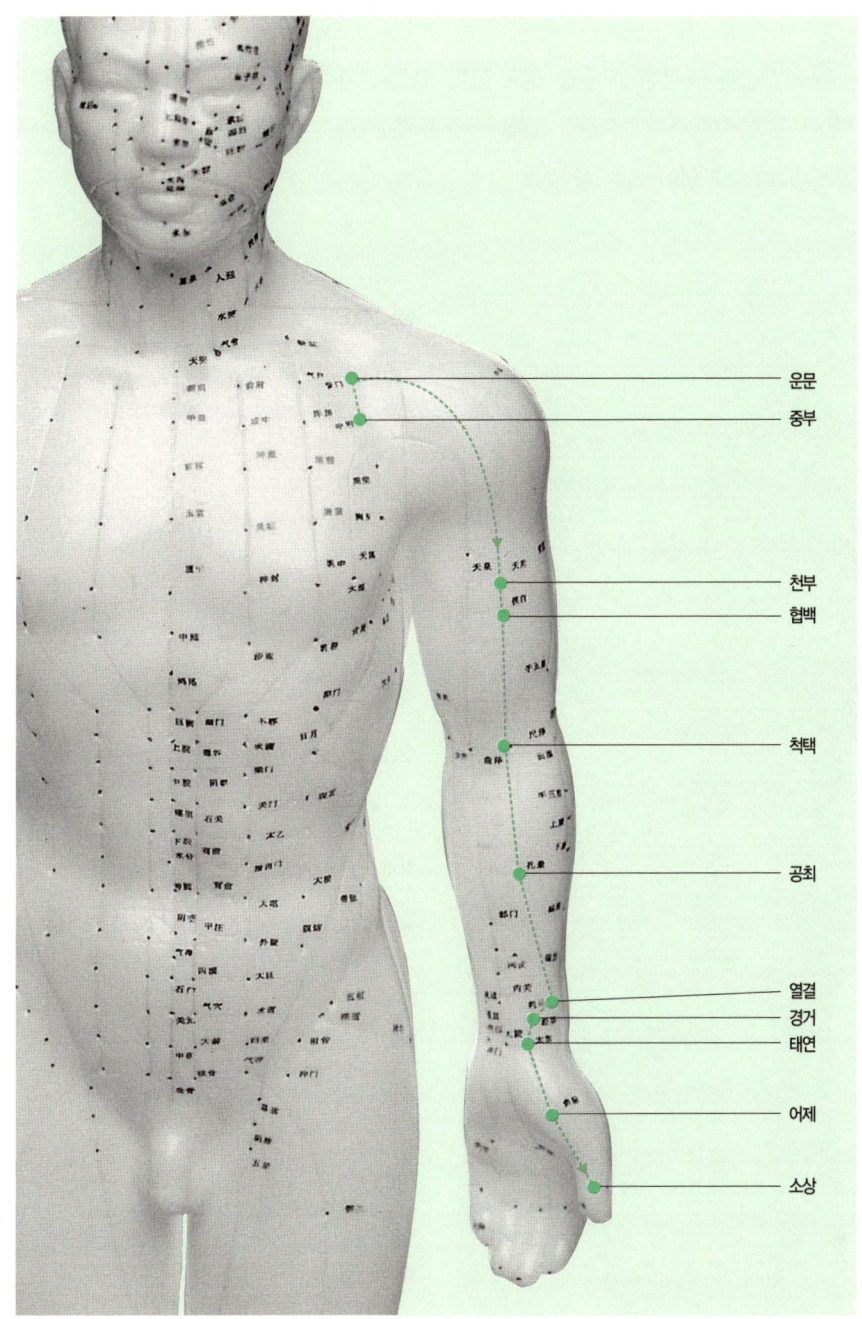

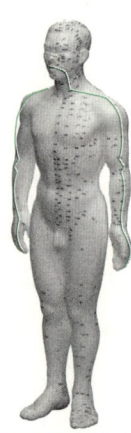

수양명대장경

코, 귀, 인후, 치아, 머리와 목 등에 질환이 있을 때 자극을 하면 좋다. 이 경맥은 수태음폐경과 밀접한 관계를 맺고 있다. 둘째손가락 끝에 있는 상양혈에서 시작해 코 옆 영향혈까지 기혈이 흐른다. 한쪽에 20개의 혈이 있으므로 좌우 양쪽을 합하면 40개의 혈이 있는 셈이다.

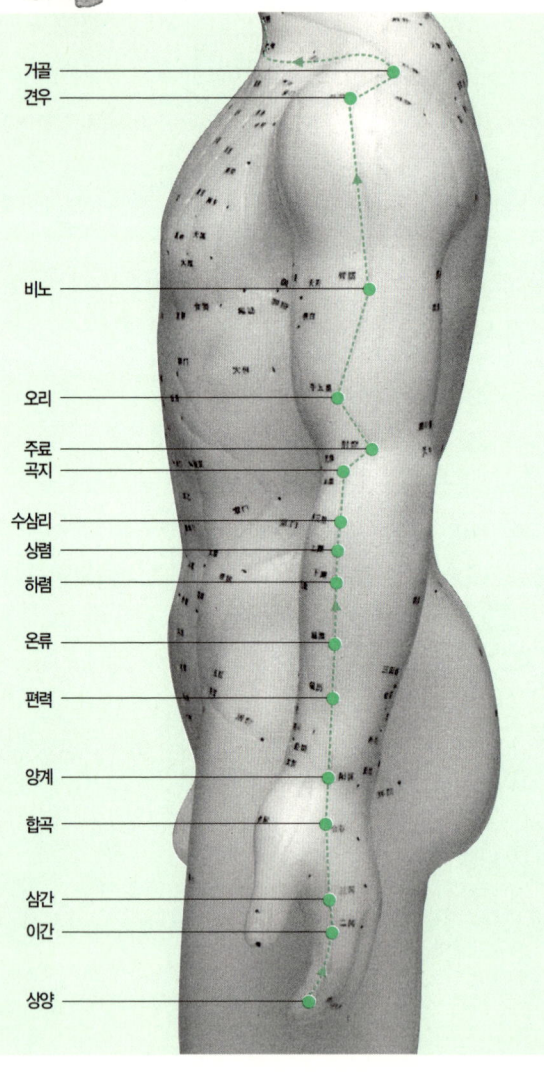

상양
- **위치** : 둘째손가락의 손톱 뿌리 끝에서 엄지손가락 쪽으로 2밀리미터 떨어진 곳에 자리 잡은 혈.
- **효과** : 뇌출혈, 치통, 편도선염, 코피가 날 때, 설사 등이 있을 때 주로 자극한다.

이간
- **위치** : 둘째손가락의 첫마디 바로 앞에 자리 잡고 있다.
- **효과** : 편도선염, 눈 다래끼, 치통 등의 치료에 주로 이용된다.

삼간
- **위치** : 둘째손가락의 첫마디에서 손목 쪽으로 약간 뒤쪽.
- **효과** : 어깻죽지에 통증이 있을 때, 입술이 마를 때, 천식, 과다 수면증 등에 효과가 있다.

합곡
- **위치** : 엄지손가락과 둘째손가락을 맞붙이면 불룩 튀어나오는 곳의 중앙에 자리 잡고 있다.
- **효과** : 두통, 귀가 멍할 때, 콧물이 날 때, 신경 쇠약, 각종 급성 질환에 효과가 높다.

양계
- **위치** : 바깥 손목에 있는 혈로 엄지손가락을 세웠을 때 오목하게 들어가는 부위.
- **효과** : 두통, 손목 관절염, 유아 소화 불량, 인후통, 치통 등에 효과가 있다.

편력
- **위치** : 양계에서 팔꿈치 쪽으로 3치(7~9센티미터) 올라간 곳.
- **효과** : 안면 신경 마비, 눈이 잘 보이지 않을 때, 소화 불량, 엄지손가락 마비증에 좋다.

온류
- **위치** : 양계에서 팔꿈치 쪽으로 2치(5~6센티미터) 올라간 곳.
- **효과** : 입안이 헐었을 때, 복통, 사지가 부을 때, 두통이 있을 때 자극한다.

하렴
- **위치** : 온류에서 팔꿈치 쪽으로 1치(2~3센티미터) 올라간 곳.
- **효과** : 아랫배가 거북할 때, 천식, 기관지염, 늑막염 등에 자극하면 좋은 효과를 본다.

상렴
- **위치** : 하렴에서 팔꿈치 쪽으로 1치(2~3센티미터) 올라간 곳.
- **효과** : 중풍이나 두통, 치통, 편마비, 천식 등에 자극하면 좋다.

수삼리
- **위치** : 상렴에서 팔꿈치 쪽으로 1치(2~3센티미터) 올라간 곳.
- **효과** : 반신불수, 요골 신경통, 중풍, 치통, 감기, 고혈압 등에 효과를 볼 수 있는 혈이다.

곡지
- **위치** : 팔을 구부렸을 때 팔꿈치 위쪽으로 우묵하게 들어간 곳.
- **효과** : 설사, 두통, 고혈압, 피부병, 두통 등에 효과를 나타내는 혈자리다.

주료
- **위치** : 곡지혈에서 약간 비스듬하게 어깨 쪽으로 1치(2~3센티미터) 올라간 곳.
- **효과** : 어깻죽지 관절염이나 팔이 저릴 때, 팔이 뻣뻣할 때 자극을 준다.

오리
- **위치** : 곡지에서 어깨 쪽으로 3치(7~9센티미터) 올라간 곳.
- **효과** : 폐렴, 기침이 심할 때, 팔꿈치 관절통 등에 효과를 본다.

비노
- **위치** : 오리에서 어깨 쪽으로 4치(10~12센티미터) 올라간 곳.
- **효과** : 팔을 위아래로 굽히지 못할 때, 팔 신경통, 손가락 마비증에 효과가 있다.

견우
- **위치** : 어깨를 들었을 때 어깨 앞쪽 끝에 오목하게 들어가는 곳.
- **효과** : 견비통이나 반신불수, 피부병 등에 효과를 주는 혈자리다.

거골
- **위치** : 쇄골과 주걱뼈가 서로 연결되는 곳으로 오목하게 들어간 부분.
- **효과** : 어깨가 결릴 때, 임파선염, 위장 출혈, 가슴에 어혈이 있을 때 자극하면 효과를 본다.

천정
- **위치** : 목 가장자리의 쇄골 위쪽에 자리 잡은 혈로 핏줄이 만져지는 곳.
- **효과** : 편도선염, 인후염, 고혈압 등의 치료에 좋은 혈자리다.

부돌
- **위치** : 천정에서 턱으로 1치(2~3센티미터) 올라간 곳.
- **효과** : 기침, 천식, 가래, 고혈압 치료에 좋다.

화료
- **위치** : 콧구멍 정중앙 아래에 있는 혈로 인중에서 좌우로 0.5치(1~1.5센티미터) 떨어진 곳.
- **효과** : 코피가 날 때, 얼굴 신경이 마비될 때, 입이 비틀어졌을 때 자극하면 좋다.

영향
- **위치** : 화료에서 1치(2~3센티미터) 떨어진 곳으로 코 끝에서 바깥으로 양쪽으로 0.5치 떨어져 있다.
- **효과** : 코막힘, 코피, 축농증, 안면 신경 마비증에 잘 듣는 혈자리다.

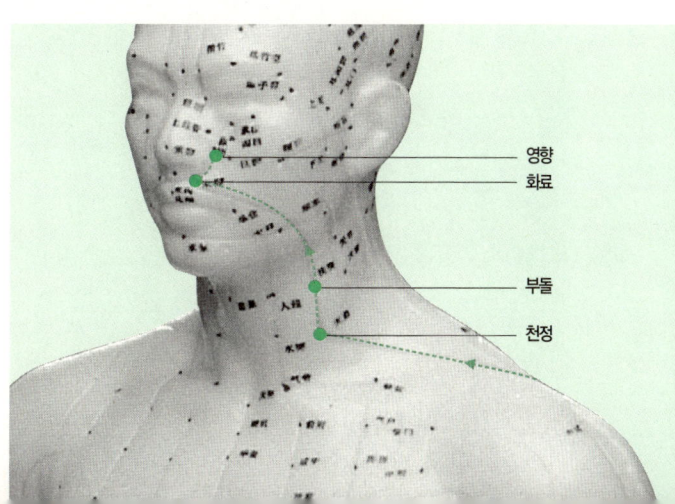

족양명위경

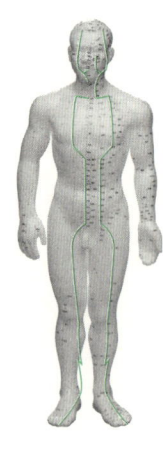

얼굴과 피부에 윤기가 없으며 색이 밝지 못할 때 자극하면 좋은 효과를 보는 경맥이다. 소화 불량증이나 위장병, 배가 당기는 증상 등을 없애는 데 좋다. 눈 밑의 승읍에서 시작해 두번째 발가락 끝에 있는 여태혈까지 이어진다. 한쪽 경맥에 45개 혈자리를 갖고 있으므로 좌우 양쪽을 합하면 총 90개의 혈자리가 있다.

승읍
- **위치** : 아래쪽 눈꺼풀 가운데에 자리 잡고 있는 혈
- **효과** : 각막염, 어지럼증, 근시, 눈이 충혈될 때, 이명증 등의 치료에 좋은 혈자리다.

사백
- **위치** : 승읍에서 곧장 아래로 1치(2~3센티미터) 떨어져 있다.
- **효과** : 결막염, 두통, 비염, 어지럼증을 치료하는 데 도움이 된다.

거료
- **위치** : 코 가장자리에서 8푼(1.5~2.5센티미터) 떨어진 곳.
- **효과** : 각막염, 치통, 안면 신경통 치료에 도움이 되는 혈이다.

지창
- **위치** : 입꼬리에서 옆으로 4푼(1~1.5센티미터) 떨어져 있다.
- **효과** : 중풍으로 오는 언어 장애, 삼차 신경통, 눈 가려움증 치료에 좋다.

대영
- **위치** : 턱 모서리 앞 뼈의 오목하게 들어간 곳에 있는 혈자리로 해부학상 세번째 어금니 아래쪽에 있다.
- **효과** : 치통, 입술 경련, 목 주위 임파선염 등에 효과가 있다

협거
- **위치** : 귓불 아래 아래턱 모서리에 있다.
- **효과** : 치통, 안면 마비, 뺨이 부었을 때, 중풍 등의 치료에 좋은 혈자리다.

하관
- **위치** : 광대뼈 아래쪽에 있는 혈자리로 귀 앞 7~8푼(1.5~2센티미터) 떨어진 곳에 있다.

두유
- **위치** : 이마 모서리의 머리털이 나기 시작하는 곳에서 5푼(1.2~1.5센티미터) 들어간 곳.
- **효과** : 귀가 아플 때, 이가 아플 때, 잇몸에 염증이 있을 때 자극하면 좋다.

인영
위치 : 목의 울대 바깥쪽으로 1.5치(4~4.5센티미터) 떨어진 곳.
효과 : 인후염, 뇌충혈, 고혈압, 류머티스, 천식이 있을 때 자극하면 좋다.

수돌
위치 : 인영에서 아래로 1치(2.5~3센티미터) 떨어진 곳.
효과 : 편도선염, 기관지염, 천식에 좋다.

기사
위치 : 기가 머무는 곳이라는 뜻으로 수돌에서 쇄골 위쪽 가장자리에 있는 혈자리다.
효과 : 기침, 인후염, 위장병 등의 치료에 좋다.

결분
위치 : 빗장뼈 위쪽 움푹 패인 곳 정중앙.
효과 : 늑막염, 천식, 목과 어깨에 이상이 있을 때 자극을 준다.

기호
위치 : 결분 아래쪽에 있는 혈자리.
효과 : 늑막염, 만성 기관지염, 백일해 등의 치료에 도움이 된다.

고방
위치 : 기호 아래쪽에 자리 잡은 혈자리로 젖가슴이 있는 부위에 있다.
효과 : 기관지염, 가슴이 더부룩할 때, 폐결핵 등의 치료에 도움이 된다.

옥예
위치 : 고방혈 아래쪽 둘째 갈비뼈와 셋째 갈비뼈 사이.
효과 : 기침, 늑막염, 유방통, 부종 등의 치료에 도움이 된다.

응창
위치 : 셋째 갈비뼈와 넷째 갈비뼈 사이.
효과 : 천식, 늑막염, 대장염, 유방통 등의 치료에 도움이 된다.

유중
위치 : 젖꼭지 한가운데 자리 잡고 있다.
효과 : 유방염, 유방암 치료에 도움이 된다.

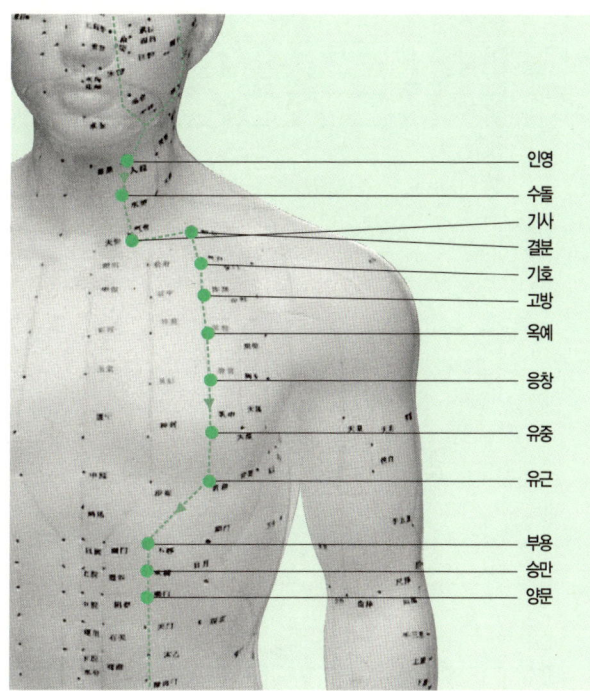

유근
위치 : 젖꼭지에서 1치(2.5~3센티미터) 아래에 있다.
효과 : 유방염, 소화 불량, 가슴과 등이 당기며 아플 때 자극하면 좋다.

부용
위치 : 유근에서 1치 6푼 아래.
효과 : 위경련, 위산 과다, 위팽창감 등의 치료에 도움이 된다.

승만
위치 : 부용 아래 1치(2.5~3센티미터) 떨어진 곳.
효과 : 위염, 소화 불량, 설사, 황달 등의 치료에 도움이 된다.

양문
위치 : 승만에서 아래로 1치(2.5~3센티미터) 떨어진 곳.
효과 : 위염, 위경련, 소화 불량, 급체 등의 치료에 도움이 된다.

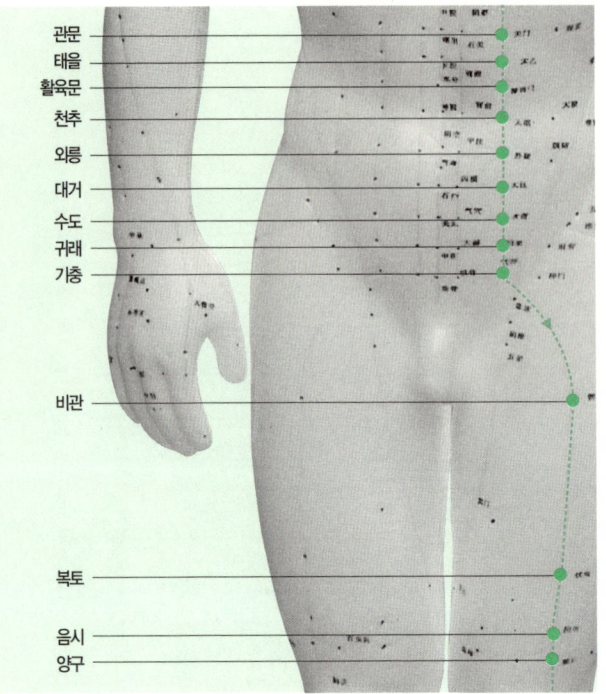

관문
- **위치** : 양문에서 아래로 1치(2.5~3센티미터) 떨어진 곳.
- **효과** : 급성 위염, 식욕 부진 등의 치료에 도움이 된다.

태을
- **위치** : 관문에서 1치(2.5~3센티미터) 아래.
- **효과** : 소화 불량, 가슴 답답증 개선에 도움이 된다.

활육문
- **위치** : 태을에서 1치(2.5~3센티미터) 아래 곳.
- **효과** : 위통, 신장 질환, 중이염, 신경쇠약 치료에 보탬이 된다.

천추
- **위치** : 배꼽 정중앙에서 바깥쪽으로 2치(5~6센티미터) 떨어진 곳.
- **효과** : 만성 장염, 신장병, 자궁 내막염 치료에 도움이 된다.

외릉
- **위치** : 천추 아래 1치(2.5~3센티미터) 떨어진 곳.
- **효과** : 하복부 신경통, 냉증, 장경련 등의 치료에 도움이 된다.

대거
- **위치** : 외릉 아래 1치(2.5~3센티미터) 떨어진 곳.
- **효과** : 방광염, 부인병, 불임증 치료에 도움이 된다.

수도
- **위치** : 대거에서 아래로 1치(2.5~3센티미터) 떨어진 곳.
- **효과** : 신장염, 방광염, 하복부 질환 치료에 좋다.

귀래
- **위치** : 수도에서 아래로 1치(2.5~3센티미터) 떨어진 곳.
- **효과** : 남성과 여성의 생식기 질환 치료에 도움이 된다.

기충
- **위치** : 귀래에서 아래로 1치(2.5~3센티미터) 떨어진 곳.
- **효과** : 허리 신경통, 반신불수, 남녀 생식기 질환 치료에 도움이 된다.

비관
- **위치** : 허벅지 관절에 있는 혈자리로 회음부와 같은 높이에 있다.
- **효과** : 허리 신경통, 무릎 시린 데, 다리 마비, 가래톳 증상 개선에 도움이 된다.

복토
- **위치** : 무릎에서 약간 바깥쪽으로 6치(15~18센티미터) 올라간 곳.
- **효과** : 다리 냉증, 반신불수, 중풍, 다리 저림 개선에 도움이 된다.

음시
- **위치** : 무릎에서 위쪽으로 3치(7~9센티미터) 떨어진 곳.
- **효과** : 다리 냉증, 무릎 냉증 개선에 좋다.

양구
위치 : 무릎 바로 위.
효과 : 위경련, 만성 맹장염, 설사, 무릎 관절염 치료에 도움이 된다.

독비
위치 : 무릎 바로 아래, 굵은 정강이뼈 위쪽 오목하게 들어간 곳.
효과 : 무릎 관절염, 류머티슴 등의 치료에 도움이 된다.

족삼리
위치 : 독비에서 아래로 3치(7~9센티미터) 내려간 곳.
효과 : 소화 불량, 입안 염증, 팔다리 피곤증, 고혈압 등의 치료에 좋다.

상거허
위치 : 족삼리에서 3치(7~9센티미터) 아래.
효과 : 요통, 소화 불량, 하지 마비, 각기, 무릎 관절염 치료에 도움이 된다.

조구
위치 : 상거허에서 2치(5~6센티미터) 아래.
효과 : 다리 신경 마비, 편도선염, 장출혈 등의 치료에 도움이 된다.

하거허
위치 : 조구에서 1치(2.5~3센티미터) 아래.
효과 : 다리 마비, 만성 장염 치료에 좋다.

풍륭
위치 : 조구에서 몸 바깥쪽으로 1치(2.5~3센티미터) 떨어진 곳.
효과 : 변비, 다리 마비, 두통 등의 치료에 좋다.

해계
위치 : 발목 관절 정중앙.
효과 : 류머티즘, 다리 관절염, 눈 다래끼 치료에 좋다.

충양
위치 : 발등에서 가장 높은 곳에서 약간 앞쪽에 자리 잡은 혈자리다.
효과 : 다리 마비, 다리 관절염, 노이로제 치료에 좋다.

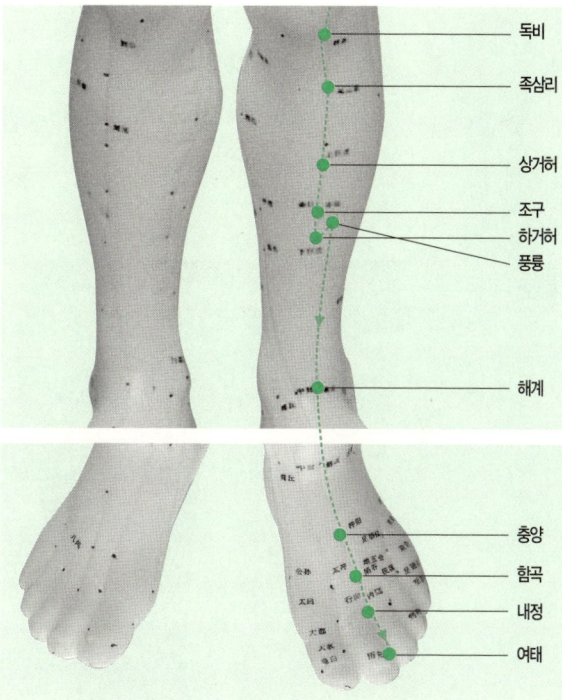

함곡
위치 : 충양에서 발가락 쪽으로 1.5치(4~4.5센티미터) 떨어진 곳.
효과 : 복통, 눈에 핏발이 설 때, 온몸이 부을 때 자극하면 좋다.

내정
위치 : 둘째와 셋째발가락 사이.
효과 : 신경 쇠약, 코피, 식중독, 설사 등의 치료에 좋은 혈자리다.

여태
위치 : 둘째발가락 바깥쪽 발톱 바로 앞.
효과 : 간장 질환, 소화 불량, 정신착란증 치료에 도움이 된다.

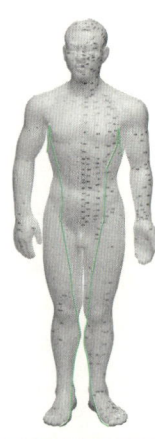

족태음비경

비장을 중심으로 엮어 있는 경맥으로 발의 은백혈에서 시작해 허벅다리 앞 가장자리를 지나 배와 가슴으로 올라가 대포혈에서 끝난다. 한쪽 경락에 21개, 양쪽으로 42개 혈자리가 있다. 명치 밑이나 위 윗부분이 무직하고 거북스러울 때 자극하면 좋은 경맥이다.

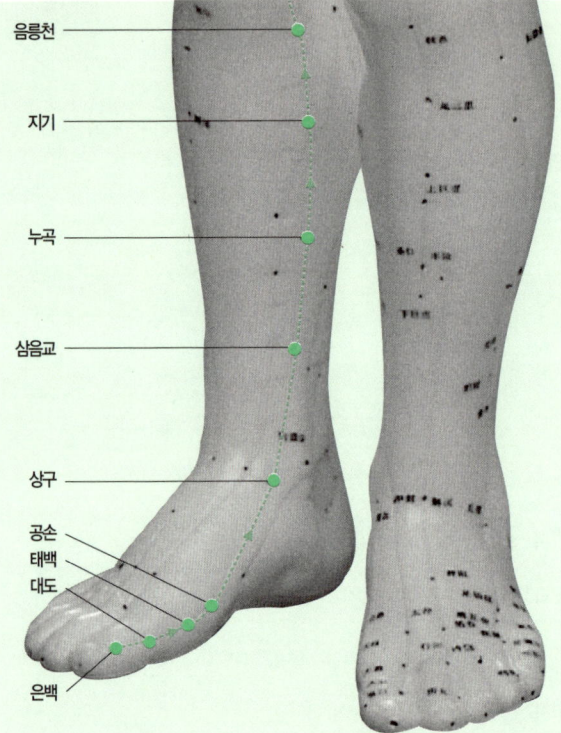

태백
위치 : 대도에서 발뒤꿈치 쪽으로 1치(2.5~3센티미터) 떨어져 있다.
효과 : 위경련, 장출혈, 소화 불량 등의 치료에 도움이 된다.

공손
위치 : 태백에서 발뒤꿈치 쪽으로 1치(2.5~3센티미터) 떨어져 있다.
효과 : 하복부 경련, 장출혈, 소화 불량 치료에 좋다.

상구
위치 : 복사뼈 바로 앞에서 약간 아래쪽.
효과 : 복부 팽창증, 속이 메스꺼울 때, 발목이 아플 때 자극을 한다.

삼음교
위치 : 안쪽 복사뼈에서 위로 3치 올라가 약간 뒤쪽.
효과 : 남녀 생식기 질환, 월경 과다, 자궁 출혈, 다리 무릎 통증 치료에 좋다.

누곡
위치 : 삼음교에서 위로 3치 올라간 곳.
효과 : 다리 냉증, 남녀 생식기 질환 치료에 도움이 된다.

지기
위치 : 누곡에서 위로 3치 올라간 곳.
효과 : 다리 신경통, 당뇨병, 위장병 치료에 좋다.

음릉천
위치 : 무릎 안쪽에서 2치 아래.
효과 : 복막염, 월경 불순, 무릎 통증 치료에 좋다. 침으로 마취를 시켜 외과 수술을 할 때 사용하는 마취혈 중의 하나다.

은백
위치 : 엄지발가락 바깥쪽 발톱 뿌리에서 약간 떨어진 곳.
효과 : 다리와 발의 냉증, 월경 과다, 자궁 경련, 하복부 팽창증 등에 효과 있는 혈자리다.

대도
위치 : 엄지발가락 첫째 마디 앞.
효과 : 위경련, 허리 신경통, 복통 등에 효과가 있다.

혈해
위치: 안쪽 무릎에서 2치 올라간 곳.
효과: 늑막염, 월경 불순, 자궁 출혈, 자궁 내막염 치료에 좋다.

기문
위치: 혈해에서 6치 올라간 곳.
효과: 임질, 유정, 음경통, 다리 신경통 개선에 좋다.

충문
위치: 사타구니 정중앙.
효과: 위경련, 만성 설사, 난소염, 고환염 등의 치료에 좋다.

부사
위치: 충문에서 약간 비스듬하게 위쪽으로 7푼(1.5~2센티미터)쯤 떨어져 있다.
효과: 변비, 설사, 맹장염 등의 치료에 도움이 된다.

복결
위치: 부사에서 곧장 위쪽으로 2치 올라간 곳.
효과: 복막염, 위장병, 변비 개선에 좋다.

대횡
위치: 배꼽과 일직선상에 있는 혈자리로 복결에서 위쪽으로 1치 떨어져 있다.
효과: 급성 및 만성 설사, 변비, 팔다리 경련, 당뇨병, 월경 곤란증 개선에 좋다.

복애
위치: 대횡에서 위로 3치 떨어져 있다.
효과: 위경련, 위냉증, 소화 불량, 설사 개선에 좋다.

식두
위치: 아래 가슴에 자리 잡은 혈자리로 젖꼭지 아래쪽에서 2치 떨어져 있다.
효과: 늑막염, 가슴 답답증, 간염 등의 치료에 도움이 된다.

천계
위치: 젖꼭지에서 옆으로 2치 떨어져 있다.
효과: 기관지염, 가슴 답답증, 유방염 치료에 도움이 된다.

흉향
위치: 천계에서 위쪽으로 갈비뼈 하나를 사이에 두고 있는 혈자리다.
효과: 늑막염, 딸꾹질, 기침, 유방염 등의 개선에 좋다.

주영
위치: 흉향에서 위쪽으로 갈비뼈 하나를 사이에 두고 있다.
효과: 기관지염, 늑막염, 기침 개선에 좋다.

대포
위치: 식두에서 약간 아래 바깥쪽으로 2치 떨어진 곳.
효과: 폐렴, 천식, 전신이 아프고 쑤실 때 자극한다.

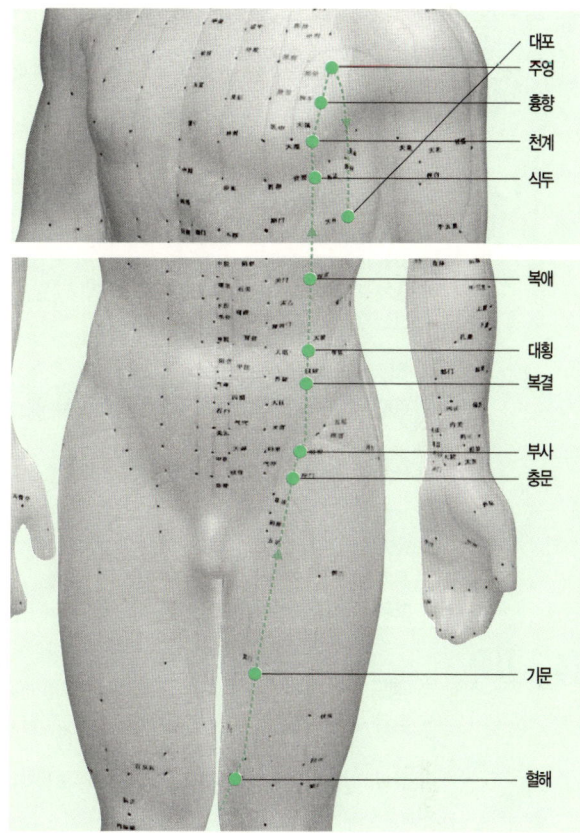

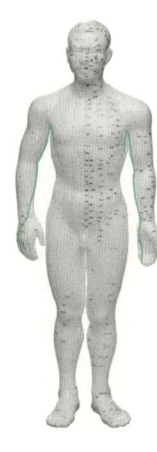

수소음심경

심장의 기능을 좌우하는 경락으로 심장, 가슴, 신경계통의 질환에 효과가 있다. 족태음비경과 연결되어 팔 안쪽 극천혈에서 시작해 새끼손가락의 소충혈에서 끝난다. 한쪽에 9개, 좌우 합해 18개 혈을 갖고 있다.

극천
- **위치** : 겨드랑이 안쪽에 있는 혈.
- **효과** : 심장병, 늑간 신경통, 히스테리와 암내 제거에 효과적이다.

청령
- **위치** : 팔꿈치 관절 안쪽에서 위쪽으로 3치 올라간 곳.
- **효과** : 두통, 팔꿈치 관절염, 신경성 심계항진에 효과를 본다.

소해
- **위치** : 팔꿈치 안쪽에 있는 혈.
- **효과** : 어지럼증, 심장병, 눈 충혈, 비 곡만증 개선에 효과적이다.

영도
- **위치** : 손목 관절 안쪽에서 팔꿈치 쪽으로 1.5치 떨어진 곳.
- **효과** : 팔꿈치 관절염, 중풍 등의 치료에 도움이 된다.

통리
- **위치** : 영도에서 손목 쪽으로 5푼(1.5센티미터) 떨어진 곳.
- **효과** : 두통, 히스테리, 편도선염, 중풍 치료에 도움이 된다.

음극
- **위치** : 손목과 통리 중간.
- **효과** : 코피, 어지럼증, 협심증, 심계항진 치료에 도움이 된다.

신문
- **위치** : 손목 안쪽.
- **효과** : 정신 질환 개선에 도움이 되는 혈이다. 심장마비, 히스테리, 협심증, 신경 쇠약 개선에 좋다.

소부
- **위치** : 주먹을 가볍게 쥐었을 때 새끼손가락 끝이 닿는 곳.
- **효과** : 심장 질환, 손바닥이 화끈거릴 때, 위경련 치료에 도움이 된다.

소충
- **위치** : 새끼손가락 안쪽(넷째손가락 쪽) 손톱 끝에서 약간 떨어진 곳.
- **효과** : 심장병, 인사불성, 가슴 아픈 증상 개선에 좋다.

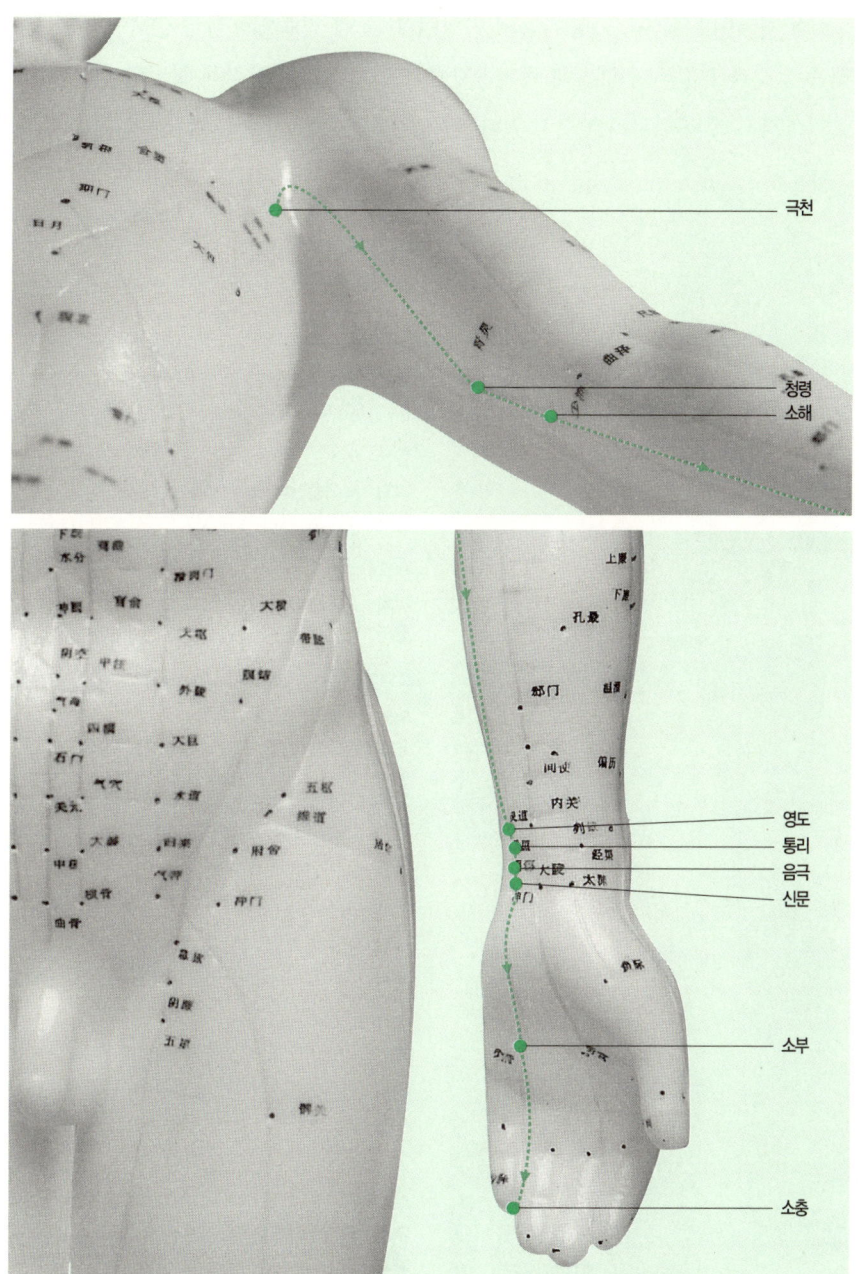

수태양소장경

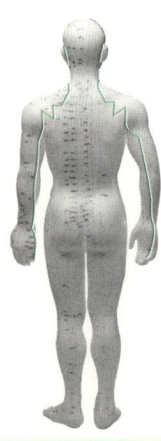

소장 기능이 나쁠 때, 조혈 작용에 이상이 있을 때 주로 이용하는 경맥이다. 이 경맥은 심경과 연결되어 있는데 새끼손가락의 소택혈에서 시작해 얼굴의 청궁에 이르기까지 19개의 혈자리를 갖고 있다. 좌우 양쪽을 합하면 38개의 혈자리가 있다.

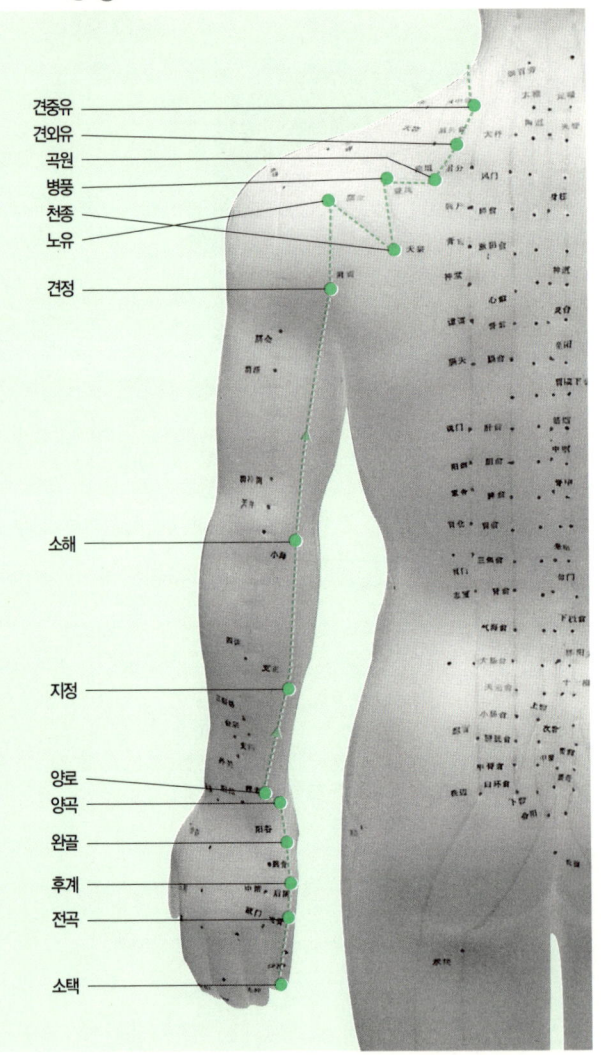

소택
위치: 새끼손가락의 바깥쪽 손톱 뿌리에서 약간 떨어진 곳.
효과: 두통, 심장마비, 인사불성 등을 개선하는 데 좋다.

전곡
위치: 새끼손가락 첫째 마디 우묵한 곳.
효과: 코막힘, 기침, 목이 부었을 때 자극하면 좋다.

후계
위치: 전곡 약간 뒤쪽 손바닥.
효과: 폐렴, 유행성 감기, 지랄병 등의 개선에 좋다.

완골
위치: 손목 앞 손바닥 우묵한 곳.
효과: 손목 관절염, 두통, 구토증 개선에 좋다.

양곡
위치: 손목에 있는 혈자리다.
효과: 어지럼증, 입안이 헐었을 때 자극하면 좋다.

양로
위치: 양곡에서 1치 위로 올라간 곳.
효과: 견비통, 팔 마비, 시력 장애, 사마귀 치료에 좋은 혈자리다.

지정
위치: 양곡에서 4치 위로 올라간 곳.
효과: 눈이 침침할 때, 목이 뻣뻣해지면서 부을 때, 손가락이 저리고 아플 때 자극하면 좋다.

소해
위치: 팔꿈치에 있는 혈자리다.
효과: 팔꿈치 경련, 오십견, 하복통 등의 개선에 좋다.

견정
위치 : 겨드랑이 뒤쪽에서 위로 1치 올라간 곳.
효과 : 두통, 어깨 통증, 이명증 등의 개선에 도움이 된다.

노유
위치 : 견정에서 위로 2치 올라간 곳.
효과 : 뇌일혈, 중풍 등의 치료에 도움이 되는 혈자리다.

천종
위치 : 견정에서 어깻죽지 쪽으로 비스듬하게 2치 정도 떨어져 있다.
효과 : 유방통, 심장병, 어깻죽지 신경통 개선에 좋다.

병풍
위치 : 주걱뼈 위쪽 가장자리.
효과 : 어깻죽지와 팔 통증, 어깨 마비증 개선에 좋다.

곡원
위치 : 병풍에서 등뼈 쪽으로 1.5치 떨어져 있다.
효과 : 어깨가 저리고 아플 때, 척골 신경통 등의 개선에 좋다.

견외유
위치 : 곡원에서 안쪽으로 1치 떨어져 있다.
효과 : 뒷덜미가 뻣뻣할 때, 어깨와 팔이 마비될 때 주로 자극한다.

견중유
위치 : 독맥의 대추 혈에서 옆으로 2치 떨어져 있다.
효과 : 기관지염, 천식, 어깻죽지 쑤실 때, 목이 뻣뻣할 때 자극하면 좋다.

천창
위치 : 목에 있는 혈자리로 날핏줄이 만져지는 곳.
효과 : 반신불수, 어깨 팔의 경련이 있을 때 자극을 준다.

천용
위치 : 천창에서 위로 1치 올라간 곳.
효과 : 호흡 곤란, 목 신경통, 편두통 등의 개선에

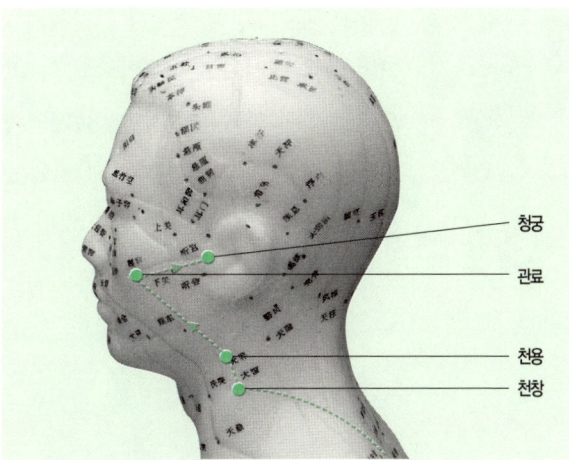

좋다.

관료
위치 : 광대뼈 아래쪽 우묵한 곳.
효과 : 치통, 안면 신경 마비증 치료에 주로 이용된다.

청궁
위치 : 귓젖 바로 앞.
효과 : 귀가 아플 때, 이명증, 두통, 어지럼증 개선에 주로 이용된다.

족태양방광경

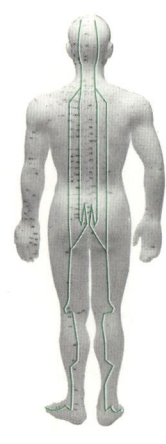

방광경은 12경맥 중에서 혈자리가 가장 많다. 이마의 정명혈에서 시작해 등을 거쳐 발로 내려가 새끼발가락의 지음혈에서 끝난다. 한쪽에 67개의 혈자리가 있으므로 좌우 양쪽을 합하면 134개의 혈자리가 된다. 이 경맥에 이상이 있으면 다양한 증상이 나타난다. 과로에서 오는 두통, 혈행이 좋지 않아 생기는 피부의 거칠음, 다리나 팔의 관절통 등이 나타난다.

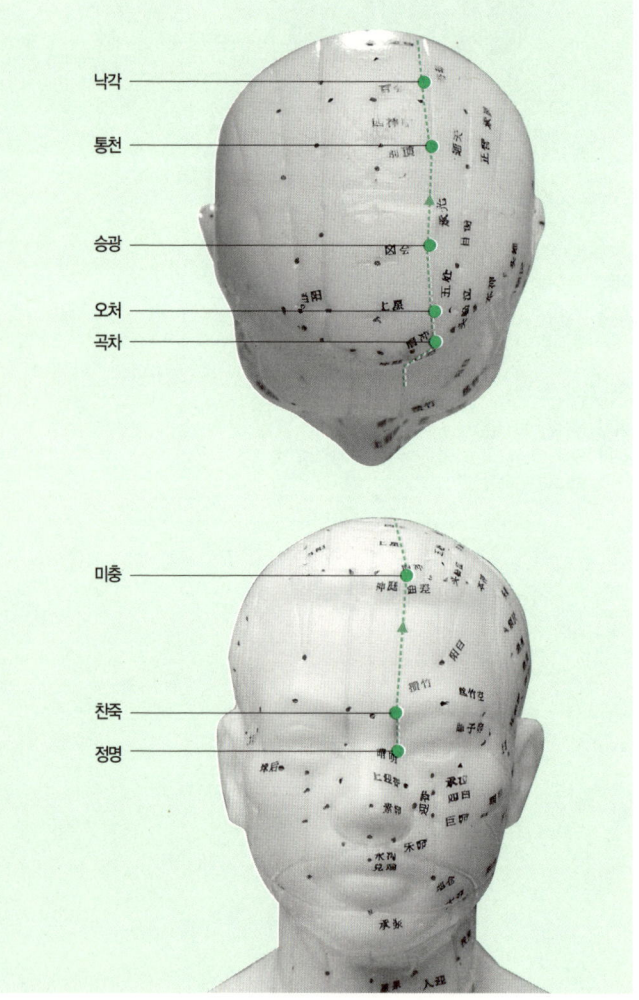

정명
위치 : 안쪽 눈초리 끝에서 1푼 떨어져 있는 혈자리다.
효과 : 눈병이나 콧물, 눈물이 지나치게 날 때 자극을 하는 혈자리다.

찬죽
위치 : 눈썹 안쪽 끝.
효과 : 두통, 눈병, 재채기 등의 치료에 이용된다.

미충
위치 : 찬죽에서 1.5치 곧장 올라간 곳.
효과 : 어지럼증, 코막힘증 치료에 좋다.

곡차, 오처, 승광, 통천, 낙각, 옥침
위치 : 머리카락이 나 있는 앞머리에서 뒷머리까지 이어지는 혈자리들.
효과 : 두통, 감기, 중풍 등의 치료에 좋은 부위다. 아쉽게도 뜸 뜨기에는 어려운 부위다.

천주
- **위치** : 목덜미의 머리털이 나기 시작한 곳에서 5푼 쯤 올라간 곳.
- **효과** : 두통, 불면증, 목이 뻣뻣하게 굳었을 때 자극하면 좋은 효과를 본다.

대저
- **위치** : 첫번째 가슴등뼈에서 양쪽으로 1치 5푼 떨어진 곳.
- **효과** : 감기로 인한 열과 기침, 기관지염, 두통, 어깨 신경통, 혈압이 오를 때 자극한다.

풍문
- **위치** : 두번째 가슴등뼈에서 양쪽으로 1치 5푼 떨어진 곳.
- **효과** : 기관지염, 폐렴, 늑막염, 감기, 심계항진 등을 개선시키는 데 좋다.

폐수
- **위치** : 세번째 가슴등뼈에서 양쪽으로 1치 5푼 떨어진 곳.
- **효과** : 폐결핵, 폐충혈, 기침, 가슴이 뭉치고 답답할 때, 허리와 등이 아플 때 자극한다.

궐음수
- **위치** : 네번째 가슴등뼈에서 양쪽으로 1치 5푼 떨어진 곳.
- **효과** : 호흡기 질환, 심장 비대증, 기력 쇠약, 노이로제 등을 개선시키는 데 이용되는 혈자리다.

심수
- **위치** : 다섯번째 가슴등뼈에서 양쪽으로 1치 5푼 떨어진 곳.
- **효과** : 심장병, 협심증, 폐결핵, 위출혈, 신경 쇠약 등을 개선시키는 데 이용되는 혈자리다.

독수
- **위치** : 여섯번째 가슴등뼈에서 양쪽으로 1치 5푼 떨어진 곳.
- **효과** : 복통, 흉통 등을 개선시키는 혈자리다.

격수
- **위치** : 일곱번째 가슴등뼈에서 양쪽으로 1치 5푼 떨어진 곳.

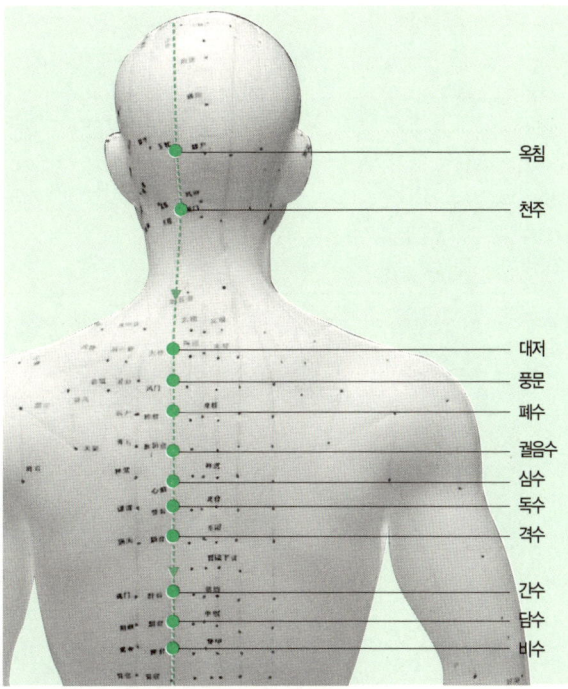

- **효과** : 천식, 위산 과다, 빈혈, 신경성 구토 등을 치료하는 데 이용되는 혈자리다.

간수
- **위치** : 아홉번째 가슴등뼈에서 양쪽으로 1치 5푼 떨어진 곳.
- **효과** : 간장 질환, 위경련, 만성 위염, 노이로제 등을 치료하는 데 이용되는 혈자리다.

담수
- **위치** : 열번째 가슴등뼈에서 양쪽으로 1치 5푼 떨어진 곳.
- **효과** : 담낭 질환, 십이지장 궤양, 위장병, 늑막염 등을 치료하는 데 이용되는 혈자리다.

비수
- **위치** : 열한번째 가슴등뼈에서 양쪽으로 1치 5푼 떨어진 곳.
- **효과** : 소화 불량, 위하수, 위궤양, 당뇨병 등을 개선시키는 혈자리다.

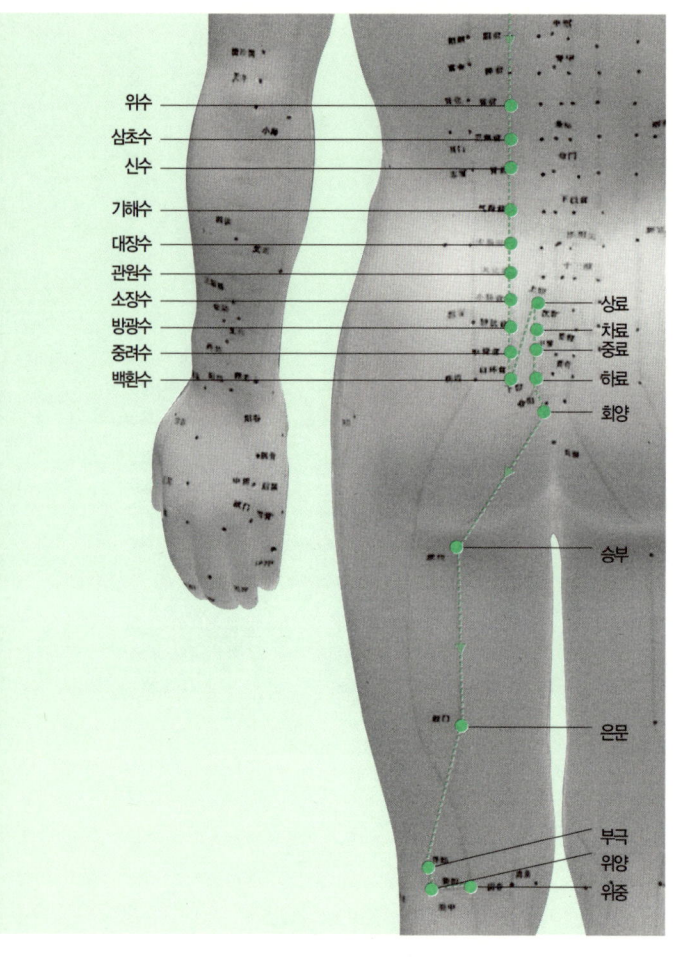

신수
위치: 두번째 허리뼈에서 양쪽으로 1치 5푼 떨어져 있다.
효과: 신장염, 당뇨병, 소화기 장애, 호흡기 장애, 생식기 장애, 월경 불순을 치료하는 혈자리다.

기해수
위치: 세번째 허리뼈에서 양쪽으로 1치 5푼 떨어져 있다.
효과: 요통, 치루를 개선시키는 혈자리다.

대장수
위치: 네번째 허리뼈에서 양쪽으로 1치 5푼 떨어져 있다.
효과: 장질환, 설사, 변비, 요통을 치료하는 혈자리다.

관원수
위치: 다섯번째 허리뼈에서 양쪽으로 1치 5푼 떨어져 있다.
효과: 요통, 난소염, 심한 설사를 개선시킨다.

소장수
위치: 첫번째 엉덩이뼈에서 양쪽으로 1치 5푼 떨어져 있다.
효과: 장염, 생식기 질환, 자궁 내막염을 치료하는 혈자리다.

방광수
위치: 두번째 엉덩이뼈에서 양쪽으로 1치 5푼 떨어져 있다.
효과: 방광염, 요도염, 야뇨증, 요통 등을 치료한다.

중려수
위치: 세번째 엉덩이뼈에서 양쪽으로 1치 5푼 떨어져 있다.
효과: 장염, 당뇨병, 요통을 개선시키는 혈자리다.

백환수
위치: 네번째 엉덩이뼈에서 양쪽으로 1치 5푼 떨어져 있다.
효과: 항문 질환, 변비 등을 개선시킨다.

위수
위치: 열두번째 가슴등뼈에서 양쪽으로 1치 5푼 떨어진 곳.
효과: 위경련, 위궤양, 위암, 복부 팽창 증세를 치료하는 데 이용된다.

삼초수
위치: 첫번째 허리뼈에서 양쪽으로 1치 5푼 떨어져 있다.
효과: 신경 쇠약, 장염, 신장 기능 이상증, 요통 등을 치료하는 혈자리다.

상료
위치 : 첫번째 엉덩이뼈에서 양쪽으로 7, 8푼 떨어져 있다.
효과 : 생식기 질환, 노이로제, 치질을 개선시킨다.

차료
위치 : 두번째 엉덩이뼈에서 양쪽으로 7, 8푼 떨어져 있다.
효과 : 생식기 질환, 불임증을 개선시킨다.

중료
위치 : 세번째 엉덩이뼈에서 양쪽으로 7, 8푼 떨어져 있다.
효과 : 생식기 질환, 좌골 신경통, 요통을 개선시킨다.

하료
위치 : 네번째 엉덩이뼈에서 양쪽으로 7, 8푼 떨어져 있다.
효과 : 생식기 질환, 치질 등을 개선시킨다.

회양
위치 : 꼬리뼈 끝에서 양쪽으로 5푼 떨어져 있다.
효과 : 장염, 장출혈, 탈항, 치질 등을 개선시킨다.

승부
위치 : 엉덩이 아래 주름살이 지는 부위의 정중앙.
효과 : 좌골 신경통, 치질, 생리통을 개선시킨다.

은문
위치 : 승부에서 아래로 6치 떨어져 있다.
효과 : 좌골 신경통, 대퇴부 신경통 치료에 좋은 혈자리다.

부극
위치 : 무릎 주름살에서 몸 바깥쪽으로 1치를 나갔다가 위로 비스듬하게 1치 올라가면 찾을 수 있는 혈이다.
효과 : 방광염, 변비, 허벅다리 관절염 등을 개선시키는 혈자리다.

위양
위치 : 부극에서 아래로 1치 떨어진 곳.
효과 : 다리 신경통, 무릎 통증, 반신불수의 치료 혈자리다.

위중
위치 : 무릎을 굽혔다 폈다 할 때 무릎 반대쪽에 잡히는 주름살 정중앙.
효과 : 위양에서 몸 가운데 쪽으로 1치 떨어져 있다.

부분
위치 : 두번째 가슴등뼈에서 양쪽으로 3치 떨어진 곳.
효과 : 목 근육 경련, 견배통, 팔 저림 증상 개선에 좋은 혈자리다.

백호
위치 : 세번째 가슴등뼈에서 양쪽으로 3치 떨어진 곳.
효과 : 천식, 뒷덜미가 뻣뻣할 때 자극하면 효과를 보는 혈자리다.

고황
위치 : 네번째 가슴등뼈에서 양쪽으로 3치 떨어진 곳.
효과 : 폐결핵, 늑막염, 심장병, 노이로제 개선에 좋은 혈자리다.

신당
위치 : 다섯번째 가슴등뼈에서 양쪽으로 3치 떨어진 곳.
효과 : 심장병, 견배통, 팔 신경통을 개선시키는 혈자리다.

의희
위치 : 여섯번째 가슴등뼈에서 양쪽으로 3치 떨어진 곳.
효과 : 폐결핵, 늑간 신경통, 식은땀이 많이 나는 증상을 개선시킨다.

격관
위치 : 일곱번째 가슴등뼈에서 양쪽으로 3치 떨어진 곳.
효과 : 늑간 신경통, 늑막염, 식도 협착, 목과 팔이 아픈 증상에 효과를 보는 혈자리다.

혼문
위치 : 아홉번째 가슴등뼈에서 양쪽으로 3치 떨어진 곳.
효과 : 간장 질환, 늑막염, 위경련, 소화 불량 개선에

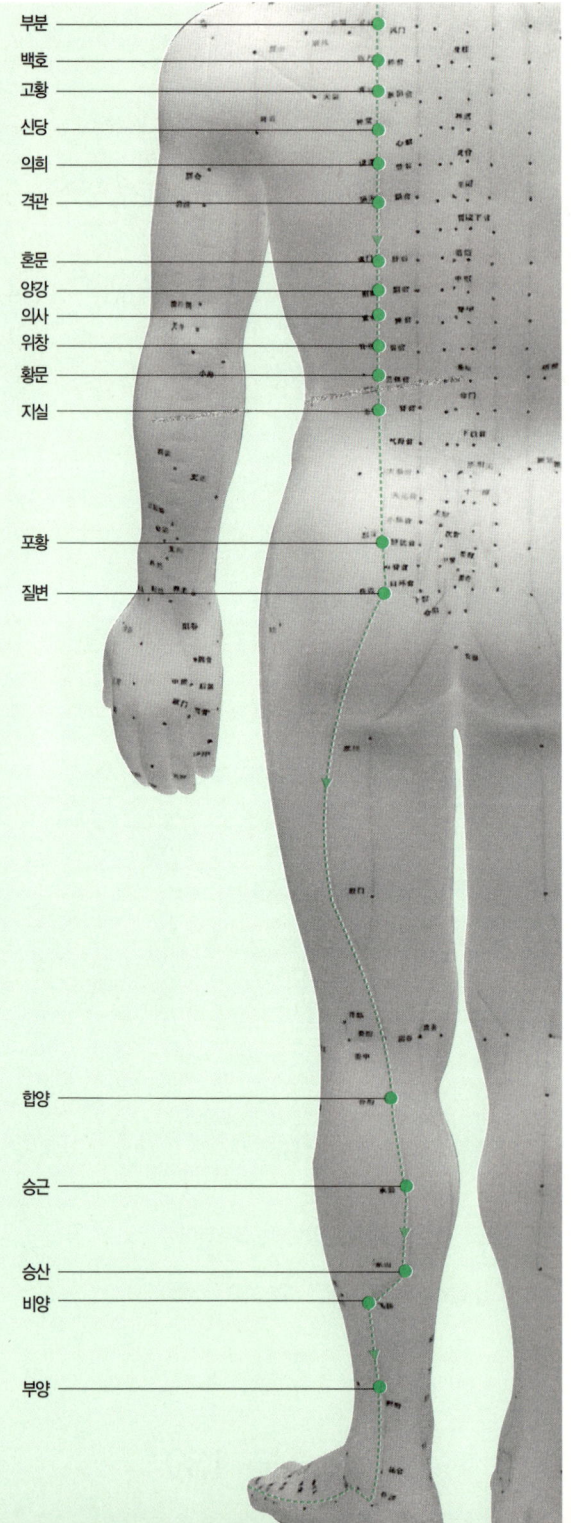

효과를 주는 혈자리다.

양강
위치 : 열번째 가슴등뼈에서 양쪽으로 3치 떨어진 곳.
효과 : 간장염, 늑막염, 담석증, 위경련을 개선시킨다.

의사
위치 : 열한번째 가슴등뼈에서 양쪽으로 3치 떨어진 곳.
효과 : 간염, 위경련, 소화 불량 등을 개선시키는 혈자리다.

위창
위치 : 열두번째 가슴등뼈에서 양쪽으로 3치 떨어진 곳.
효과 : 구토, 위경련, 소화 불량, 당뇨병 치료에 좋은 혈자리다.

황문
위치 : 첫번째 허리뼈에서 양쪽으로 3치 떨어진 곳.
효과 : 만성 내장 질환, 습관성 변비, 신장염, 십이지장 궤양 치료에 도움이 되는 혈자리다.

지실
위치 : 두번째 허리뼈에서 양쪽으로 3치 떨어진 곳.
효과 : 남녀 생식기 질환, 신장염, 요통 치료에 도움이 되는 혈자리다.

포황
위치 : 두번째 엉덩이뼈에서 양쪽으로 3치 떨어진 곳.
효과 : 변비, 방광염, 요통, 좌골 신경통, 부인병 등에 효과를 나타내는 혈자리다.

질변
위치 : 세번째 엉덩이뼈에서 양쪽으로 3치 떨어진 곳.
효과 : 좌골 신경통, 요통, 다리 마비증, 치질 등의 치료에 도움이 되는 혈자리다.

합양
위치 : 무릎 오금살 정중앙, 즉 위중혈에서 아래로 2치 떨어져 있다.

효과 : 요통, 대하증, 장출혈 등의 개선에 좋다.

승근
위치 : 합양에서 3치 떨어져 있다.
효과 : 요통, 치질, 곽란, 발뒤꿈치가 아플 때 자극하는 혈자리다.

승산
위치 : 승근 아래에 있는 혈자리로 장딴지 힘살 바로 아래에 자리 잡고 있다.
효과 : 요통, 치질, 무릎 관절통, 설사 등의 질환을 개선시키는 데 효과적인 혈자리다.

비양
위치 : 승산에서 약간 비스듬하게 내려가서 자리 잡고 있는 혈자리다.
효과 : 좌골 신경통, 관절염, 두통, 치질 등을 개선시키는 데 효과적인 혈자리다.

부양
위치 : 바깥쪽 복숭아뼈에서 위쪽으로 3치 떨어져 있다.
효과 : 뒷덜미가 뻣뻣할 때, 요통, 자궁 질환 등의 치료에 도움을 주는 혈자리다.

곤륜
위치 : 바깥쪽 복숭아뼈 약간 위쪽에서 발뒤꿈치 힘줄 사이에 있다.
효과 : 두통, 어지럼증, 좌골 신경통, 방광염 등을 치료하는 데 도움이 되는 혈자리다.

복참
위치 : 곤륜에서 아래쪽으로 1.5치 떨어진 곳.
효과 : 감기, 다리 근육통, 아킬레스건 통증을 없애는 데 도움이 되는 혈자리다.

신맥
위치 : 복사뼈 아래 우묵하게 들어간 곳.
효과 : 요통, 중풍, 히스테리 증상을 개선시키는 데 도움이 된다.

금문
위치 : 신맥에서 발가락 쪽으로 5푼 떨어져 있다.
효과 : 하복부 통증, 복막염, 무릎 관절염 등을 개선시키는 데 도움이 된다.

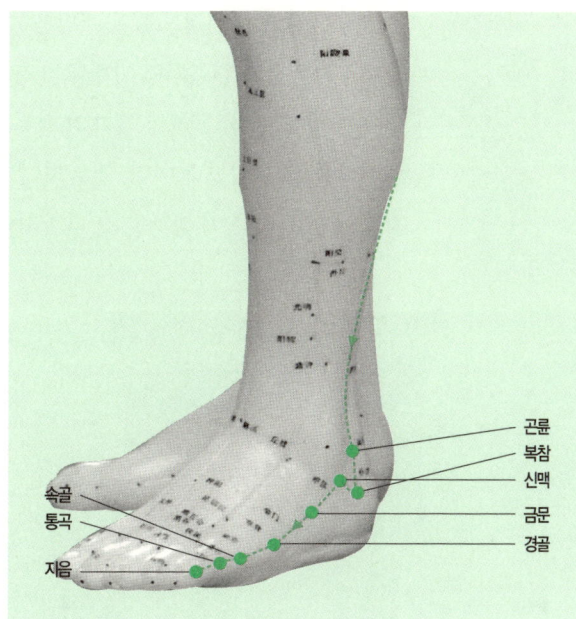

경골, 속골, 통곡
위치 : 새끼발가락이 연결되는 뼈마디와 새끼발가락 첫째마디 앞뒤에 자리 잡고 있는 혈자리들.
효과 : 두통, 중풍, 어지럼증 등을 개선시키는 데 도움이 된다.

지음
위치 : 새끼발가락 바깥쪽 발톱 뿌리 약간 앞.
효과 : 만성 위염, 코막힘, 이명증, 요통 개선에 도움이 된다.

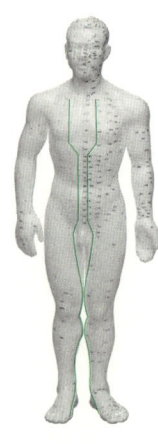

족소음신경

신은 사람이 선천적으로 부여받은 생명력을 간직하고 있는 곳이다. 이 경맥은 족태양방광경과 연결되어 발바닥의 용천에서 시작해 가슴으로 올라가 목 아래 유부에서 끝이 난다. 한쪽에 27개의 혈자리를 갖고 있어 좌우 양쪽을 합하면 54개의 혈자리를 갖고 있는 셈이다. 얼굴빛이 어둡고 음기가 없으며, 몸이 허약해 설사를 자주 하는 사람은 이 경맥을 잘 다스려야 한다.

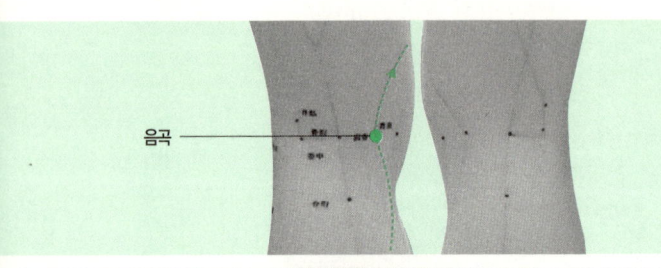

용천
위치 : 발바닥 정중앙에서 발 안쪽으로 약간 들어간 곳.
효과 : 부인병, 냉증, 신장 질환, 심장병, 중풍 등을 개선하는 데 이용된다. 기가 샘물처럼 솟아난다 하여 용천이라고 불린다.

연곡
위치 : 안쪽 복숭아뼈에서 아래쪽으로 비스듬하게 1.5치 떨어진 곳.
효과 : 심장병, 당뇨병, 요도염, 월경 불순을 개선시키는 데 이용된다.

태계, 대종, 수천, 조해
위치 : 안쪽 복숭아뼈 뒤쪽.
효과 : 신장 질환, 정력 증진, 인후염, 월경 불순을 다스리는 데 이용된다.

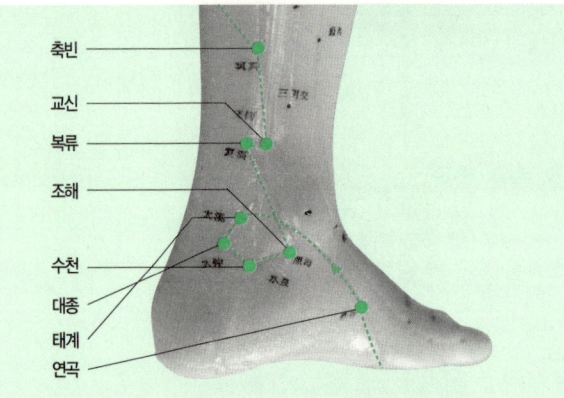

복류
위치 : 안쪽 복사뼈 뒤쪽에서 곧장 위로 2치 떨어진 곳.
효과 : 요통, 정력 감퇴, 신장 질환, 복막염 등을 다스리는 데 이용된다.

교신
위치 : 복류에서 앞으로 5푼(1.2~1.5센티미터) 떨어진 곳.
효과 : 다리 신경통, 식은땀, 급성 변비, 설사 등을 다스린다.

축빈
위치 : 복류에서 위로 3치 떨어져 있다.
효과 : 발에 쥐가 날 때, 대하, 약독, 병독 등의 해독을 시키는 데 주로 이용되는 혈자리다.

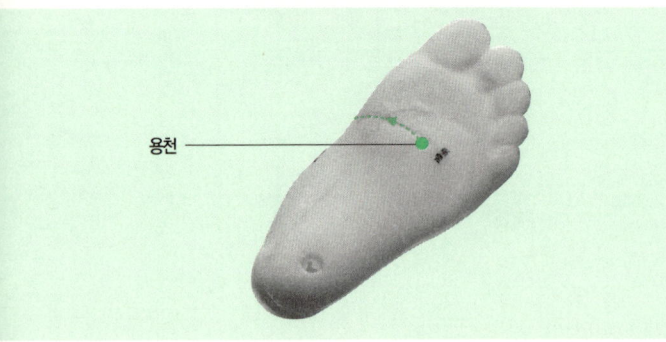

음곡
위치 : 무릎 안쪽 굵은 정강이뼈 뒷부분.
효과 : 무릎 관절염, 성기능 위축, 자궁 출혈 등을 다스린다.

횡골
위치 : 성기 윗부분 치골에 있는 혈자리.
효과 : 방광염, 요도염, 음위증 등을 다스리는 데 이용된다.

대혁
위치 : 횡골에서 위쪽으로 1치 떨어져 있다.
효과 : 조루증, 생식기 질환, 대하증 등을 다스리는 데 이용된다.

기혈
위치 : 대혁에서 위쪽으로 1치 떨어져 있다.
효과 : 월경 불순, 생리통, 생식기 질환, 요통을 다스리는 데 이용된다.

사만
위치 : 기혈에서 위쪽으로 1치 떨어져 있다.
효과 : 장염, 부인병, 불임증, 생리통, 자궁 출혈 등을 다스리는 데 이용된다.

중주
위치 : 사만에서 위쪽으로 1치 떨어져 있다.
효과 : 장염, 변비, 복막염, 부인병, 요통 등을 다스리는 데 이용된다.

황유
위치 : 사만에서 위쪽으로 1치 떨어져 있다.
효과 : 만성 변비, 만성 설사, 신장염, 당뇨병, 부인병 등을 다스리는 데 이용되는 혈자리다.

상곡
위치 : 황유에서 위쪽으로 2치 떨어져 있다.
효과 : 위경련, 위하수증, 식욕 부진, 황달, 소화기계 장애를 개선시키는 데 이용된다.

석관
위치 : 상곡에서 위쪽으로 1치 떨어져 있다.
효과 : 위장병, 변비, 자궁 출혈을 다스리는 데 이용된다.

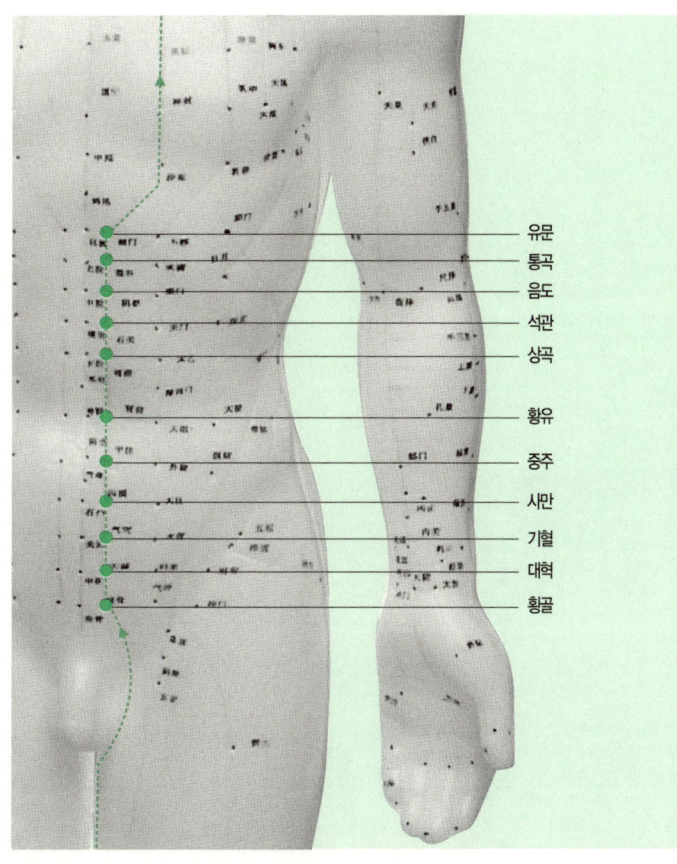

음도
위치 : 석관에서 위쪽으로 1치 떨어져 있다.
효과 : 천식, 구토, 신경성 위장병 등을 다스리는 데 이용된다.

통곡
위치 : 음도에서 위쪽으로 1치 떨어져 있다.
효과 : 만성 위염, 장염, 천식, 딸꾹질 등을 개선시키는 데 이용된다.

유문
위치 : 통곡에서 위쪽으로 1치 떨어져 있다.
효과 : 상복부 팽창증, 위경련, 기관지염, 복통 등을 다스리는 데 이용되는 혈자리다.

보랑
위치 : 다섯번째 갈비뼈와 여섯번째 갈비뼈 사이에 있는 혈자리.
효과 : 늑막염, 협심증, 유방염, 천식 등을 다스리는 데 이용된다.

신봉
위치 : 보랑에서 위쪽으로 1.5치 정도 떨어져 있다.
효과 : 늑막염, 협심증, 비염, 구토증 등을 다스리는 데 이용되는 혈자리다.

영허
위치 : 신봉에서 위쪽으로 1.5치 정도 떨어져 있다.
효과 : 늑막염, 호흡 곤란증, 유방염 등을 다스리는 데 이용된다.

신장
위치 : 영허에서 위쪽으로 1.5치 정도 떨어져 있다.
효과 : 천식, 기관지염, 호흡 곤란, 고혈압 등을 치료하는 데 이용된다.

혹중
위치 : 신장에서 위쪽으로 1.5치 정도 떨어져 있다.
효과 : 천식, 기관지염, 늑막염 등을 개선시키는 데 이용된다.

유부
위치 : 혹중에서 위쪽으로 1.5치 정도 떨어져 있다.
효과 : 천식, 기관지염, 갑상선 비대증, 호흡 곤란증 등을 개선시킨다.

수궐음심포경

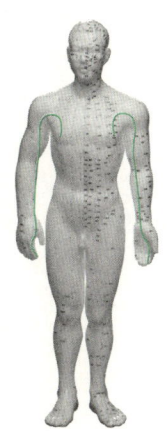

심포는 심장을 에워싸고 있는 기관으로 고유한 형태는 없다. 이 경맥은 족소음 신경과 연결되어 가슴의 천지혈에서 시작해 가운뎃손가락의 중충혈에서 끝난다. 한쪽에 9개, 좌우 양쪽을 합하면 총 18개의 혈자리가 있다. 심장, 위장, 가슴, 신경 계통의 질환에 효능이 있는 경맥이다.

천지
위치 : 젖꼭지에서 옆구리 쪽으로 1치 떨어져 있다.
효과 : 두통, 천식, 옆구리가 결릴 때, 유방염, 심장판 막증 등을 개선시키는 데 이용되는 혈자리다.

천천
위치 : 겨드랑이 끝에서 안쪽 팔꿈치 쪽으로 2치 내려간 곳.
효과 : 심장 내막염, 심계항진, 기침, 팔 신경통 등을 개선시키는 데 이용된다.

곡택
위치 : 상완과 하완이 연결되는 오목한 부위의 정중 앙에 있는 혈자리.
효과 : 심장병, 기관지염, 수전증 등을 치료하는 데 도움이 되는 곳이다.

극문
위치 : 안쪽 손목 정중앙에서 위쪽으로 5치 떨어져 있다.
효과 : 심장병 발작이 있을 때 구급혈로 이용되는 곳으로 늑막염, 심장판막증, 폐결핵, 히스테 리 등을 개선시킨다.

간사
위치 : 극문에서 손목 쪽으로 2치 떨어져 있다.
효과 : 인후염, 위염, 중풍, 자궁 출혈 등을 다스리는 데 이용되는 혈자리다.

내관
위치 : 간사에서 손목 쪽으로 1치 떨어져 있다.
효과 : 심장염, 메스꺼움, 황달, 팔 신경통 등을 개선 시키는 데 이용된다.

태릉
위치 : 손목 안쪽 정중앙에 있는 혈자리. 내관에 서 아래쪽으로 1치 떨어져 있다.
효과 : 심장 질환, 편도선염, 두통, 중풍 등을 개선시 키는 데 이용된다.

노궁
위치 : 손바닥 가운데에 있는 혈자리로 주먹을 가볍 게 쥐었을 때, 가운뎃손가락과 네번째 손가 락이 닿는 곳 중앙.
효과 : 구강염, 손목 관절염, 과로, 중풍 등을 치료하 는 데 도움이 되는 곳이다.

중충
위치 : 가운뎃손가락 끝에 자리 잡은 혈자리다.
효과 : 흉통, 중풍, 소아 야경증 등을 개선시키는 데 도움이 되는 혈자리다.

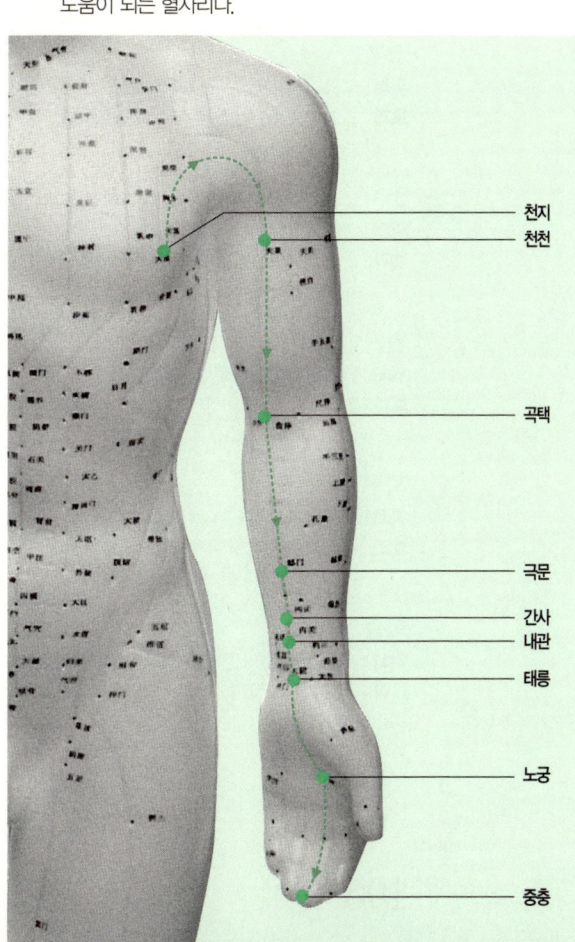

수양명삼초경

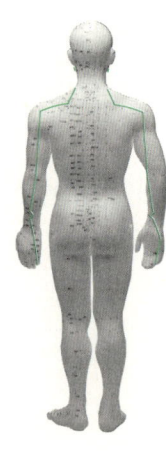

삼초는 동양 의학에서만 따로 분류해내는 독특한 기관이다. 이름은 있되 형태는 없다. 수궐음심포경과 연결된 경맥으로 네번째 손가락 끝 관충혈에서 시작해 눈 윗부분에 있는 사죽공혈에서 끝난다. 한쪽에 23개, 좌우 양쪽으로 46개의 혈자리가 있다. 코와 심장, 흉부의 질환을 치료하는 데 좋은 혈자리다.

관충
- **위치**: 네번째 손가락 손톱 뿌리 끝에 있는 혈자리다.
- **효과**: 두통, 각막염, 헛구역질이 심할 때 자극해 주면 좋다.

액문
- **위치**: 손등 쪽의 네번째 손가락과 새끼손가락 사이에 있는 혈자리다.
- **효과**: 두통, 결막염, 어지럼증, 이명증, 잇몸 염증 등을 개선시키는 혈자리다.

중저
- **위치**: 액문에서 손목 쪽으로 1치 뒤쪽.
- **효과**: 관절염, 두통, 이명증, 고열 등을 개선시키는 데 도움이 된다.

양지
- **위치**: 손등 쪽 손목 관절 정중앙에 있다.
- **효과**: 손목 통증, 팔 신경통, 당뇨병, 견비통 등의 개선에 도움이 되는 혈자리다.

외관
- **위치**: 양지에서 위쪽으로 2치 떨어진 곳.
- **효과**: 반신불수, 수전증, 팔을 못 움직일 때, 불면증 등을 개선시키는 혈자리다.

지구
- **위치**: 외관에서 위쪽으로 1치 떨어진 곳.
- **효과**: 옆구리 통증, 늑막염, 으슬으슬 추우면서 열이 나는 증상 등을 개선시키는 곳이다.

회종
- **위치**: 지구에서 팔 바깥쪽으로 1치 옆에 있다.
- **효과**: 팔이 저리고 아플 때, 협심증 등을 개선시키는 혈자리다.

삼양락
- **위치**: 지구에서 위쪽으로 1치 떨어져 있다.
- **효과**: 청각 상실, 중풍, 수전증 등을 개선시키는 혈자리다.

사독
- **위치**: 바깥쪽 팔꿈치 관절에서 손목 쪽으로 5치 아래.
- **효과**: 상완 신경통, 청각 상실, 신장염, 인후염 등을 개선시킨다.

천정
- **위치**: 팔꿈치에서 위쪽으로 1치 올라간 곳.
- **효과**: 기관지염, 기침, 편도선염, 편두통, 팔 어깨 목 통증 등을 개선시키는 혈자리다.

청냉연
- **위치**: 천정에서 위쪽으로 1치 올라간 곳.
- **효과**: 상완이 저리고 아플 때, 두통, 옆구리가 아플 때 도움이 되는 혈자리다.

소락
- **위치**: 청냉연에서 위쪽으로 4치 올라간 곳.
- **효과**: 두통, 뒷목이 뻣뻣하게 굳을 때, 상완 신경통 등을 개선시키는 데 도움이 된다.

노회
- **위치**: 소락에서 위쪽으로 2치 올라간 곳.
- **효과**: 두통, 상완 신경통 등을 개선시키는 데 도움이 된다.

견료
- **위치**: 어깨뼈 사이에 있는 혈자리다.
- **효과**: 견비통, 중풍, 고혈압을 개선시키는 데 도움이 된다.

천료
- **위치**: 수태양소장경의 혈자리인 곡원에서 1치 위에 자리 잡고 있다.
- **효과**: 상완이 저리고 아플 때, 윗목이 뻣뻣하게 굳을 때, 흉통, 심계항진 등을 개선시키는 데 도움이 된다.

천유
- **위치**: 뒷목의 가장자리에 자리 잡은 혈자리다.
- **효과**: 두통, 눈에 핏발이 설 때, 뒷목이 뻣뻣하게 굳는 증상을 개선시킨다.

예풍
- **위치**: 귓불 뒤쪽 움푹 패인 곳.
- **효과**: 안면 신경 마비, 언어 장애, 이하선염, 어지럼증, 멀미 등을 개선시키는 데 도움이 되는 혈자리다.

계맥
- **위치**: 예풍에서 위쪽으로 1치 올라간 곳.
- **효과**: 두통, 소아 경기, 뇌충혈 등의 증상을 개선시킨다.

노식, 각손
- **위치**: 귀 뒤편에 자리 잡은 혈자리.
- **효과**: 두통, 결막염 등을 치료하는 데 도움이 된다.

이문
- **위치**: 귀젖 약간 앞쪽에 있는 혈자리다.
- **효과**: 귓병, 치통, 이명증을 개선시키는 혈자리다.

화료
- **위치**: 이문에서 이마 쪽으로 1치 올라간 곳.
- **효과**: 두통, 안면 신경 마비, 눈병, 콧병에 잘 듣는 혈자리다.

사죽공
- **위치**: 바깥쪽 눈썹 끝.
- **효과**: 편두통, 시력 장애, 각막염, 결막염 등을 다스리는 혈자리다.

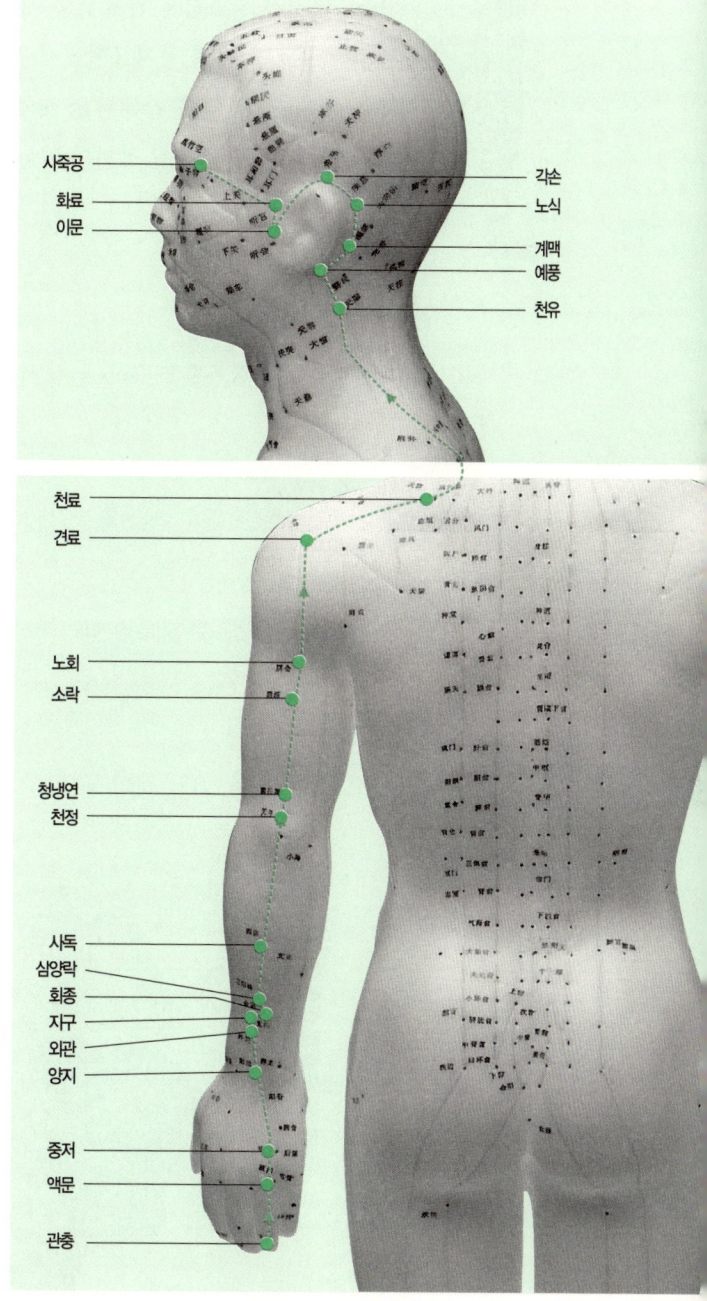

족소양담경

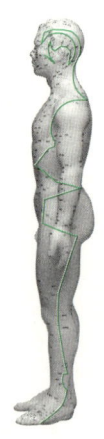

족소양담경은 삼초경에 이어 담을 에워싸고 있는 경맥이다. 수소양삼초경과 연결된 경맥으로 얼굴의 동자료혈에서 시작해 넷째발가락 끝 규음혈에서 끝난다. 한쪽에 44개, 좌우 양쪽 합해서 88개의 혈자리가 있다. 두통, 겨드랑이, 무릎, 다리, 피부 등 인체 거의 모든 부분의 이상증 치료에 이용되는 혈자리다.

동자료
위치 : 눈꼬리에서 귀쪽으로 5푼 떨어져 있다.
효과 : 시력 감퇴, 녹내장, 두통, 안구통 등을 개선시킨다.

청회
위치 : 귀젖 앞쪽.
효과 : 이명증, 안면 신경 마비, 치통 등을 개선시키는 혈자리다.

객주인
위치 : 광대뼈 위쪽에 있는 혈자리로 상관이라고도 한다.
효과 : 눈병, 편두통, 어지럼증, 이명증 등을 개선시킨다.

함염, 현로, 현리, 곡빈, 솔곡, 천충, 규음, 완골, 본신, 양백, 임읍, 목창, 정영, 승령, 뇌공, 풍지
위치 : 이 혈자리들은 머리털이 나 있는 부위에 있는 것들로 앞머리에서, 옆머리, 뒷머리에 이르기까지 산재해 있다.
효과 : 주로 두통, 귓병, 눈병 등을 개선시키는 데 이용된다.
＊머리 속에 있는 혈자리이므로 일반인들은 이들 혈을 자극하기가 어렵다.

견정
위치 : 목과 어깨 끝의 중간에 있는 혈자리. 대추혈과 견우혈의 중간 지점.
효과 : 신경 쇠약, 늑막염, 중풍, 어깻죽지가 저리고 아픈 증상 등을 개선하는 데 도움이 되는 곳이다.

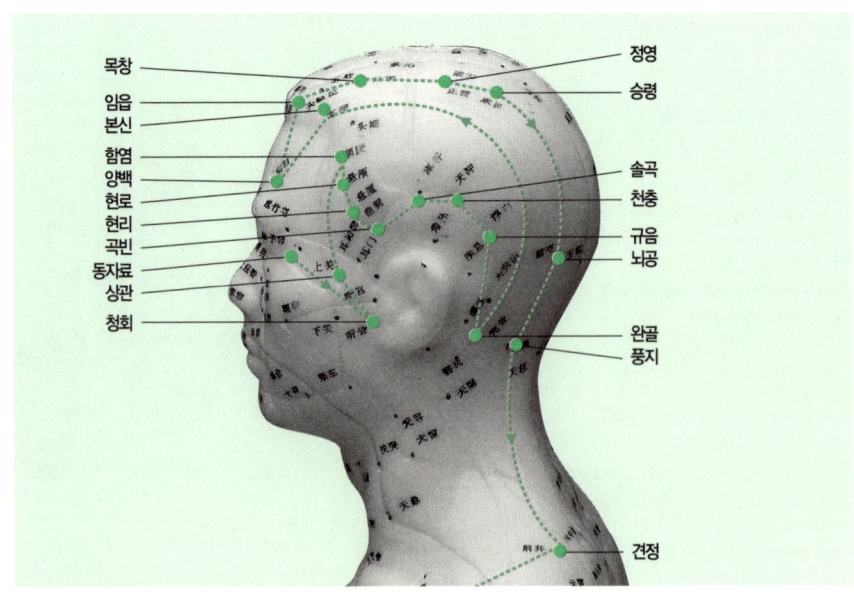

연액
- **위치** : 겨드랑이 앞쪽 가장자리에서 아래로 3치 떨어진 곳.
- **효과** : 늑막염, 발열, 옆구리가 결리는 증상을 개선시키는 데 도움이 된다.

첩근
- **위치** : 연액에서 가슴 쪽으로 수평으로 1치 앞에 있다.
- **효과** : 구토, 신경 쇠약, 사지 경련 증상 개선에 도움이 되는 혈자리다.

일월
- **위치** : 아홉번째 갈비뼈 끝 부분에 있다.
- **효과** : 위장 질환, 신장 질환, 우울증, 황달 치료에 도움이 되는 혈자리다.

경문
- **위치** : 열두번째 갈비뼈 끝 부분에 있다.
- **효과** : 만성 위장병, 요통, 신장 질환, 신경 쇠약, 부인병 등에 잘 듣는 혈자리다.

대맥
- **위치** : 경문에서 약간 비스듬하게 아래쪽으로 1.8치 떨어져 있다.
- **효과** : 월경 불순, 대하, 방광염, 요통 등을 개선시키는 혈자리다.

오추
- **위치** : 대맥에서 약간 비스듬하게 아래쪽으로 3치 떨어져 있다.
- **효과** : 위경련, 요통, 비뇨기 질환을 개선시키는 데 도움이 된다.

유도
- **위치** : 오추에서 5푼 아래쪽에 있다.
- **효과** : 대하, 신장염, 충수염, 만성 변비 개선에 도움이 되는 곳이다.

거료
- **위치** : 유도에서 엉덩이 쪽으로 약간 비스듬하게 3치 아래쪽에 있다.
- **효과** : 신장염, 요통, 자궁 질환, 다리 통증 등을 개선시키는 혈자리다.

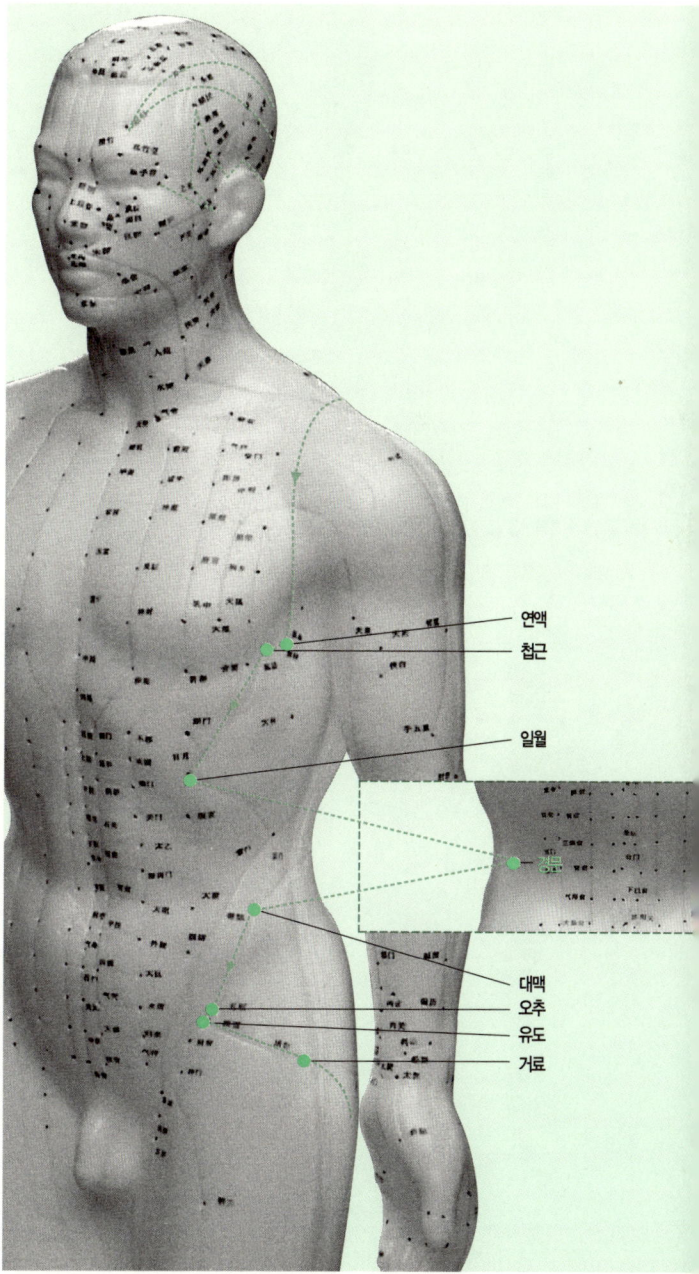

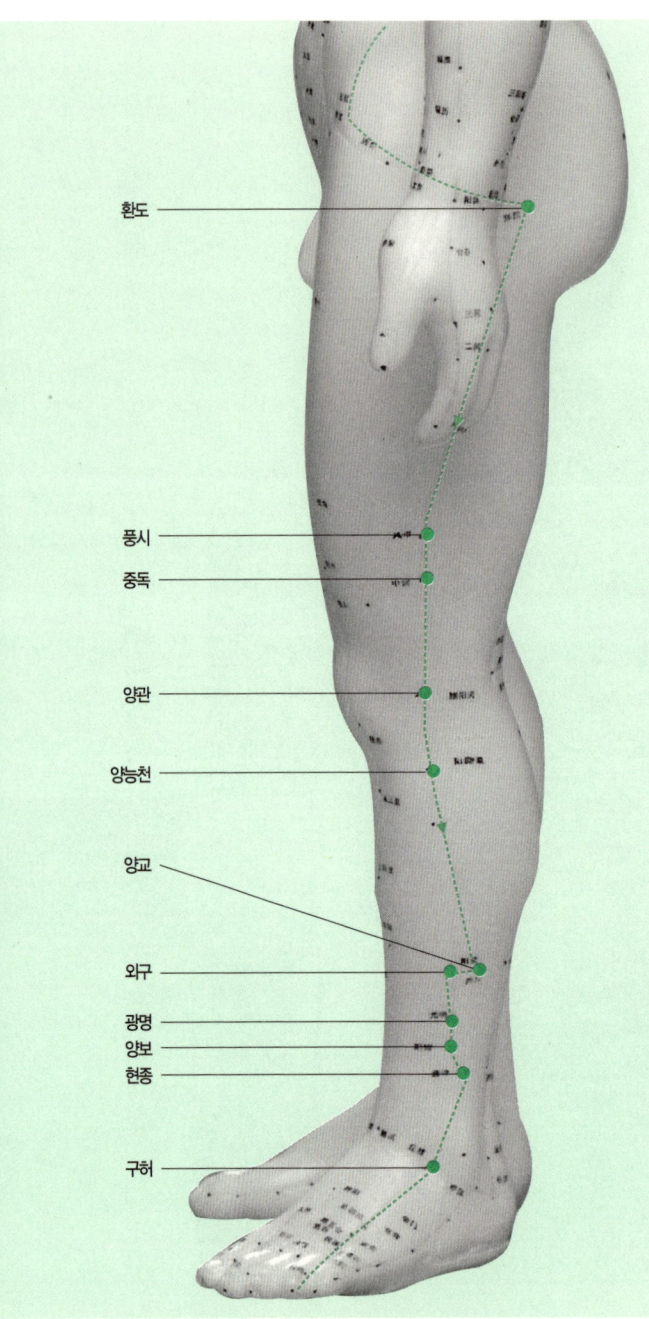

환도
위치 : 넓적다리 위쪽 끝 부분에 있는 혈자리로 두 발을 모으고 설 때 엉덩이의 움푹 들어간 곳.
효과 : 좌골 신경통, 요통, 다리 마비, 중풍 등의 질환을 개선시키는 데 도움이 된다.

풍시
위치 : 똑바로 서서 손을 넓적다리에 붙였을 때 가운뎃손가락이 닿는 곳.
효과 : 중풍, 좌골 신경통, 다리가 약한 증상 등을 개선시키는 데 도움이 된다.

중독
위치 : 무릎 주름살 바깥쪽에서 위로 5치 올라간 곳.
효과 : 다리 신경통, 좌골 신경통, 각기병 등의 증상을 개선시키는 혈자리다.

양관
위치 : 무릎 관절 바깥쪽에 있는 혈자리다.
효과 : 무릎 관절염, 반신불수, 대퇴부 외측 마비 증상을 다스리는 데 도움이 된다.

양능천
위치 : 바깥 무릎 아래쪽으로 1치 떨어진 곳.
효과 : 반신불수, 다리 근육 마비, 대하증, 좌골 신경통을 개선시키는 혈자리다.

양교
위치 : 바깥쪽 복숭아뼈에서 위로 7치 올라가서 뒤로 1치 떨어진 곳.
효과 : 무릎이 시큰거리고 아플 때, 얼굴 부종, 천식, 늑막염 등을 개선시키는 혈자리다.

외구
위치 : 바깥쪽 복숭아뼈에서 위로 7치 올라간 곳, 양교의 앞쪽이다.
효과 : 목이 아플 때, 흉통, 으슬으슬 추울 때, 늑막염 등을 개선시키는 혈자리다.

광명
위치 : 외구에서 아래쪽으로 2치 떨어져 있다.
효과 : 눈병, 다리 신경통, 정신병 등을 개선시키는 혈자리다.

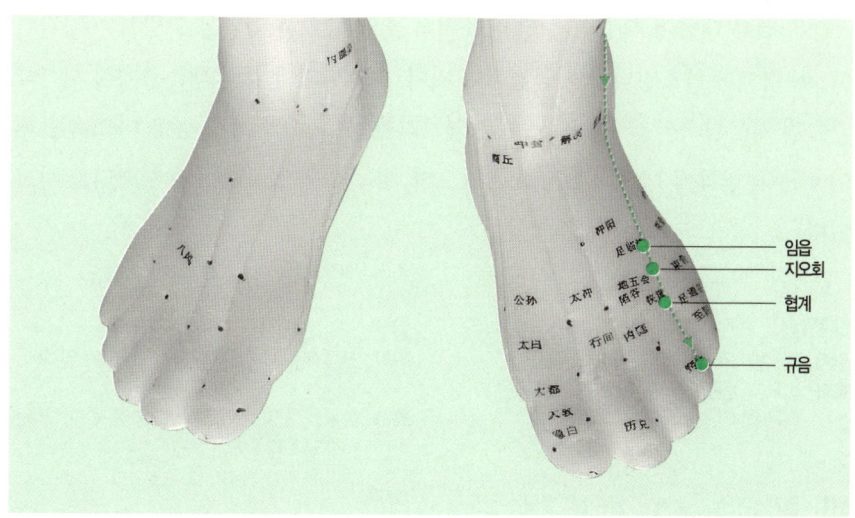

양보
위치 : 광명에서 아래쪽으로 1치 떨어져 있다.
효과 : 두통, 요통, 무릎 관절염, 허리 냉증 등을 개선시키는 혈자리다.

현종
위치 : 양보에서 아래쪽으로 1치 떨어져 있다.
효과 : 다리 신경통, 치질, 요통, 중풍으로 인한 팔다리 마비증을 개선시키는 혈자리다.

구허
위치 : 바깥쪽 복사뼈 약간 아래쪽에 있다.
효과 : 폐렴, 늑막염, 좌골 신경통, 간염 등을 개선시키는 혈자리다.

임읍, 지오회, 협계
위치 : 네번째 발가락과 연결되는 발등뼈에 자리 잡은 혈자리들.
효과 : 두통, 흉통, 감기, 요통 등을 개선시키는 혈자리다.

규음
위치 : 넷째발가락 발톱 끝에 자리 잡은 혈자리.
효과 : 두통, 눈병, 기침, 입이 마르는 증상 등을 개선시키는 혈자리다.

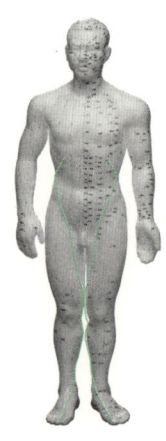

족궐음간경

간은 신과 더불어 사람의 생명을 유지하는 데 중요한 역할을 담당하는 기관이다. 이 경맥은 족소양담경과 연결되어 있다. 엄지발가락 끝의 태돈혈에서 시작해 가슴의 기문혈에서 끝이 난다. 두통, 옆구리 통증, 하복부 통증 등을 다스리는 데 이용된다. 한쪽에 13개의 혈자리가 있으며, 좌우 양쪽으로 26개의 혈자리를 갖고 있다.

태돈
위치 : 엄지발가락 바깥쪽 발톱 끝.
효과 : 비뇨기 질환, 야뇨증, 당뇨병, 양위 등을 다스리는 데 이용되는 혈자리다.

행간
위치 : 엄지발가락과 둘째발가락이 연결되는 움푹 패인 곳.
효과 : 소아 경기, 불면증, 요통, 심계항진 등을 다스리는 데 이용되는 혈자리다.

태충
위치 : 행간에서 발목 쪽으로 1.5치 떨어져 있다.
효과 : 위장병, 다리 냉증, 간장 질환, 하복부 통증 등을 다스리는 데 이용된다.

중봉
위치 : 안쪽 복숭아뼈에서 발등 쪽으로 1치 앞쪽에 있다.
효과 : 방광염, 황달, 위산 과다, 요통 등을 다스리는 데 이용된다.

여구
위치 : 안쪽 복숭아뼈에서 무릎 쪽으로 5치 떨어진 곳.
효과 : 대하, 생리 불순, 다리 마비, 자궁 출혈 등을 다스리는 데 이용된다.

중도
위치 : 여구에서 위쪽으로 2치 올라간 곳.
효과 : 대하, 다리 관절통, 자궁 출혈 등을 다스리는 혈자리다.

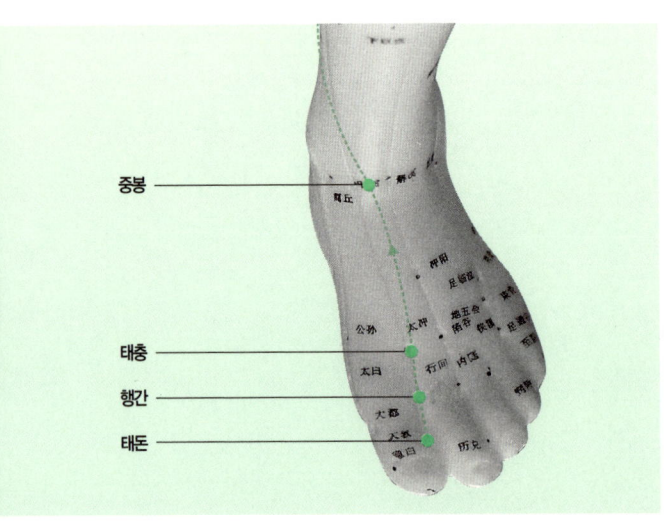

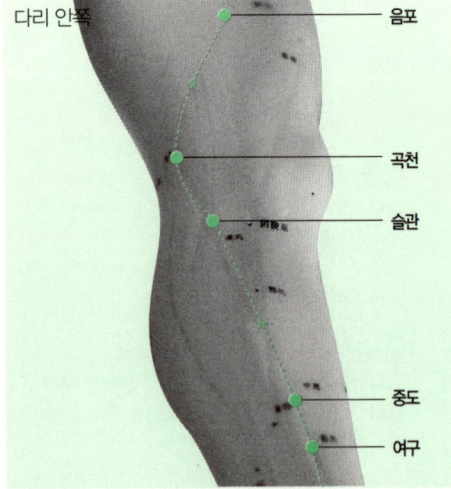

슬관
위치 : 무릎 안쪽에서 발목 쪽으로 2치 떨어져 있다.
효과 : 다리 신경통, 무릎 관절염, 중풍 등을 개선시키는 혈자리다.

곡천
위치 : 무릎 안쪽에 있는 혈자리.
효과 : 하복부 통증, 무릎 관절염, 치질, 비뇨기 질환을 다스리는 혈자리다.

음포
위치 : 무릎에서 위쪽으로 4치 떨어진 허벅지 안쪽.
효과 : 허리 경련, 무릎 관절염, 월경 불순을 다스리는 혈자리다.

오리
위치 : 사타구니 주름살이 접하는 부위에서 아래쪽으로 1치 떨어진 곳.
효과 : 만성 감기, 동맥경화증, 땀이 많이 나는 증상을 개선시키는 혈자리다.

음렴
위치 : 사타구니에 있는 혈자리로 오리에서 위로 1치 올라간 곳.
효과 : 생리 불순, 불임증, 습관성 유산, 대하증을 개선시키는 혈자리다.

장문
위치 : 열한번째 갈비뼈 끝에 있는 혈자리다.
효과 : 폐결핵, 기관지염, 천식, 신경성 심계항진, 위하수 등의 질환을 개선시키는 데 도움이 된다.

기문
위치 : 아홉번째 갈비뼈 끝.
효과 : 간장 질환, 황달, 신장염 등을 개선시킨다.

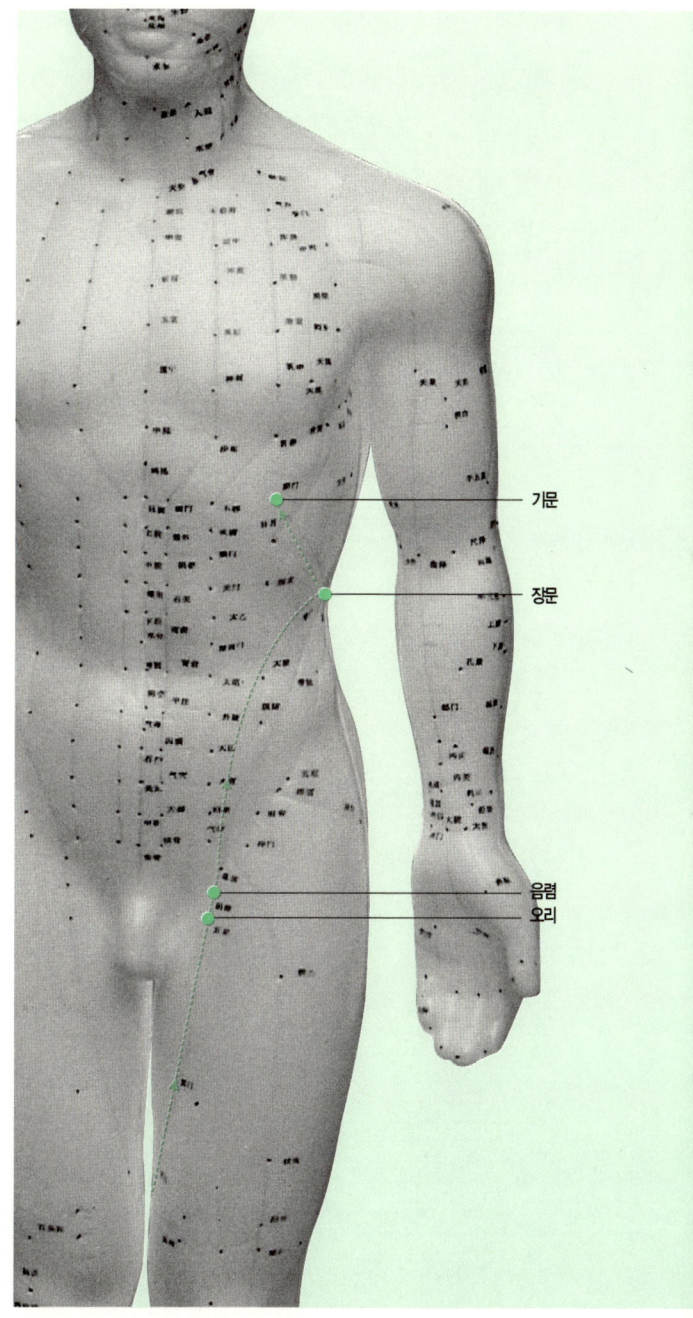

독맥

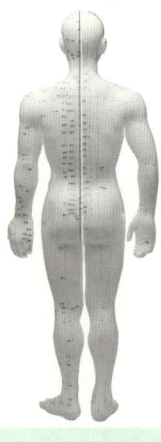

기경팔맥 중의 하나로 몸 전체에 퍼져 있는 모든 양경맥을 다스린다. 이 경맥에 병이 생기면 등뼈가 뻣뻣해지거나 머리가 무거워진다. 몸 뒤쪽에 발생되는 질환을 주로 다스린다. 꼬리뼈 아래 장강혈에서 시작해 윗입술 안쪽의 은교혈에서 끝난다. 28개의 혈자리를 갖고 있다.

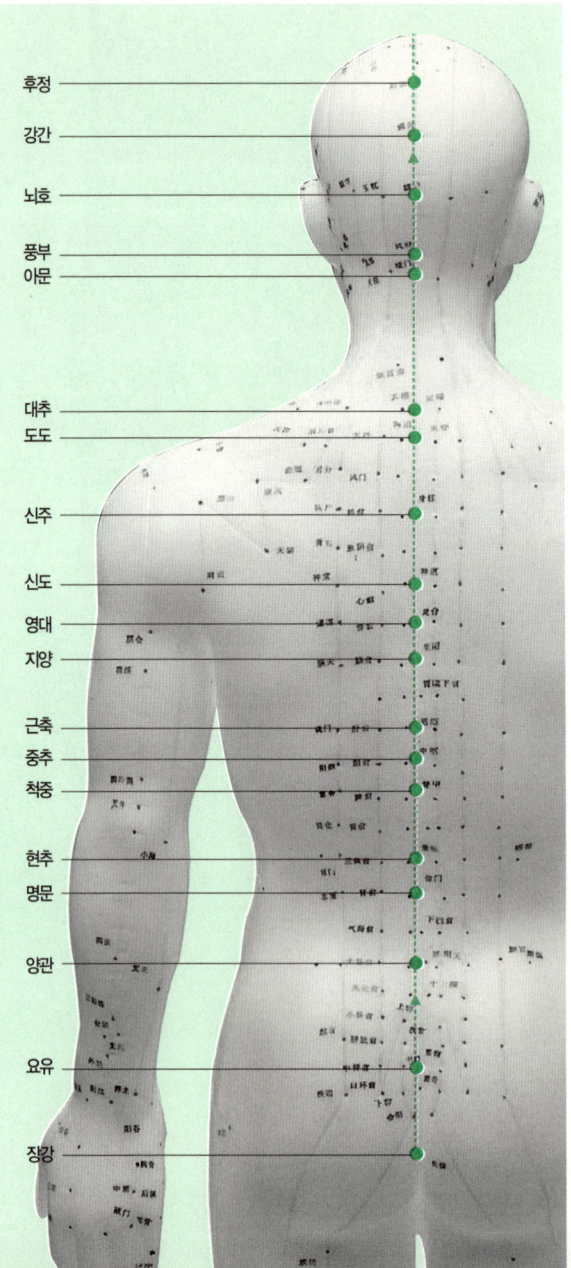

장강
- **위치** : 꼬리뼈 아래에 있는 혈자리.
- **효과** : 장출혈, 치질, 임질, 소아 야뇨증 등을 다스리는 혈자리다.

요유
- **위치** : 네번째 엉덩이뼈 아래에 있는 혈자리다.
- **효과** : 요통, 다리 냉증, 월경 불순을 다스리는 데 이용된다.

양관
- **위치** : 네번째 허리뼈 아래에 있는 혈자리다.
- **효과** : 허리 통증, 무릎 신경통, 양기 부족, 하복부 냉증, 만성 장염을 다스리는 데 이용된다.

명문
- **위치** : 두번째 허리뼈 아래에 있는 혈자리다.
- **효과** : 요통, 비뇨 생식기 질환, 신장염, 자궁 염증, 이명증 등을 다스리는 데 이용되는 혈자리다.

현추
- **위치** : 첫번째 허리뼈 아래에 있는 혈자리다.
- **효과** : 소화 불량, 설사, 요통, 급성 장염을 다스린다.

척중
- **위치** : 열한번째 가슴등뼈 아래에 있는 혈자리다.
- **효과** : 황달, 감기, 만성 장염 등을 다스리는 데 이용된다.

중추
- **위치** : 열번째 가슴등뼈 아래에 있는 혈자리다.
- **효과** : 심한 요통, 시력 장애, 황달 등을 다스린다.

근축
- **위치** : 아홉번째 가슴등뼈 아래에 있는 혈자리다.
- **효과** : 늑막염, 근육 마비, 위경련 등을 다스린다.

지양
위치 : 일곱번째 가슴등뼈 아래에 있는 혈자리다.
효과 : 황달, 늑막염, 천식, 소화 불량 등을 다스린다.

영대
위치 : 여섯번째 가슴등뼈 아래에 있는 혈자리다.
효과 : 기관지염, 오한, 감기, 폐결핵 등을 다스린다.

신도
위치 : 다섯번째 가슴등뼈 아래에 있는 혈자리다.
효과 : 신경 쇠약, 중풍, 두통, 기억력 감퇴 등의 개선에 도움이 된다.

신주
위치 : 세번째 가슴등뼈 아래에 있는 혈자리다.
효과 : 뇌척추 질환, 히스테리, 호흡기 질환, 소아 질병, 피로 회복에 도움이 되는 혈자리다.

도도
위치 : 첫번째 가슴등뼈 아래에 있는 혈자리다.
효과 : 두통, 신경 쇠약, 목경련, 고혈압 등을 다스리는 데 도움이 된다.

대추
위치 : 일곱번째 목뼈 아래, 목 뒤편 큰 뼈 바로 밑에 있다.
효과 : 만성 감기, 인후염, 목 신경통, 두드러기, 치질, 위장병 등을 개선시키는 혈자리다.
*알레르기성 체질을 가진 사람에게 잘 듣는 혈자리다.

아문
위치 : 첫번째 목뼈와 두번째 목뼈 사이에 있다.
효과 : 두통, 뒷목이 뻣뻣할 때, 등쪽 신경통 등을 개선시키는 데 도움이 된다.

풍부
위치 : 뒷목 가운데 머리털이 나기 시작한 곳에서 위쪽으로 1치 올라간 곳.
효과 : 두통, 오한, 양기 조절, 중풍 등을 개선시키는 데 도움이 된다.

뇌호, 강간, 후정, 백회, 전정, 신회, 상성, 신정
위치 : 뒷머리에서 이마 윗부분까지 머리 정중앙을 따라 뻗어 있는 혈자리들이다.

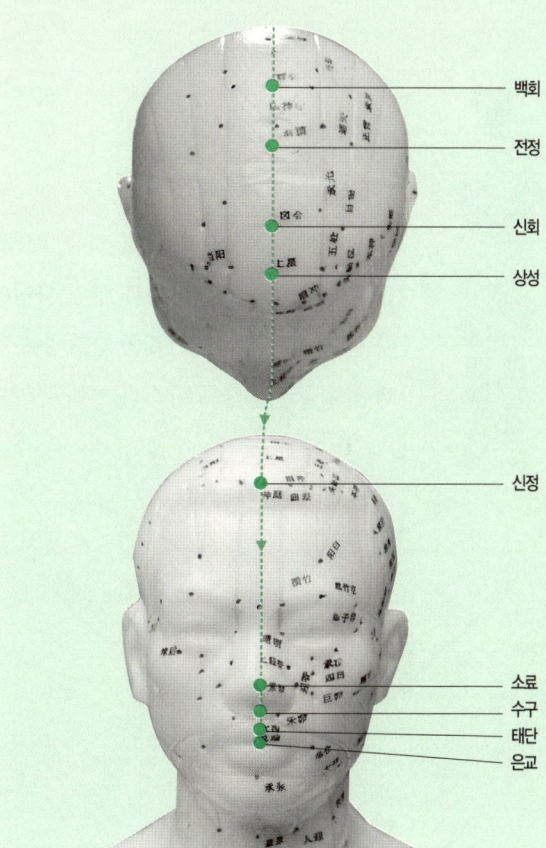

효과 : 두통, 중풍, 코막힘, 어지럼증 등을 다스리는 데 효과적인 혈자리들이다.
*머리 속에 있는 혈들이므로 쉽게 자극하기 어렵다.

소료
위치 : 콧날 끝에 있는 혈자리다.
효과 : 코막힘, 코버섯, 코피, 아이 경기를 다스리는 데 효과적인 혈자리다.

수구
위치 : 인중 정중앙에 있는 혈자리다.
효과 : 중풍, 당뇨병, 어린애 경기를 다스리는 데 효과적인 혈자리다.

태단
위치 : 윗입술 끝에 있는 혈자리다.
효과 : 치은염, 구내염, 입이 마르는 증상을 다스리는 혈자리다.

은교
위치 : 윗입술 안쪽 잇몸이 만나는 곳.
효과 : 잇몸 염증, 각막염, 황달 등을 다스리는 데 도움을 주는 혈자리다.

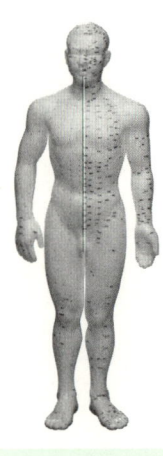

임맥

기경팔맥 중의 하나로 목, 가슴, 배 중앙을 종단하는 경맥이다. 온몸의 음경맥을 관장하는 경맥으로 항문과 성기 사이에 있는 회음혈에서 시작해 배 정중앙을 따라 올라가 아랫입술 아래쪽 승장혈에서 끝난다. 24개의 혈자리를 갖고 있다. 비뇨 생식기 질환을 주로 다스리는 데 특히 여성들에게 잘 듣는 경맥이다.

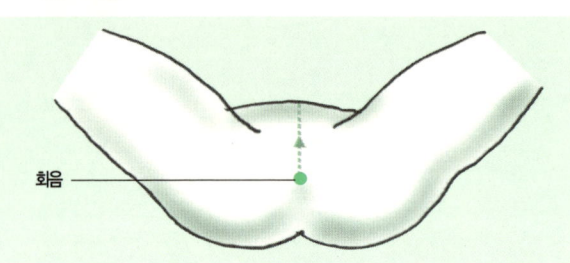

기해
- **위치**: 석문에서 배꼽 쪽으로 5푼 위쪽.
- **효과**: 비뇨 생식기 질환, 신경 쇠약, 발육 부진, 남성 스태미너 강화에 좋은 혈자리다.

음교
- **위치**: 배꼽에서 아래쪽을 1치 떨어진 곳.
- **효과**: 월경 불순, 대하증, 요통, 불임증을 개선시키는 데 도움이 되는 혈자리다.

회음
- **위치**: 항문과 성기 사이의 중간.
- **효과**: 임질, 치질, 음부 통증 등을 다스리며, 물에 빠진 사람을 소생시키는 구급의 혈로도 주로 사용된다.

신궐
- **위치**: 배꼽 정중앙에 자리 잡은 혈자리다.
- **효과**: 중풍, 의식을 잃었을 때, 복통, 설사, 습관성 유산, 불임증을 치료하는 데 도움이 되는 중요한 혈자리다.

곡골
- **위치**: 배꼽에서 성기 쪽으로 5치 아래쪽.
- **효과**: 대하증, 자궁 종양, 방광염 등을 다스리는 데 이용된다.

수분
- **위치**: 배꼽에서 가슴 쪽으로 1치 올라간 곳.
- **효과**: 복부 팽창증, 두통, 설사, 복막염 등을 치료하는 데 도움이 되는 혈자리다.

중극
- **위치**: 곡골에서 배꼽 쪽으로 1치 위쪽.
- **효과**: 생리 불순, 불임증, 신장염, 좌골 신경통을 다스리는 데 이용된다.

하완
- **위치**: 수분에서 가슴 쪽으로 1치 올라간 곳.
- **효과**: 위경련, 만성 위장병, 남녀 생식기 질환을 개선시키는 데 도움이 되는 혈자리다.

관원
- **위치**: 중극에서 배꼽 쪽으로 1치 위쪽.
- **효과**: 생리 불순, 신장염, 비뇨 생식기 질환, 정력 증강에 좋은 혈자리다.
*남녀 생식기와 밀접한 관계가 있는 혈자리다.

건리
- **위치**: 하완에서 가슴 쪽으로 1치 올라간 곳.
- **효과**: 헛구역질, 복막염, 소화 불량, 위경련, 딸꾹질, 설사 등을 개선시키는 데 도움이 된다.

석문
- **위치**: 관원에서 배꼽 쪽으로 1치 위쪽.
- **효과**: 소화 불량, 방광염, 비뇨 생식기 질환 치료에 도움이 된다.

중완
- **위치**: 건리에서 가슴 쪽으로 1치 올라간 곳.
- **효과**: 위장 질환, 간장 질환, 고혈압, 노이로제, 중풍 등을 개선시키는 데 도움이 되는 혈자리다.

상완
- **위치**: 중완에서 가슴 쪽으로 1치 올라간 곳.
- **효과**: 위통, 위산 과다, 위궤양, 천식, 신장염 등을 치료하는 데 도움이 된다.

거궐
- **위치**: 상완에서 가슴 쪽으로 1치 올라간 곳.
- **효과**: 소화 불량, 위경련, 심장 질환을 개선시키는 데 도움이 되는 혈자리다.

구미
- **위치**: 명치끝에서 배꼽 쪽으로 1치 아래.
- **효과**: 심장염, 기관지염, 천식, 편도선염, 급성 위염을 다스리는 혈자리다.

중정
- **위치**: 명치 바로 위쪽.
- **효과**: 천식, 식도 협착, 위산 과다, 심장병을 치료하는 데 도움이 되는 혈자리다.

전중
- **위치**: 양쪽 젖꼭지의 정중앙에 있는 혈자리다.
- **효과**: 늑막염, 유방통, 천식, 심계항진을 치료하는 데 도움이 된다.

옥당
- **위치**: 전중에서 목 쪽으로 1치 위쪽에 있는 혈자리.
- **효과**: 기관지염, 천식, 늑막염, 구토증 등을 다스리는 데 도움이 되는 곳이다.

자궁
- **위치**: 옥당에서 목 쪽으로 1.5치 떨어진 곳.
- **효과**: 늑막염, 구토증, 폐결핵 등을 치료하는 데 도움이 되는 혈자리다.

화개
- **위치**: 자궁에서 목 쪽으로 1.5치 떨어진 곳.
- **효과**: 늑막염, 편도선염, 기관지염, 천식을 개선시키는 데 도움이 되는 혈자리다.

선기
- **위치**: 화개에서 목 쪽으로 1.5치 떨어진 곳.
- **효과**: 천식, 가슴과 옆구리 통증, 늑막염 등을 개선시키는 데 도움이 되는 혈자리다.

천돌
- **위치**: 선기에서 턱 쪽으로 1치 떨어진 곳.
- **효과**: 식도 경련, 구토증, 인후염, 갑상선염 등을 개선시키는 데 도움이 되는 혈자리다.

염천
- **위치**: 턱 아래에 있는 혈자리로 울대 위쪽에서 아래턱과 목이 갈라지는 곳.
- **효과**: 갑상선염, 천식, 음식물을 삼키기 곤란할 때 자극하면 좋다.

승장
- **위치**: 아랫입술 아래쪽 정중앙에 있는 혈자리다.
- **효과**: 얼굴 부종, 중풍, 안면 신경 마비증을 다스리는 데 도움이 되는 혈자리다.

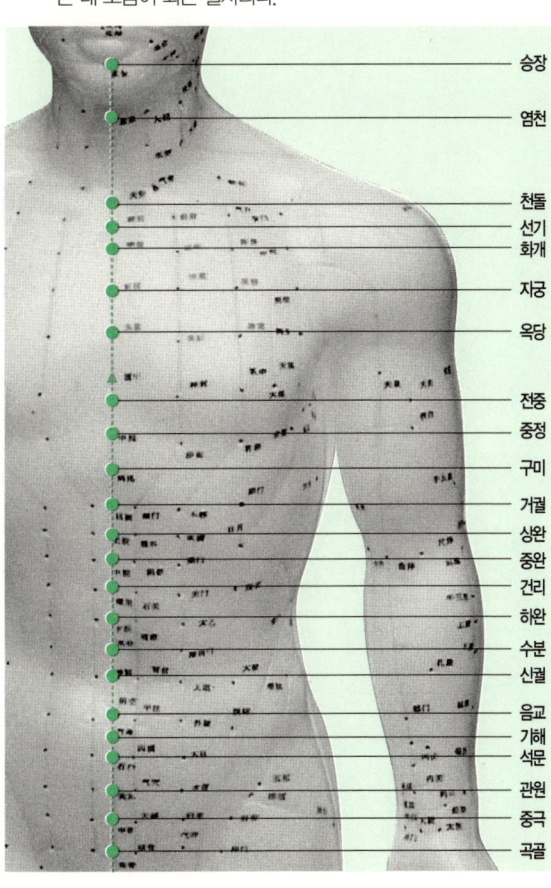